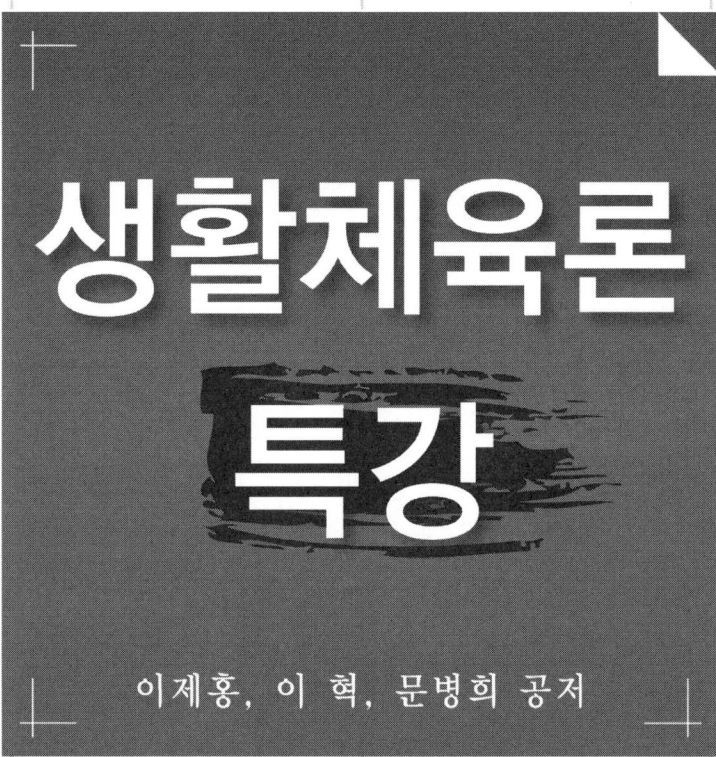

생활체육론 특강

이제홍, 이혁, 문병희 공저

Sport for all

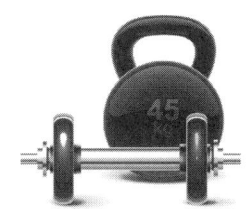
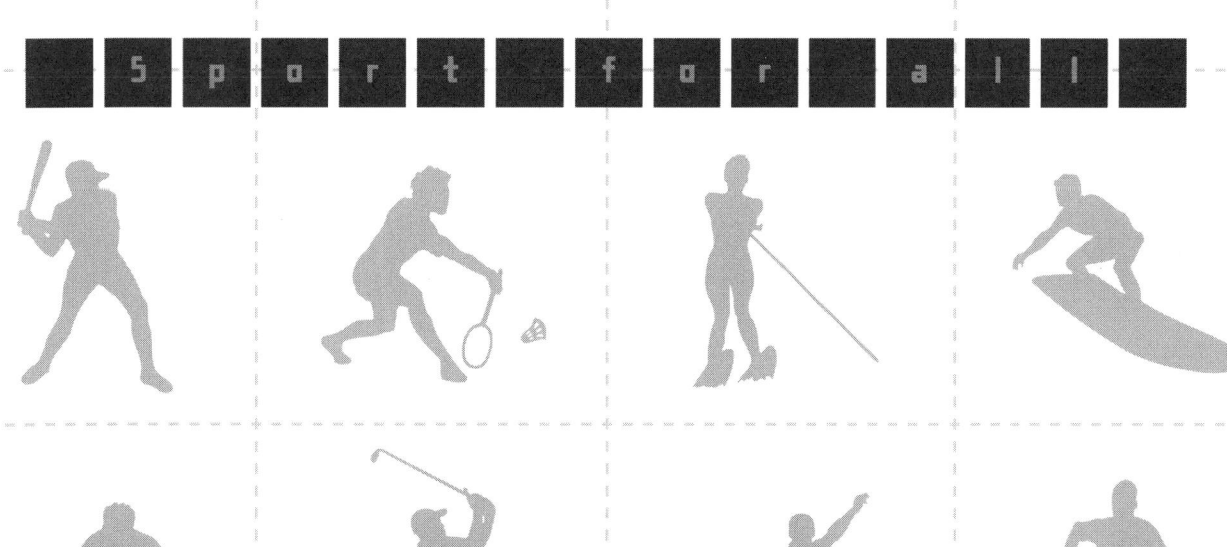

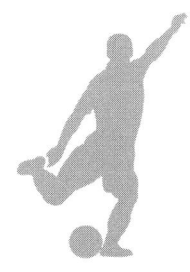
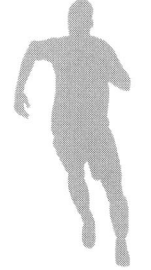

대경북스

머리말

최근 들어 운동을 즐기는 스포츠의 인구의 전문성이 크게 증가했다. 바이크, 배드민턴, 등산, 캠핑 등 종목 면에서도 매우 다양해졌고, 사용하는 장비의 성능과 질도 고급스러워졌으며, 기량측면에서도 크게 진일보한 측면이 있다. 얼마 전까지 체력을 증진시키고 건강을 유지하기 위해서 그리고, 일상생활을 보다 윤택하게 만들기 위해서 운동을 했다면, 현재는 운동을 하는 그 자체를 즐긴다는 측면이 크게 강조되고 있다. 어떤 이유에서든 간에 일상생활에서 자연스럽고 자발적으로 운동을 하는 사람이 과거에 비해 늘어났다는 것은 매우 바람직한 현상이라고 하겠다.

과거 기초적인 의식주가 해결되지 않았던 시절에는 이와 같은 현상은 꿈도 꾸지 못했다. 이러한 현상이 일어난 배경에는 사회구조의 변화와 고도경제성장, 국민의 생활의식 변화가 있다. 과거 성장 일변도의 정책에서 벗어나 다양화되어 가는 사회가치관 속에서 새로운 길을 모색해야 할 시점에 이르렀다.

인간으로서의 삶을 위한 기초적인 욕구인 의식주가 충족되자, 사람들은 더 건강하게 오래 살기 위한 '삶의 질' 문제에 관심을 쏟게 되었다. 얼마 전부터 불어닥친 웰빙열풍도 이러한 맥락에서 이해할 수 있다. '육체적·정신적 건강을 통해 행복한 삶을 살아가는 것'이라고 이해할 수 있는 웰빙(well-being)은 우리들의 건강관을 크게 바꾸어 놓았다.

이러한 시대적 배경 속에서 생활체육이 짊어져야 할 의무는 막중하다. 평생 건강한 삶을 살기 위해서는 젊은 시절 학교체육을 통해서만 갖춘 지식과 체력으로는 한계가 있다.

국가와 지역사회의 지원을 등에 업은 생활체육 내지 평생체육이 이루어져야 한다. 앞으로의 생활체육은 풍족한 인간 형성에 필수적인 '생활 속의 체육교육'으로서 발전해나가야 하며, 더욱 체계화된 평생체육활동을 위한 조직적인 대처가 필요하다.

이런 시점에서 생활체육학의 기틀을 잡고 생활체육 시스템을 갖추기 위한 이론적 체계를 잡아야 할 필요성이 어느 때보다 필요해졌다. 따라서 본 서는 이러한 점에 중점을 두어 집필되었다.

본 서는 다음과 같은 내용으로 구성되어 있다.

제1장 생활체육의 개념에서는 현대사회에서 생활체육의 개념과 정의, 생활체육의 목적과 목표에 대해 살펴보았다.

제2장 생활체육의 주관기관에 따른 분류에서는 생활체육을 공공형태, 비영리단체, 상업적 운영형태, 사설단체 등으로 구분하였다.

제3장 활동대상에 따른 생활체육에서는 아동, 청소년, 성인, 여성, 노인별로 생활체육 활동이 어떻게 달라지는지 살펴보았다.

제4장 활동장소에 따른 생활체육에서는 가정, 직장, 지역사회에서 이루어지는 생활체육의 실제 모습을 살펴보았다.

제5장 생활체육의 구성요소에서는 생활체육조직과 정책, 생활체육시설, 생활체육 지도자, 체육지도자의 정의와 활용영역 자격제도와 생활체육 프로그램에 대해 알아보았다.

제6장 외국의 생활체육에서는 미국, 일본, 독일, 덴마크, 영국, 프랑스, 호주의 생활체육 배경과 현황에 대해 알아보았다.

그리고 부록으로 최근 개정된 국민생활체육진흥법·시행령·시행규칙을 수록하였다.

아무쪼록 본 서가 우리나라 생활체육 발전에 조금이나마 도움이 되기를 바란다.

2016년 7월

저 자 씀

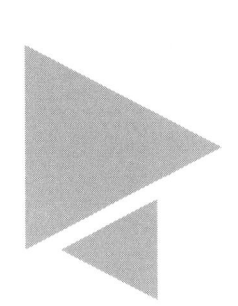

차례

part 1 생활체육의 개념

■ 현대사회의 생활체육 ·· 20
- 현대사회의 사회병리현상 ·· 20
- 현대사회와 생활체육의 필요성 ································ 21
  - 가정생활 / 22 　　　　　직장생활 / 23
  - 지역사회생활 / 25 　　　대중사회생활 / 28

■ 생활체육의 개념과 정의 ···································· 29
- 생활체육의 개념 ·· 30
  - 개인적 측면에서 본 생활체육의 개념 / 30
  - 사회적 측면에서 본 생활체육의 개념 / 31
- 생활체육의 정의 ·· 31

■ 생활체육의 목적과 목표 ···································· 34
- 생활체육의 목적 ·· 34
  - 외국의 생활체육의 목적 / 34
  - 우리나라의 생활체육의 목적 / 34

생활체육의 목표 ··· 35
체육내용의 다양화 / 35
체육활동의 생활화 / 36
체육방법의 합리화 / 36
체육환경의 복지화 / 36

생활체육의 가치 ··· 37

생리적 가치 ··· 37
심리적 가치 ··· 37
사회적 가치 ··· 38

생활체육의 기능과 역할 ··· 38

생활체육의 기능 ··· 38
생리적 기능 / 38
심리적 기능 / 42
사회적 기능 / 44

생활체육의 역기능 ··· 46
모방화기능 / 46 상업화기능 / 47
향락화기능 / 48 운동중독증 / 48

생활체육의 역할 ··· 49
인간성회복 / 49 평생교육 / 49
지역사회개발 / 50 청소년선도 / 50
여가선용 / 51

생활체육의 참여요인 ··· 51

인구통계학적 요인 ··· 51
성 / 51 연령 / 52

사회적 요인 ··· 53
가족 / 53
동료집단 / 54
지도자 / 55

- 생리적 요인 ··· 55
    성인병예방 / 56
    노화방지 / 57
    체형유지 / 57
- 사회적 요인 ··· 58
    생활체육시설 / 58
    생활체육 프로그램 / 58
- 심리적 요인 ··· 59
    성격 / 59   동기 / 60
    태도 / 61   주관적 경험 / 61

생활체육과 스포츠사회화 ··· 62

- 스포츠참여의 개념 ··· 62
- 스포츠사회화 ··· 63
    스포츠로의 사회화 / 63
    스포츠에 의한 사회화 / 64

평생학습으로서의 생활체육 ·· 65

part 2 생활체육의 주관기관에 따른 분류

공공형태의 생활체육 ·· 68

- 체육공원 ·· 69
    체육공원의 설치목적 및 특징 / 70
    프로그램에 따른 시설유형 / 70
- 근린체육시설 ·· 71
- 광역체육시설 ·· 72

■ 비영리단체의 생활체육 ····· 72

■ 상업적 운영형태의 생활체육 ····· 73

■ 사설단체(클럽제도)의 생활체육 ····· 74

part 3 생활체육의 활동대상에 따른 분류

■ 아동 ····· 78

- 아동의 성장과 발육 ····· 78
  - 신체의 발달 / 78
  - 운동기능의 발달 / 80
  - 사회 및 정서적 발달 / 80
  - 인지적 발달 / 81
- 아동기의 건강 ····· 81
  - 건강의 개념 / 82
  - 건강의 중요성 / 82
  - 아동기의 건강관리 / 82
- 운동의 필요성 ····· 83
  - 체격발달 및 건강한 신체형성 / 83
  - 운동기능 및 인지능력의 발달 / 83
- 아동기의 운동지도 시 유의점 ····· 84

■ 청소년 ····· 85

- 청소년기의 특성 ····· 85
  - 사회·심리적 특성 / 85
  - 신체적 특성 / 85
- 청소년기의 건강저해요인 ····· 86
  - 신체활동의 부족 / 86
  - 식생활의 불균형 / 87
  - 정신적 스트레스 / 87

- 청소년기의 체력 ·· 87
- 청소년기 생활체육활동의 가치 ·· 88
  - 신체적 가치 / 88　　　정서적 가치 / 89
  - 사회적 가치 / 89

성인 ·· 89

- 장년기의 특성 ·· 89
  - 신체적 특성 / 90　　　지적 특성 / 90
  - 사회적 특성 / 90　　　성격적 특성 / 91
- 중년기의 특성 ·· 91
  - 신체적 특성 / 91　　　지적 특성 / 92
  - 사회적 특성 / 92　　　성격적 특성 / 92
- 성인기 생활체육활동의 필요성 ·· 93
- 성인기 생활체육활동의 가치 ·· 94
- 성인기에 적합한 운동 ··· 94

노인 ·· 95

- 노년기의 특성 ·· 95
  - 신체적 특성 / 95
  - 심리적 특성 / 96
  - 사회적 특성 / 97
- 노년기의 건강 ·· 97
  - 적당한 운동 / 98
  - 규칙적인 생활 / 98
  - 적극적인 생활자세 / 99
- 노년기 체력의 중요성 ··· 99
  - 현대사회와 체력 / 99
  - 노년기의 체력 / 100
- 노년기의 생활체육활동 ··· 100
- 노년기 생활체육활동의 가치 ··· 102

part 4 생활체육의 활동장소에 따른 분류

▌가정 ······ 106
- 가정의 개념 ······ 106
- 핵가족화의 진행과 가정기능의 축소 ······ 106
- 가정체육의 사회화기능 ······ 107
- 가정체육이 가족에게 주는 기능 ······ 107
  - 가정체육활동의 특성 / 108
  - 집단소속의 특징과 가족의 기능 / 111
- 가정체육의 발전방향과 진흥방안 ······ 112
  - 가정체육을 위한 시설 / 112
  - 가정체육을 위한 프로그램 / 113

▌직장 ······ 113
- 직장의 개념 ······ 114
- 직장인의 특성 ······ 115
- 직장체육의 효과 ······ 117
  - 인간성 회복 / 118 생산성 향상 / 119
  - 일체감 조성 / 120 근로청소년 선도 / 120

▌지역사회 ······ 121
- 지역사회의 정의 ······ 122
- 지역생활체육의 정의 ······ 122
- 지역생활체육의 기본이념과 목표 ······ 123
  - 지역생활체육의 기본이념 / 123
  - 지역생활체육의 목표 / 125
- 지역생활체육활동의 전개 ······ 126
  - 스포츠의 즐거움 보장 / 127
  - 스스로 활동할 수 있는 능력배양 / 127

함께 즐기는 활동 / 128
문제의 극복 / 128

■ 지역생활체육의 추진방법 ·· 128
스포츠시설의 정비 및 네트워크화와 이용촉진 / 129
지역생활체육 지도자 및 클럽 육성 / 129
지역생활체육 활동과 건강상태 점검 / 130
지역생활체육추진체제의 정비 / 130

■ 지역생활체육활동 프로그램 ·· 131
스포츠강습 / 132   스포츠대회 / 133
스포츠행사 / 134

part 5 생활체육의 구성요소

생활체육조직과 정책 ·· 136

■ 생활체육조직의 개념 ·· 136

■ 생활체육조직의 구성요소 ·· 137
목표 / 137   인간 / 137
구조 / 138   기술 / 138
관리 / 138

■ 생활체육조직의 구분 ·· 139
공식조직과 비공식조직 / 139
계선조직과 참모조직 / 140
중앙조직과 지방자치조직 / 140

■ 생활체육조직의 역할 ·· 141

■ 우리나라의 생활체육행정조직 ···································· 141

■ 우리나라의 생활체육정책 ·· 146
생활체육활동 참가율 제고 / 147
시설의 건립 및 확충 / 149

프로그램의 개발 및 보급 / 149
지도자의 양성 및 배치 / 150
조직의 확산 및 지원 / 150
행정 및 재정의 지원 / 151

생활체육시설 ·················· 151

생활체육시설의 개념 ·················· 151
생활체육시설의 기능 ·················· 152
시설대여 서비스 / 152
프로그램 서비스 / 152
동호인클럽결성 서비스 / 152
지도 서비스 / 153
상담 서비스 / 153
안내 서비스 / 153

생활체육시설의 종류 ·················· 153
공공체육시설 / 154
직장체육시설 / 157
민간체육시설 / 157
학교체육시설 / 157

생활체육시설의 관리 ·················· 158
생활체육시설 관리의 영역 / 158
생활체육시설의 운영 / 160
생활체육시설현황의 주기적 파악 / 161

생활체육시설의 발전방안 ·················· 162
생활체육시설의 확충 / 162
다목적 체육시설의 설치 / 162
이용시간의 극대화 / 163
시설 관리·운영의 합리화 / 163
수상체육시설의 개발 / 164
민간체육시설의 유치 / 164

생활체육시설의 관한 문제 ·················· 165

생활체육 지도자 …………………………………………………… 166

생활체육 지도자의 정의 ……………………………………………… 166
안내자 / 166
지시자 / 166
영향력행사자 / 166

생활체육 지도자의 필요성 …………………………………………… 167

생활체육 지도자의 역할 및 기능 …………………………………… 167
생활체육 지도자의 역할 / 167
생활체육 지도자의 기능 / 169

생활체육 지도자의 조건 및 자질 …………………………………… 170
생활체육 지도자의 조건 / 170
생활체육 지도자의 자질 / 171

생활체육 지도자의 유형과 활동영역 ……………………………… 172
생활체육 지도자의 유형 / 172
생활체육 지도자의 활동영역 / 174

생활체육지도의 원리 ………………………………………………… 176
목적의 원리 / 177
자발성의 원리 / 177
개성화의 원리 / 178
사회화의 원리 / 178
창조의 원리 / 178
반복연습의 원리 / 179
계통성의 원리 / 179
평가의 원리 / 179

생활체육 지도자 양성 문제 ………………………………………… 180

체육지도자 ……………………………………………………………… 181

자격증 및 시험제도 …………………………………………………… 181

자격체계 ………………………………………………………………… 181

지도대상 및 분야 ……………………………………………………… 182

- 자격의 정의 ·· 182
- 자격 요건 ·· 183
- 자격 종목 ·· 183
- 자격검정 시험과목 ··· 184
- 특례 및 경과조치 ··· 185
  - 종전의 체육지도자에 관한 경과조치 / 185
  - 1급 전문스포츠지도사 자격요건에 관한 경과조치 / 185
  - 1급 생활스포츠지도사 자격요건에 관한 경과조치 / 185
  - 건강운동관리사 자격요건에 관한 경과조치 / 186
  - 장애인스포츠지도사 신설에 따른 특례 / 186
  - 학교운동부지도자 및 스포츠강사에 대한 특례 / 186

생활체육 프로그램 ·· 187

- 생활체육 프로그램의 정의 ··· 187
- 생활체육 프로그램의 목적 ··· 188
- 생활체육 프로그램의 목표 ··· 189
- 생활체육 프로그램의 유형 ··· 190
  - 대상별 프로그램 / 190
  - 운동형태별 프로그램 / 191
- 생활체육 프로그램의 기본방향 ·· 192
- 생활체육 프로그램의 기획과정 ·· 192
  - 프로그램기획의 철학과 목적 이해 / 193
  - 참가대상자의 욕구조사 / 194
  - 프로그램의 목적 및 목표 설정 / 195
  - 생활체육 프로그램의 계획 / 196
  - 생활체육 프로그램의 실행 / 197
  - 생활체육 프로그램의 평가 / 197
- 생활체육 프로그램 개발 및 보급 문제 ·· 198

생활체육 홍보 ········· 201
- 생활체육 홍보의 정의 ········· 201
- 생활체육 홍보의 목적 및 목표 ········· 202
  - 생활체육 홍보의 목적 / 202
  - 생활체육 홍보의 목표 / 203
- 생활체육 홍보의 기능 ········· 203
  - 조직적인 정보제공 / 203
  - 홍보활동의 조직화 / 204
  - 지역사회의 발전 / 204
  - 생활체육에 대한 국민의식의 관리 / 205
  - 생활체육에 대한 이미지 제고 / 205
- 생활체육 홍보정책 ········· 206
- 스포비전 2018 ········· 206

part 6 외국의 생활체육

미국의 생활체육 ········· 212
- 생활체육의 배경 ········· 212
- 생활체육 현황 ········· 213
  - 시설 / 213
  - 조직 / 215
  - 지도자 / 219
  - 프로그램 / 220

일본의 생활체육 ········· 221
- 생활체육의 배경 ········· 222
- 생활체육 현황 ········· 224
  - 시설 / 224
  - 조직 / 225
  - 지도자 / 227
  - 프로그램 / 230

독일의 생활체육 · · · · · · 232

- 생활체육의 배경 · · · · · · 233
- 생활체육 현황 · · · · · · 234
  - 시설 / 234
  - 조직 / 235
  - 지도자 / 239
  - 프로그램 / 240

덴마크의 생활체육 · · · · · · 244

- 생활체육의 배경 · · · · · · 245
- 생활체육 현황 · · · · · · 245
  - 시설 / 245
  - 조직 / 246
  - 지도자 / 247
  - 프로그램 / 248

영국의 생활체육 · · · · · · 249

- 생활체육의 배경 · · · · · · 249
- 생활체육 현황 · · · · · · 250
  - 시설 / 250
  - 조직 / 252
  - 지도자 / 253
  - 프로그램 / 254

프랑스의 생활체육 · · · · · · 255

- 생활체육의 배경 · · · · · · 256
- 생활체육 현황 · · · · · · 257
  - 시설 / 257
  - 조직 / 259
  - 지도자 / 261
  - 프로그램 / 261

호주의 생활체육 · · · · · · 263

- 생활체육의 배경 · · · · · · 263
- 생활체육의 현황 · · · · · · 264
  - 시설 / 264
  - 조직 / 265
  - 지도자 / 266
  - 프로그램 / 266

부록

▌국민체육진흥법 ·································· 272
▌국민체육진흥법시행령 ···························· 286
▌국민체육진흥법시행규칙 ························· 305

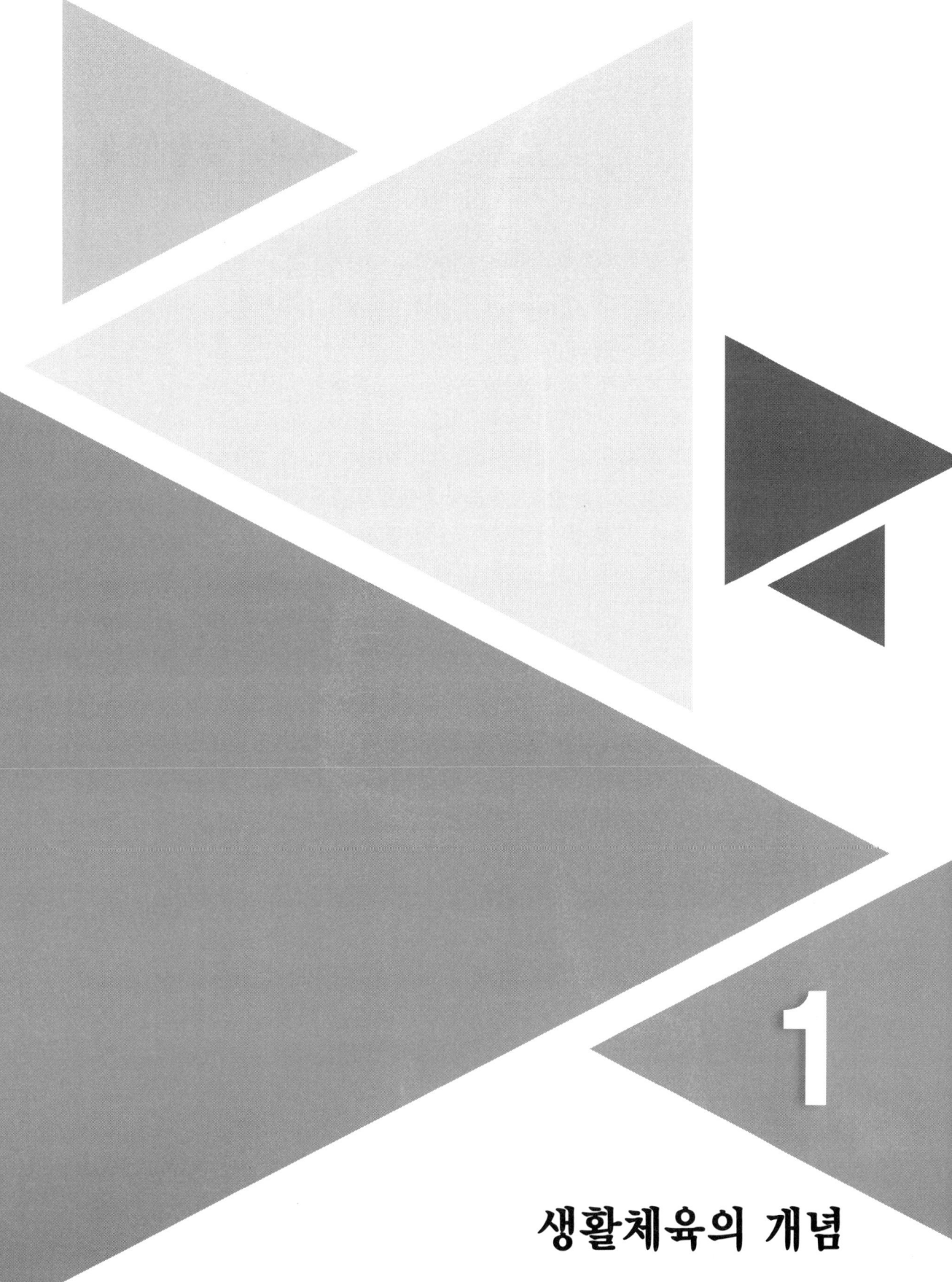

생활체육의 개념

현대사회의 생활체육

산업화와 도시화가 급속히 진행되어 탈산업사회로 나아가고 있는 현대사회는 사회구조가 변화될 뿐만 아니라 여러 가지 부작용이 일어나고 있다. 산업화와 도시화는 인간의 생활을 현대화하고 생활조건을 개선하여 생활수준을 향상시켜왔지만, 한편으로는 공해 등으로 인한 생활조건을 악화시켜 사회적으로 다양한 부작용도 야기시키고 있다. 사회적 생활조건의 악화는 인간의 신체뿐만 아니라 정신에도 영향을 끼치고 있다. 오늘날 생활체육의 필요성이 강조된 이유는 사회적 생활조건의 악화가 인간의 정신적·육체적 건강, 전국 및 지역사회의 문화 등에 바람직하지 못한 영향을 주기 때문이다.

여기에서는 산업화와 도시화에 의한 사회구조의 변화와 부작용으로 생기는 사회병리현상을 개관한 후 생활체육의 필요성을 살펴본다.

현대사회의 사회병리현상

고도로 산업이 발달된 현대사회에서는 지금까지 보지 못했던 사회병리현상이 나타나 일상생활을 위협하고 있다. 사회병리현상이란 '개인·집단·사회·문화적 기능장애에 관한 현상'으로, 사회의 구조적 모순과 기능적 부적합에 의한 여러 현상이다. 이것은 사회의 안정과 통합을 위협하기도 한다.

이러한 사회병리현상에는 개인의 인격적·신체적 조건과 개인의 사회적 행동과 같이 개인을 단위로 하여 발생하는 것, 가족의 해체·반사회적인 집단의 형성과 같은 인간집단을 단위로 하여 발생하는 것, 도시의 공해·인구의 과밀화와 같이 인간의 공동생활이 행해지는 지역을 단위로 하여 발생하는 것, 정치제도의 부패·경제제도의 결함처럼 모든 제도 또는 체제를 단위로 하여 발생하는 것, 퇴폐풍조·교육열처럼 문화면에서 나타나는 것 등이 있는데, 그 양상은 매우 다양하다.

산업화·도시화의 진행에 따라 사회구조가 급변할 때에는 소득상승, 근로시간 단축, 여가시간 증가, 생활의 합리화 등과 같은 생활조건을 개선 내지 향상시킨다. 반면 환경오염과 같이 생활환경을 악화시킴으로써 바람직하지 않은 사회적 생활조건을 만들기도 한다.

사회적 생활조건의 악화는 우선 개인에게 영향을 줄 때가 많다. 그 결과 정신장애, 신체장애, 비행, 범죄, 자살, 마약중독 등과 같은 사회병리현상이 출현한다. 그중에서도 오염된 환경에 의한 질병, 교통사고 등은 그 영향이 평생 동안 우리를 괴롭히는 심각한 문제이다.

사회구조의 변화는 가족제도에도 영향을 미친다. 전통적인 가족제도가 붕괴되고, 새로운 핵가족 개념을 갖는 가족제도가 탄생하였다. 그러나 생활양식의 합리화, 경제생활의 곤란함, 예전 가족제도와 새로운 핵가족제도의 대립 등에 의한 가족 사이의 갈등과 가족해체현상이 발생하였다. 가족해체현상은 '가족이 갖고 있는 사회적 기능과 역할, 사회적 단위로서의 집단통일성이 붕괴되는 현상'이다. 그 결과 부부갈등, 이혼, 자녀의 정서장애 · 가출 · 비행 등의 반사회적 행위와 일탈현상이 일어나게 되었다. 가족은 가장 기초적인 사회집단이기 때문에 거기에서 생활하는 자녀들뿐만 아니라 직장과 지역사회에 직접 관계를 맺고 있는 성인에게도 커다란 영향을 준다.

가족 이외의 사회집단을 단위로 하여 발생하는 사회병리현상에는 폭력집단 · 범죄집단과 같은 반사회적 집단의 폭력적 불법행위가 있다. 이러한 집단의 발생을 Thrasher 등은 사회해체론으로 파악하였고, Chen, Miller 등은 미국 사회의 지배적인 중류층문화에 대한 하층계급 청소년의 반동으로 파악하였다. 오늘날 이러한 폭력적 불법행위는 한 국가에 머물지 않고 국제적인 규모로 일어나고 있다.

한편 산업화와 도시화는 지역사회의 구조를 변화시키면서 지역사회 해체로 나아가고 있다. 산업화에 따른 농촌인구의 유출, 노동력의 노령화 등 농촌지역에서 볼 수 있는 문제는 농촌지역의 가족생활뿐만 아니라 사회제도까지 붕괴시키고 있다. 농촌인구의 유출은 농촌의 공동화를 가져왔고, 농촌의 사회제도를 파괴하는 원인이 되고 있다.

이렇게 다방면에서 일어나는 사회병리현상들에 둘러싸여 생활하고 있는 현대인은 "자신의 신체적 · 정신적 건강을 유지하려면 어떻게 해야 할 것인가?"라는 물음에 대한 대답이 큰 과제로 대두되었다.

현대사회와 생활체육의 필요성

현대인의 생활을 가정생활, 직장생활, 지역사회생활, 대중사회생활로 나누어 각각의 생활을 언급하면서 생활체육의 필요성을 살펴본다.

가정생활

일반적으로 세대의 규모는 산업화의 진행과 더불어 축소되는 경향이 있다. 우리나라의 가족은 대가족에서 핵가족으로 진행되었는데, 이것은 출생률 저하, 인구의 도시집중에 기인한다.

출생률의 감소로 인해 부모는 1~2명의 자녀만 키우게 됨으로써 교육에 더욱 열성적이 되어 아이들에게 많은 스트레스를 주고 있다. 반대로 육아부담이 줄어든 부모는 가정 외의 활동에 시간을 쓸 수 있게 되어 체육활동, 교양·레크리에이션 활동 등에 참가하게 된다. 여기에서 놀이와 신체운동을 통해 자아형성과 사회화가 이루어지는 유소년기 어린이를 대상으로 한 생활체육의 필요성을 찾을 수 있다.

부모의 교육열이 아이들에게 필요 이상의 스트레스를 주기 때문에 아이들의 심신발달을 저해한다. 따라서 아이들이 자연과 어울려 생활하게 하여 스트레스 상태를 해소시킬 수 있는 생활체육이 필요하게 된다. 잘못된 교육열 때문에 아이들의 성장발달을 저해하는 일이 없도록 올바른 지식을 습득하기 위한 기회를 주어야 한다. 생활체육은 이러한 역할도 수행할 수 있다.

이제는 가치관의 변화로 인해 더 이상 자녀에게 부모봉양을 기대할 수 없게 되었다. 하지만 사회보장제도가 확립되면서 노인의 부양은 가족이나 친족에 의한 사적 부양에서 국가 및 지방자치단체에 의한 공적 부양으로 이행되고 있다. 건강에 불안감을 갖고 있는 사람들을 위해서는 건강지식뿐만 아니라 건강유지의 구체적인 방법을 지도할 필요성이 있고, 인간관계에 불안감을 갖고 있는 사람들을 위해서도 적절한 생활체육활동을 지도할 필요가 있다.

가정생활에서 생활체육의 필요성을 설명할 때에는 인간관계뿐만 아니라, 가족의 기능에 관해서도 고찰하여야 한다. 가족의 기능은 1차적 기능과 2차적 기능으로 나눌 수 있다. 전자는 성적 통제, 생식, 자녀 양육, 사회화 등이다. 후자는 경제적 생산, 보호, 교육, 위안, 오락, 사회적 지위 등이다.

가족의 기능도 사회의 변동에 따라 변화해간다. 1차적 기능과 적극적인 위안기능을 제외한 2차적 기능들은 쇠퇴해가고 있다. 이것은 가족기능의 상실이라고 할 수 있다. 사회의 현대화는 사람들이 욕구를 복잡화·다양화시키고 있다. 교육과 오락 측면을 보더라도 가족집단이 현대인들의 욕구를 충족시키기에는 부족한 실정이다. 이때문에 가족 이외의 기관이 그것을 수용하게 된 것이다. 현대인의 스포츠와 레크리에이션 욕구의 충족도 가족집단에서는 불가능한 상태가 되었다. 여기에서 생활체육조직의 필요성을 인식할 수 있다.

가족기능이 장애를 받으면 가족이 해체되어버린다. 가족을 해체로 이끄는 원인 중 하나는 가족의 사회화기능 장애이다. 사회화란 광범위한 행동능력을 타고난 개인이 소속된 집단의 규범이나 문화에 따라 사회적 공동생활을 영위할 수 있는 현실행동을 발달시키는 과정인데, 사회화기능 장애에는 수동적 측면과 능동적 측면이 있다.

수동적 측면의 사회화기능 장애는 사회의 문화적 가치와 규범의 내면화에 실패한 것으로 볼 수 있다. 이러한 현상은 아이들이 부모와의 정서적 교류를 통해 형성되는 정서구조가 불안정하거나, 욕구불만·갈등·공포 등에 의해 지배받을 때 생긴다. 이러한 정서구조를 안정된 것으로 만들기 위해서는 가정스포츠 및 레크리에이션 활동이 효과적이다. 따라서 부모와의 교류가 모자란 어린이는 가족 이외의 조직에 의한 생활체육이 필요하게 된다.

이에 반해 능동적 측면의 사회화기능 장애는 기존의 문화적 가치와 규범을 내면화하려고 하지 않고, 오히려 그것을 비판하고 혁신하려고 함으로써 부모를 비롯한 외부의 압력과 억제에 직면하게 되어 자기의 행동기준이 되는 주체적 가치를 실현할 수 없게 된 상태를 말한다. 이러한 상태를 해소하기한 매우 어려운 일이다. 가정스포츠와 레크리에이션 활동이 그것을 해소하는 데 효과적인 수단이라고는 할 수 없지만, 비행·범죄·자살 등의 일탈행동을 완화하는 완충제 역할을 할 수 있을 것이다. 오히려 욕구불만과 긴장상태를 해소시키는 방법을 스포츠와 레크리에이션 활동에서 찾는 경우가 많기 때문에 가정 외의 조직이 추진하는 생활체육의 필요성이 더욱 강조되고 있다.

직장생활

사람들은 직장에서 많은 시간을 보낸다. 직장은 물질을 생산하고 서비스를 제공하는 물리적 장소이며, 주로 경제활동을 영위하는 곳이다.

직장의 본래 기능은 경제적 이윤을 추구하는 데 있다. 그런데 직장이 왜 운동과 레크리에이션 활동을 필요로 하는 가에는 의문이 생긴다. 또한 직장이 경제적 이윤추구에 스포츠와 리크리에이션 활동이 빠져서는 안 된다는 생각을 가지고 그것을 장려한다면, 직장의 규모에 관계없이 그런 활동을 실시하게 될 것이다. 나아가 경제불황이 닥치더라도 그러한 활동이 직장에서 없어지지 않을 것이다.

그러나 현실에서는 직장의 규모에 따라 생활체육활동 양상이 다양할 뿐만 아니라, 경제불황이 닥치면 바로 그 활동이 정지되어버리는 경우가 많다. 그럼에도 불구하고 왜 직장에서 생활체육 활동을 필요로 하는가?

여기에서는 직장의 경영자와 종업원의 입장에서 그 필요성을 생각해본다.

경영자의 입장에서 본 생활체육의 필요성

경영자의 입장에서 보았을 때 직장은 경제적인 이윤을 창출하는 곳이므로 기본적으로 자본·생산수단·노동력을 필요로 한다. 또한 일할 사람이 넘쳐나던 시대에는 노동력을 확보하기 위한 복지후생시설이나 그에 관련된 스포츠와 레크리에이션 활동에는 힘을 기울이지 않았다.

현대의 경영자는 종업원의 건강, 안전사고 방지, 생산력 향상, 사기 고양, 원만한 노사관계 유지 등을 통해 직장의존도를 높이는 수단으로서 생활체육활동을 장려하는 입장을 취하고 있다. 이것은 간접적이지만 경영자의 입장을 유리하게 만들고 있다.

그러나 경제불황은 이러한 경영자의 입장을 역전시킨다. 그래서 직장은 경제적 기능집단으로 돌아가 경비절약을 단행한다. 그 결과 직장에서의 스포츠와 레크리에이션 활동은 침체되어버린다. 경영자는 지금까지 직장에서 행해왔던 스포츠와 레크리에이션 활동을 지역사회 생활체육에 이양시켜버린다.

종업원의 입장에서 본 생활체육의 필요성

산업의 기계화와 자동화가 진행되면서 단조롭고 무의미한 기계적 작업에 종사하는 사람들이 늘었다. 단순노동에 종사하는 사람들은 일반적으로 인간소외적 상황에 놓이는 경우가 많다. 이러한 소외적 상황에 처한 근로자들을 구하기 위해서는 단순노동에서 지적 노동으로 업무를 전환하는 것이 하나의 방법이지만, 현실적으로 그러한 전환은 실시하기 어려운 일이다. 따라서 단순노동자도 일상적인 업무방법과 커뮤니케이션의 개선, 복지후생 시설·생활체육 시설의 개선 등에 관한 의사결정에는 가능한 폭넓게 참여하는 것이 좋다.

그중에서도 생활체육 시설 및 행사의 관리·운영 등에 관하여는 합의제로 하는 것이 효과적이다. 이것은 직장생활에서 종업원들의 부분적인 자치권 획득으로 볼 수 있다. 그 결과 종업원들은 부분적이긴 하지만 소외적 상황에서 탈피할 수 있게 된다. 여기에서 직장 스포츠 및 레크리에이션 활동을 포함한 생활체육의 필요성을 인식할 수 있다.

한편 종업원들은 근무시간 외에 직장 밖에서의 자유시간에 지역사회 생활체육활동에 참가하여 인간성 회복을 도모할 필요도 있다. 이를 위해서는 지역사회에 그들을 받아들이기 위한 조직과 시설이 정비되어 있어야 한다.

지적 노동자는 단순노동자보다 소외감은 덜하겠지만, 정신적인 긴장과 피로가 문제가 된다. 정신적 피로의 회복에는 직장에서 해방되어 충분한 수면이 가장 효과적이지만, 가벼운 체조·운동 등의 신체활동은 피로회복뿐만 아니라 인간성회복에도 도움이 된다.

퇴근 후 자유시간에 가벼운 운동을 할 수 있는 장소와 시설은 직장 내에 설치할 수 있지만, 그러한 장소와 시설이 없는 직장의 종럽원은 거주하고 있는 지역사회에서 장소를 찾아야 한다. 그들이 적극적으로 지역사회 생활체육조직에 들어가 그곳의 시설을 이용함으로써 지역사회 전체의 생활체육 조직화를 촉진할 수도 있을 것이다. 이것은 지역사회 생활체육의 기능 중 하나라고도 할 수 있다.

지역사회생활

핵가족화의 진행은 가족집단의 기능을 축소시키는 과정이기도 하므로, 이에 대비한 사회적 서비스가 가정 밖에 준비되어 있어야 한다. 또한 경제적 변화는 직장종업원들의 생활과 가족생활에 많은 여가시간을 가져다주었다. 이 여가시간은 휴양뿐만 아니라 자신의 가치를 높이기 위해 소비되는 시간이며, 삶의 보람을 추구하기 위한 활동에 필요한 시간이기도 하다.

현대사회는 이러한 여가활동에 대한 요구가 높아졌으므로 지역사회는 그 요구를 만족시킬 수 있는 준비를 하고 있어야 한다. 동시에 지역사회 공동체의식과 지역성의 상실, 지역사회 해체 등과 같은 사회병리현상이 일어나고 있는 오늘날은 생활체육이 지역사회의 형성과 재조직화에 공헌할 수 있을 것이다. 여기에서는 지역사회에서 생활체육의 필요성에 관해 고찰해본다.

지역사회(community)의 개념을 McIver가 제시한 이후부터 사회학에서의 기본개념이 되었는데, 현재는 매우 다의적인 개념으로 사용되고 있다. 그는 "지역사회란 어느 일정한 지역에서 주민이 자연발생적인 형태로 영위하는 공동생활체이다."라고 서술하였다. 또한 그는 지역사회란 지역과 주민의 공동체감정으로 구성되며, 그곳에 사는 주민들은 연대의식·역할의식·의존의식을 갖고 있는 것이 특징이라고 하였다.

이에 비해 Park는 인간생태학의 입장에서 지역사회를 다음과 같이 규정하였다. "지역사회는 어느 정도 명료하게 한정된 지역을 점유하고 있는 사람들이 모인 사회적 집합 그 이상의 것이다. 지역사회는 인구의 집합을 의미할 뿐만 아니라 제도의 집합을 의미하기도 한다. 인구가 아니라 제도가 지역사회를 다른 사회적 집합과 구별하는 결정적인 요소이다."

지역사회는 거기에 사는 사람들이 스스로의 인간성을 회복하기 위한 장소이다. 이를 위해서는 생활환경이 정비되어야 한다. 생활환경은 자연이나 물질이 인간의 생활과 서로 관련을 맺고 있는 상태를 말한다. 곳곳에 생활체육시설이 있어도 지역주민이 항상 쉽게 사용할 수 없다면, 그것은 생활체육시설이라고 할 수도 없으며, 나아가 주민의 생활환경이라고도 할 수 없다.

주민의 다양한 생활욕구를 충족시킬 수 있는 조직·지도자·시설 등이 정비되고, 주민들이 그것을 충분히 활용할 때 비로소 그것이 주민의 생활환경이 되는 것이다. 이러한 생활환경의 바람직한 지표로 안정성, 건강성, 편리성, 쾌적성의 4가지를 들 수 있다.

대도시는 교통기관의 발달되어 있어 편리성은 높지만, 교통사고가 많고, 화재의 위험이 많으므로 안전성은 낮다. 공기오염, 소음, 진동으로 고통받는 경우도 많기 때문에 건강성도 낮다. 또한 공원, 운동장, 수영장 등도 부족하고, 신선한 식료품을 얻기도 어려우므로 쾌적성도 낮다.

생활환경이라는 측면에서 보았을 때 건강성은 물론 쾌적성이 특히 운동과 레크리에이션 활동을 포함하는 생활체육과 깊은 관련이 있다. 주민의 쾌적성을 고려할 경우에는 경제적 발전 속에서 주민이 안전하고 건강하고 쾌적하게 능률적인 생활을 영위하는 데 필요 하며, 주민의 합의하에 행정책임을 두고 확보할 수 있는 최저한도의 공공시설 서비스 수준을 나타내는 시빌 미니멈(civil minimum ; 국민생활의 기본수준)을 충족시키는 지역사회 생활체육시설이 절대적으로 필요해진다.

이러한 시설은 주민의 요구에 따라 세워져야 하는데, 가까운 곳에 있으면서 주민은 누구나 손쉽게 다목적으로 이용할 수 있는 소지역 단위의 시설이어야 한다. 또한 현재는 생활권의 확대와 함께 주민의 생활행동의 범위도 확대되고 있다. 이에 따라 지역사회 생활체육시설도 일상생활권의 시설에 그치지 말고 중심도시에 있는 광역공동이용시설이나 전국적 기능을 갖는 시설과의 관련도 고려하여야 한다. 이것이 생활체육시설의 정비가 정부시책의 일환이 되어야 하는 이유이기도 하다.

쾌적성을 가져다주는 생활환경을 정비할 때에는 지역사회 생활체육시설의 이용이 쉬울 뿐만 아니라, 그곳에서 하는 활동이 편하고 효과적이 되도록 배려해야 한다. 그러기 위해서는 지도자가 필요하다. 지도자는 지역사회 형성의 중심이 될 뿐만 아니라 구성원의 의견조정, 상호신뢰관계 수립, 다른 집단이나 지역사회 및 당국과의 접촉을 가능하게 하는 역할 등을 맡는다. 특히 여러 가지 스포츠와 레크리에이션 활동을 포함한 생활체육에서는 특정 생활영역에서 전문성을 발휘하는 지도자가 필요하다.

대도시에는 다양화된 주민의 관심에 부응하기 위하여 이러한 지도자가 많다. 하지만 농촌지역에서는 인구의 감소에 따라 이러한 유형의 지도자가 부족하다. 농촌지역의 생활체육진흥이 발전하지 못하는 이유가 여기에 있다.

다음으로 고려해야 할 일은 집단과 조직의 문제이다. 정신적·육체적으로 건강하고 쾌적하게 편한 분위기에서 생활체육활동을 실시하기 위해서는 동료와 집단이 필요하다. 지역사회는 유아, 청소년, 성인, 노인 등의 다양한 욕구에 부응한 활동을 구체화하기 위한 장소이기 때문에 시설뿐만 아니라 집단이나 조직이라는 바람직한 인적 환경의 형성이 가능하도록 준비되어야 한다.

현실적으로 지역사회에는 다양한 주민의 욕구에 부응하는 제2차 집단이 존재한다. 이러한 집단은 구성원들의 욕구가 상호작용을 일으키게 할 뿐만 아니라 생활환경의 일부를 구성하고 있다. 한편 집단은 각각 특정한 관심을 공통적으로 갖는 사람들의 모임일 뿐만 아니라 하나의 가치를 공감하는 시스템을 이루기도 한다.

이러한 공감된 시스템의 기초에 있는 지역사회는 관리사회적 상황 때문에 상실된 인간성을 가족이나 직장 이외의 가까운 사람들 및 같은 관심이나 유사한 가치를 공유하는 사람들과의 인간적인 접촉에 의해 회복시키려는 일종의 정서적 공감을 가지는 곳이다. 그 예로 같은 지역사회에 살고 있다는 점에서 정신적 안정의 근거를 찾고자 하는 소속감을 들 수 있다. 지역사회라는 공동성과 지역성이 상실되고 있는 오늘날 이러한 공감체로서의 집단이 형성되는 것은 지역사회의 형성 또는 재조직화에서 매우 중요하다.

이러한 의미에서 보면 생활체육집단이나 조직의 형성도 지역사회형성에 커다란 역할을 한다. 동시에 여가시간이 증가되고, 스포츠와 레크리에이션 활동에 대한 관심이 높아지고 있다. 또한 이러한 활동의 가치에 관한 인식이 새로워지는 오늘날 다른 공감체인 기능집단에 소속되어 있지 않은 사람들도 흡수할 가능성이 높아지며, 공동체의식의 고양이라는 점에서도 생활체육 관련집단의 형성이 중요하다.

앞에서 지역사회가 인간성 회복의 장소이므로 주민의 생활환경 정비가 필요하다고 설명하였다. 이때 문제가 되는 것은 바람직한 생활환경 지표의 하나이자 생활체육과 가장 관련이 깊은 쾌적성이다. 시빌 미니멈(civil minimum)으로서의 지역사회 시설 중에서 스포츠와 레크리에이션 활동과 관계가 깊은 생활체육시설은 행정책임으로 확보해야 하는 최저한의 수준에도 미달된 것이 현재상황이다. 이는 주민의 관심과 지방자치단체의 재정이 뒷받침되어야 개선할 수 있는 사항이라 하겠다.

마지막으로 스포츠와 레크리에이션 활동을 포함하는 생활체육 집단과 조직을 살펴본다. 집단과 조직은 지역사회에서 필수적인 것이다. 행정기관과 관련하여 보면 행정기관이 집단과 조직형성에 직접 개입하는 것은 피해야 한다. 생활체육과 관련된 집단과 조직은 지역사회 형성의 에너지를 갖고 있기 때문에 행정기관은 그들 집단과 조직이 충분히 활동할 수 있는 활동환경을 조성해주어야 한다. 이를 위한 가장 효과적인 방법은 행정기관과의 에너지교환을 가능하게 하며, 다른 집단과 조직의 연계성을 유지하고, 필요에 따라 조정하면서 전체적으로 각종 집단과 조직이 에너지를 교환하도록 하는 것이다.

한편 다른 집단과 조직의 연계성을 필요에 따라 조정하면서 전체적으로 각종 집단과 조직의 에너지를 수렴하여 지역사회 형성의 에너지를 증대시킬 필요도 있다.

대중사회생활

현대인은 가족, 직장, 지역사회에서 생활을 영위하고 있는 동시에 고도경제성장과 산업화에 의해 형성된 대중사회 속에서도 생활하고 있다. 따라서 현대사회는 대중사회라고 할 수 있다. '인간의 대중화', '대중문화'라는 말에서 볼 수 있듯이 '대중'이라는 말은 널리 사용되고 있는 용어이다.

Wirth는 '대중'이라는 말을 다음과 같이 정의하였다.

◆ 많은 사람으로 이루어져 있다.
◆ 전 세계에 널리 분포되어 있다.
◆ 교양·계층·지위·직업에서 이질적인 사람들로 구성되어 있다.
◆ 익명의 개인들의 집합이다.
◆ 조직이 없다.
◆ 개인의 행동을 지배하는 공통된 습관·전통·제도·규칙이 없다.
◆ 서로 접촉하지 않는 개인으로 이루어진다.

현대사회에서 대중은 무시할 수 없는 존재가 되었을 뿐만 아니라 그들의 기능과 영향은 중시되고 있다.

한편 대중사회는 경제적·정치적 조건의 변화와 문화의 발전 등의 영향을 받는데, 이러한 상황을 성립시키는 요인은 다음과 같다.

- 경제적 요인······자본주의의 고도독점화
- 정치적 요인······보통선거와 거대 압력집단의 성립 등에 의한 대중의 공공분야 진출
- 집단적 요인······거대집단의 출현과 그 집단을 통제하는 행정력의 발달, 분산화·고립화·정보화된 대중의 출현
- 문화적 요인······매스미디어의 발달, 대중오락의 침투, 소비문화지향성 강화 등으로 나타나는 대중문화의 성립
- 산업형태와 생활형태 요인······기술진보, 대량생산방식 채용, 도시화의 진행
- 사회심리적 요인······대중의 정치적 무관심, 내면적 불안, 사회적 무력감

이러한 요인을 갖는 오늘날의 대중사회에서는 산업의 고도발달에 따라 발전된 기계기술에 의해 무력해진 인간은 자주성을 상실하여 무기력해지고 만다. 여기에서 인간소외현상이 생기는 것이다. 조직에 의한 소외로서는 관료화를 들 수 있다. 이 조직 안에서 인간은 로보트와 같은 존재가 되어 Riesman이 말하는 '타인지향형 인간'이 많아지게 된다. 대중사회에서는 특히 소비생활에 유행현상이 나타나게 된다. 이 유행이 소비를 즐기는 풍조를 낳게 되어 인간소외현상으로 연결된다.

이처럼 인간은 대중사회에서 소외되어 있는 경우가 매우 많다. 활동의 가치를 스스로 인식하여 자기의지대로 적극적으로 참가하는 생활체육은 이러한 인간소외현상에서 인간을 탈출시키는 하나의 방법이 될 수 있다. 이것이 현대사회를 살아가는 인간에게 생활체육이 필요한 이유이다.

생활체육의 개념과 정의

오늘날 '생활체육'이란 말을 자주 접하고 있지만, 그 개념이 아직 완전하게 통일되거나 정립된 것은 아니다. 외국의 경우에도 나라마다 사회적·문화적 전통과 배경이 다르기 때문에 생활체육에 대한 개념이 다르다. 또한 같은 나라에서도 체육을 연구하는 학자에 따라 그 개념이 다양하게 정의되고 있다.

생활체육은 늘어나는 여가시간을 보다 건설적·창조적인 활동으로 유도하고, 각종 현

대병을 예방하여 현대사회에 적응할 수 있는 건강과 체력을 증진시키며, 생활체육활동참여를 통한 건전한 시민의식을 고취시키는 데 목적이 있다. 이러한 생활체육 운동이 범국민적인 시민운동으로 확산되기 위해서는 체육의 수단인 신체활동이 인간생활에서 어떠한 의의나 가치가 있는지에 관한 구체적이고 현실적인 이해가 선행되어야 한다. 뿐만 아니라 생활체육의 본질과 역할을 국민들에게 인식시키고, 국민들의 자발적인 참여에 의한 생활체육활동 인구의 저변을 확대하여 체육이 생활화되는 사회풍토가 조성되어야 한다.

여기에서는 생활체육의 개념과 정의를 알아보기로 한다.

생활체육의 개념

현대사회는 새로운 형태의 체육을 필요로 하고 있다. 다시 말해서 현실적으로 삶과 관련된 체육이 되지 않으면 안 된다는 뜻이다. 어느 부분에 국한된 삶의 단계에만 관련되는 체육이 아니고, 삶의 전체와 관련된 계속적인 체육이 되어야 한다. 이것은 평생을 통해 계속되는 삶의 현장에서 이루어지는 신체활동을 의미한다.

생활체육은 개인의 건강을 유지하고 즐거움을 찾는 소극적인 활동에서 벗어나 사회적·국가적 입장에서 보다 긍정적인 기능을 발휘하는 적극적 활동으로 변모되어야 한다. 따라서 오늘날 생활체육 운동은 모든 국민이 여가시간을 활용하여 자발적으로 즐겁게 참여하는 여러 형태의 신체활동을 통하여 건강하고 행복한 삶을 영위하도록 하며, 나아가 복지국가 건설의 바탕을 이루는 국민 전체의 신체활동이다.

현대사회에서 생활체육의 개념은 크게 개인적 측면과 사회적 측면에서 접근할 수 있다.

개인적 측면에서 본 생활체육의 개념

개인적 측면에서 본 생활체육의 개념은 다음 두 가지로 구분할 수 있다.

◆ 인간은 전 생애를 통하여 바람직한 삶을 영위할 수 있는 체육활동을 필요로 한다. 인간은 평생을 통하여 성장과 발달, 건강과 체력증진, 자기실현과 행복추구 등을 추구하고 성취되기를 원한다. 따라서 생활체육은 건강한 신체를 소유하게 하고, 삶을 즐기게 하며, 생활에 계속적인 의미를 부여함으로써 삶의 질을 제고시키는 중요한 사회활동의 하나로 간주되고 있다.

◗ 생활체육은 세대 간의 격차를 줄일 뿐만 아니라 동일세대 안에서의 간격도 좁혀주는 역할을 한다. 생활체육은 체육 및 스포츠라는 한계적 범위 내에서 상호신체접촉을 강조하기 때문에 서로 다른 가치관과 의식을 가지고 있는 개인과 세대를 가장 효과적으로 연결하여주는 사회적 연결망이다. 나아가 격렬한 신체접촉, 경기규칙의 준수, 상대방의 존중 등을 통하여 원만한 대인관계를 형성하는 지혜와 방법을 배우고, 상대의 입장에서 사고할 수 있도록 도와준다.

사회적 측면에서 본
생활체육의 개념

생활체육활동은 넓은 사회현상 속에서 이루어지기 때문에 현대사회의 복합성에 따라 그 관점도 다음과 같이 나타날 수 있다.

◗ 생활체육은 사회의 모든 계층에게 신체활동을 충분히 즐길 수 있는 기회를 부여함으로써 사회적 불평등해소에 기여할 뿐만 아니라 서로 다른 계층 간의 상호작용을 증진시켜 사회적 갈등의 해소에 도움이 된다.
◗ 학교체육 및 엘리트체육 중심에서 대중 중심의 체육으로 이행되고 있는 오늘날 체육의 추세에 부응함으로써 체육의 평등화에 이바지할 수 있다.
◗ 생활체육은 근래에 커다란 사회문제로 대두되고 있는 비행청소년문제를 해결하는 효과적인 수단이 될 수 있다. 왜냐하면 스포츠활동을 통하여 사회적 고립감해소, 공동체의식 함양, 여가선용 등을 경험할 수 있기 때문이다.
◗ 지역사회 단위의 생활체육은 사회통합기능을 제공하여 국민적 일체감을 조성한다.

따라서 우리나라도 생활체육을 국민복지 측면에서 파악하여 물질적인 욕구로 인해 상실된 인간성회복이라는 측면에서 생활체육 운동을 다룰 필요가 있다.

생활체육의 정의

생활체육에 관한 정의는 학자들마다을 다양하다. 명치시대(明治時代) 말기 사회체육이란 용어가 처음 쓰이기 시작한 일본에서 西田泰介(1950)는 사회체육을 일반사회인을 대상으로 한 신체운동을 중심으로 하는 교육으로 정의하였는데, 그 주요한 내용은 신체운동을 중심으로 한 레크리에이션이라고 한 바 있다.

같은 시기에 우리나라의 柳田亨(1951)은 학교체육을 제외한 모든 체육을 사회체육으로 보고, 넓은 의미의 레크리에이션 중 신체적 레크리에이션 부분을 사회체육으로 보았다. 이들의 견해는 사회체육의 내용이나 구조를 다소 불분명하게 언급하고 있는데, 이를 보충하기 위해 西田泰介(1951)는 사회체육은 주로 신체활동에 의해 사회인에게 흥미와 건강을 만족시켜줌과 동시에 생활기능과 사회성을 향상시켜주는 조직적 교육활동이라고 정의함으로써 사회체육의 대상·목표·방법 등을 명확하게 정의하려고 하였다.

한편 竹之下體藏(1969)은 이전의 사회체육의 정의를 좀 더 구체화하여 사회가 구성원의 복지증진을 위하여 자발적 운동참여자를 원조하고 촉진하는 활동을 총칭하는 말이라고 정의하였다. 같은 해에 前川奉雄은 사회체육은 국가나 지방자치단체가 국민이나 주민(학교는 제외)을 대상으로 주로 공공비용으로 진행하는 체육이라고 하여 사회체육을 공교육의 입장에서 설명하였다.

1975년 3월에 채택된 'Sport for All' 헌장에 의하여 서구에 급속히 확산되고 있는 Sport for All 운동은 취학 전 아동으로부터 노인에 이르기까지 모든 사람이 성별·인종·종교에 관계없이 체력향상과 건강증진을 위해 실행하는 모든 종류의 스포츠 활동 및 신체운동의 총체를 스포츠로 규정하고, 이를 범시민적으로 보급·발전시키는 운동을 의미한다. 여기에서의 스포츠는 단순히 규칙에 의해서 진행되는 경기적인 스포츠만이 아닌 신체적·정신적·사회적 건강에 기여하는 일체의 신체운동을 포함한다.

한편 IOC의 홈페이지(www.olympic.org)에는 올림픽운동과 연관시켜서 'Sport for All 이란 스포츠가 인종·사회계급·성별을 구분하지 않고 모든 인간의 인권이라는 올림픽 정신을 촉진·확산시키는 운동으로 연령·성별·다양한 사회계층·사회경제적 여건을 망라하여 스포츠를 생활화할 수 있도록 하는 운동'이라고 정의하고 있다. 결국 Sport for All 운동은 모든 시민의 신체적·정신적·사회적 발달에 기여할 목적으로 공공기관 및 민간단체가 스포츠와 신체운동의 실천을 범시민적·범사회적 차원에서 전개하는 운동이라고 볼 수 있다. 일본에서의 사회체육, 서구에서의 Sport for All 운동은 결국 본질에서는 그 맥을 같이 한다.

결론적으로 사회체육이란 사회성원이 각자의 여가시간에 각 개인의 자발적인 참여의지에 의해서 창출되는 운동수요를 충족시키기 위한 사회적 노력의 총체라고 할 수 있다.

이상의 견해를 종합하면 생활체육은 다음과 같이 정의할 수 있다.

◆ 국민의 건강증진 및 복지후생 향상을 통한 삶의 질 제고를 목적으로 체육·스포츠·레크리에이션 등을 통하여 나이·성별·계층을 망라한 모든 국민을 대상으로

이루어지는 체육활동이다.
- 운동을 통해 개인건강·사회건강을 추구하는 창조적인 여가활동이다. 왜냐하면 스포츠 활동을 통한 창조적인 여가활동이 명랑한 사회를 건설하고, 건강한 국민을 만들며, 궁극적으로 국력을 신장시키기 때문이다.
- 국민보건에 관련된 공적 비용의 지출을 절약할 수 있는 예방적 국민건강정책의 하나이다. 생활체육활동으로 얻어진 건강한 체력은 향후 각종 질병의 위험으로부터 벗어날 수 있도록 해준다.

결국 생활체육은 개인이 전생애를 통하여 능동적·계속적인 체육활동 참여의 기회를 스스로 포착함으로써 신체적·정신적·사회적으로 조화로운 발달을 꾀하며, 변화하는 현대생활에 슬기롭게 대처하며, 다른 사람과 더불어 공동체의 복지를 증진시켜나가는 복지생활체육을 의미한다.

Sport for All 헌장

제1조 모든 사람은 스포츠에 참가할 권리를 갖는다.

제2조 스포츠의 부흥은 인간발달에 있어 하나의 중요한 요소로서 장려되어야 하며, 공공기관에 적절한 보조가 지원되어야 한다.

제3조 스포츠는 사회와 문화를 발전시키는 요소로서 국가·사회·지역 차원의 교육, 건강, 사회사업, 도시 및 지역개발, 환경보존, 예술 및 여가의 대책 등 다른 분야의 정책입안·계획·결정에서도 관련을 가져야 한다.

제4조 정부는 공공기관과 민간기관 사이에 지속적이고 효과적인 협력관계를 유지하고, Sport for All 운동의 발전과 협력을 위한 범국가적 기구의 설립을 장려해야 한다.

제5조 스포츠 및 스포츠맨을 정치적·상업적 혹은 금전적 이익을 위한 이용으로부터 보호하며, 또한 약물의 부정사용을 포함한 부정과 타락의 습관으로부터 보호하기 위해서는 적절한 방법이 강구되어야 한다.

제6조 스포츠 참가규모는 시설의 크기, 다양성 및 이용의 편리함에 의한 영향이 많기에 전체적인 시설계획은 공공기관의 소관사항으로 생각되며, 지역·지방 및 국가에서의 필요성이 고려되어야 한다. 또한 관계법령에 의하여 일반시민이 여가활동을 위한 목적으로 시설을 자유롭게 이용할 수 있도록 보장하여야 한다.

제7조 레크리에이션의 목적으로 전원지대 및 수변지역으로 들어가는 것을 보장하기 위해서

> 필요한 경우에는 입법조치를 포함한 시책이 취해져야 한다.
> 제8조 어떠한 스포츠의 진행계획에서도 행정적·전문적인 관리·경영, 지도 및 코치 등 모든 부문에 유자격자의 필요성이 인정되어야 한다.

생활체육의 목적과 목표

생활체육의 목적

생활체육의 목적은 나라마다 역사적인 배경, 전통, 정치·사회·문화적인 배경, 경제적인 생활수준 등에 따라 다르다. 또한 나라마다 사용하는 용어도 다르다.

외국의 생활체육의 목적

영국·독일을 중심으로 한 유럽   Trimm130, Sport for All 등으로 표현하는 유럽 국가들의 생활체육은 스포츠의 체험을 통해 스포츠장면에서 강조되는 페어플레이(fairplay)→스포츠맨십(sportsmanship)→인격형성에 목적이 있다.

미국, 캐나다 등 북미   미국은 Physical Fitness and Sport, Community Sports, Community Recreation, Sports Physical Fitness 등의 용어로, 캐나다는 Participation Fitness Canada, Recreation Canada라는 말로 생활체육을 표현하며, 그들은 주로 여가활동을 목적으로 한다.

우리나라의 생활체육의 목적

외국의 경우와는 달리 우리나라의 역사와 전통, 그리고 정치적·문화적 배경, 오늘날의 사회현상 등을 바탕으로 본 생활체육의 목적은 국민의 자발적인 참여를 전제로 하여 건강을 증진시키고 여가선용을 통하여 삶의 질을 향상시키는 데 있다. 궁극적으로 보면 구체적인 복지구현과 결부되어 있다.

그러므로 모든 국민이 건전한 여가생활을 영위하도록 하려면 개인적·사회적인 환경 여건에 맞추어 보다 교육적이고 경제적이며 국가적 입장을 고려하여 기존의 생활체육 목적과 정책에 대한 재평가와 대책이 수립되어야 하는데, 이를 도식화하면 그림 1-1과 같다.

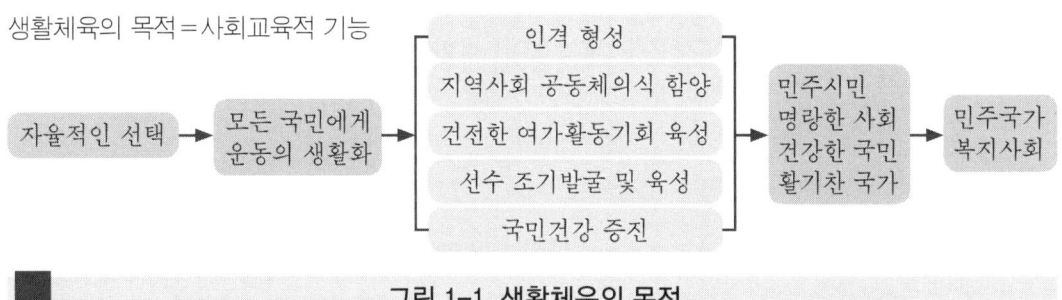

그림 1-1. 생활체육의 목적

생활체육의 목표

목표는 구체적인 당면과제를 달성함으로써 구현되는 것이다. 생활체육은 보다 명확하고 구체적인 과제를 설정하고, 이와 동시에 달성목표를 정확하게 인식하여 그것을 구현하기 위한 노력이 중요하다. 앞으로 우리가 구현하고자 하는 생활체육의 모습은 과거 우리의 체육풍토나 발전추세의 연장은 아닐 것이다. 따라서 우리가 지향해야 할 생활체육의 목표는 복지사회를 실현하기 위한 생활체육이 되도록 하는 데 있다.

이와 같은 목표를 달성하기 위해 국가가 추구해야 할 구체적인 내용은 다음과 같다.

체육내용의 다양화

우리가 지향하는 복지생활체육은 미래사회에 각광받는 인간과학의 한 분야이다. 우리는 건강과 행복을 추구하면서 활동주체인 인간의 인간다운 생활능력과 인격함양에 큰 비중을 두고, 스스로 인간능력의 한계를 극복해나갈 수 있는 경험을 제공함으로써 개인의 인간적 특징의 변화를 도모할 수 있어야 한다. 그러므로 생활체육은 개인이 가진 다양한 특징이 골고루 그 가치를 인정받으면서 지·덕·체 전반에 걸쳐 균형있는 인간성 형성을 촉진하는 내용으로 구성되어야 한다.

체육활동의 생활화

오늘날 체육의 형태는 국민생활의 안정 위에 여가를 통한 체육활동이 생활화되고 보편화되어 있다. 따라서 성·연령·신체조건, 지역 및 사회계층에 구애됨이 없이 국민 누구나가 복지화된 환경 속에서 합리적인 체육활동을 보장받아야 운동습관이 형성되어 일상생활에서도 규칙성을 띤 자발적인 참여가 이루어질 것이다.

체육방법의 합리화

운동효과를 극대화하려면 체육방법의 합리화가 필요하다. 즉 생활체육활동 참여자는 활동의 양과 질을 계량화시켜 자신의 필요와 욕구를 충족시킬 수 있는 방법을 찾으려는 자세를 갖춰야 하고, 지도자는 대상에 따라 개별화되고 효율적인 방법을 제공할 수 있어야 한다. 그리고 각종 프로그램은 참여자의 발육발달 단계, 체력수준, 신체조건 등을 고려하여 합리적이고 다양하게 설계되어야 한다.

체육환경의 복지화

생활체육을 통하여 복지사회를 구현하려면 무엇보다도 체육의 성과에 큰 영향을 미치는 물리적 환경인 체육시설이 확충되어야 한다. 지속적인 경제성장과 체육에 대한 관심증가를 토대로 투자를 확대하여 부족하고 낙후된 학교 및 생활체육시설을 쾌적한 시설로 확충·개선하여 급증하는 체육수요에 효율적으로 대비하여야 한다.

한편 활동 자체가 이러한 목표를 가지고 있는 생활체육은 그 대상이 유아에서 노인에 이르기까지 폭이 넓으며, 또 참여집단도 연령·성 및 학문적·경제적 배경이 다양하다. 또한 생활체육은 강제성이 없는 자발적인 활동이기 때문에 참여자들 각자가 무엇인가 보람을 느끼고, 즐겁고 달라지는 것을 느껴야 흥미를 갖고 활동하게 된다.

따라서 생활체육의 목표는 생활체육활동의 대상·종목·장소·때·환경에 따라 달라지겠지만, 개인이 무엇인가 향상되고 발전되고 달라지는 것을 깨닫고, 보람과 만족을 느낄 수 있도록 설정되어야 한다.

생활체육의 가치

생리적 가치

근육을 단련하면 근육섬유가 굵어져 근력이 향상된다. 근육섬유가 굵어져 근육이 붙게 되면 에너지원인 글리코겐·크레아틴·아데노신 등의 증가로 마이오글로빈을 증가시켜 근력과 근지구력을 향상시킨다. 그리고 신체운동은 허파의 용적을 크게 하여 허파활량을 증가시키며, 이로 인하여 허파환기량·산소섭취량·산소부채능력 등의 향상으로 최대산소소비량이 증가되어 에너지 발생이 원활하게 된다. 또 신경기능을 향상시켜 동작을 민첩하게 만들고 신경지배를 원활하게 하여 협응작용을 향상시킨다. 이 외에도 신체활동은 모세혈관을 발달시켜 맥압을 커지게 하고, 심장기능을 향상시켜 심박출량을 증가시키고 혈액순환을 원활하게 한다.

심리적 가치

스포츠활동은 바로 신체활동의 욕구, 자기 과시의 욕구, 집단생활의 욕구 등과 같은 욕구발현의 수단이 된다. 인간은 이러한 욕구가 충족되지 못하면 욕구불만이라는 정서적 긴장상태를 일으켜 여러 가지 심신장애뿐만 아니라 반사회적 행동을 유발시킬 위험이 많아진다. 즉 강한 정서적 신상은 짜증, 비관, 자학, 원망, 불평, 흥분, 분노, 불안, 초조 등의 심리상태를 낳고, 이로 인하여 발작·공격적 성격 등을 만들어 사회적으로는 청소년비행의 원인이 되기도 한다.

이와 같은 욕구불만은 스포츠관람이나 스포츠활동을 하면 순화 내지 제거된다. 스포츠활동을 통하여 자신의 정서를 조정하는 기회를 얻고, 기술의 발전과 기록향상으로 만족감을 얻는다. 또 불가능을 해소하려는 노력과 인내로서 얻은 성취감은 생활의 원동력이 되어 적극적인 성격을 갖게 한다. 궁극적으로 스포츠활동은 정신위생면에도 많은 도움을 준다. 스포츠맨의 성격이 명랑하고 적극적인 것은 이와 같은 스포츠활동을 통한 욕구충족에서 온다고 할 수 있다.

사회적 가치

　　　　　인간은 개체라기 보다 상호의존적 존재이므로 사회를 떠나서는 살 수 없다. 그러므로 혼자서는 살 수 없고 사회에 적응하며 살기 마련이다.

　원시시대는 먹이를 구하는 방법을 알고 그 기능만 있으면 살 수 있었으나, 오늘날은 그렇지 않다. 물질문명의 발달은 교통수단과 매스컴의 발달을 가져와 사회생활을 보다 편리하게 만들었지만, 반대급부적으로 인간끼리의 무한한 경쟁시대를 만들었다. 이와 같은 사회환경에 대처하려면 많은 지식과 뛰어난 체력을 갖추어야 한다.

　스포츠활동은 축소된 사회의 장으로서 경쟁과 협력을 배우고 공동목표를 위해 노력하면서 책임과 의무를 배우게 된다. 스스로 규칙을 지키고, 자신을 억제하며, 동료를 위해 협력하는 스포츠정신은 바로 준법정신이어서 사회성 함양에 큰 기여를 한다. 즉 협력·책임·사교·예의·질서와 규칙의 준수, 약속의 이행과 시간엄수 등과 같은 덕성을 배양하며, 동정·자제·관용의 태도를 익히게 된다. 이러한 경험은 사회생활에서 예의를 지키며 인간관계를 원활히 하고 명랑하고 생산적인 사회로 발전시키는 원동력이 된다.

생활체육의 기능과 역할

생활체육의 기능

생리적 기능

운동과 골격계통

가. 뼈의 강화와 성장촉진

　　　　　규칙적으로 운동을 하면 뼈에 적당한 자극을 주어 뼈가 튼튼하게 빨리 자란다. 이는 운동이 뼈의 주요구성성분인 단백질과 칼슘의 공급을 활발히 하여 뼈의 성장을 도와주기 때문이다. 뿐만 아니라 운동을 하지 않고 오랫동안 누워 있으면, 뼈 속의 칼슘이 분해되어 소변으로 배설되기 때문에 뼈가 약해진다.

　강도가 약한 운동은 뼈에 자극을 주지 않기 때문에 뼈의 성장에 도움이 되지 않는다.

반면 너무 무리한 운동은 오히려 뼈의 발달에 장애가 된다. 따라서 운동을 하여 튼튼한 몸을 만들기 위해서는 자신의 건강과 체력수준에 적합한 운동을 해야 한다.

또한 골밀도가 낮아져 골다공증이 우려되는 사람은 칼슘이 풍부한 음식을 섭취하는 동시에 저항운동을 꾸준히 실시해야 한다. 그러면 골밀도가 증가하여 칼슘균형을 유지할 수 있다. 운동을 통해 골밀도를 높이기 위해서는 걷기·조깅 등의 유산소운동을 자신의 최대운동능력의 60~75%, 1회 20~30분 이상, 주당 3~5회 정도 실시해야 한다. 덤벨이나 바벨과 같은 웨이트기구를 이용한 저항운동을 병행하여 뼈에 자극을 주도록 한다. 운동강도는 자신의 최대근력의 60~80% 정도가 바람직하다.

나. 관절기능의 향상

적절한 운동은 관절 속에 있는 연골을 두껍게 하고 관절을 잇는 인대를 튼튼하게 하여 그 기능을 향상시켜주며, 관절주변의 인대나 근육조직을 강화시켜 탈구를 예방한다. 관절연골에는 혈관이 통하지 않아 영양을 공급할 수 없다. 그러나 관절운동을 하면 윤활액이 많이 흘러나와 관절연골에 영양을 충분히 공급하여 관절의 움직임을 원활하게 한다.

운동과 근육계통

가. 근육·근력의 향상

근육은 신경 자극을 받아 수축과 이완을 반복함으로써 운동에 필요한 힘을 생성한다. 이러한 힘을 근력이라 하는데, 일반적으로 근력은 근육의 굵기에 비례한다. 운동효과 중에서 가장 두드러지게 나타나는 효과는 근육의 발달이다. 규칙적으로 달리기를 많이 한 사람의 다리근육은 운동을 하지 않는 사람들보다 더 발달되어 있다. 또 운동을 하면 근육에 영양분을 공급해주는 모세혈관의 수도 증가하며, 골격과 근육을 연결해주는 인대와 같은 조직도 튼튼해진다. 반대로 근육을 오랫동안 사용하지 않으면 가늘어져서 힘이 약해진다.

일정기간 운동을 꾸준히 실천하면 개인차는 있으나 근육 및 근력이 발달하는 이유는 다음과 같다.

- 운동으로 인하여 근육세포질(근형질)이 증대함으로써 근육섬유가 비대해지기 때문이다.
- 비활성근육섬유가 활성근육섬유로 전환되기 때문이다. 즉 운동을 하지 않았을 때의 활성근육섬유는 전체의 60% 전후이지만, 운동을 하면 90% 정도가 활성근육섬유로 된다.

◆ 증가된 근육섬유의 활성을 유지하고 산소와 영양공급을 원활히 하기 위하여 모세혈관이 증가되기 때문이다. 한 실험보고에 의하면 운동을 한 조직의 모세혈관은 운동을 하지 않는 근육에 비하여 45%나 더 발달되었다고 한다.

나. 근력과 지구력의 증진

규칙적인 운동을 하면 운동 시 동원된 근육이 발달하게 된다. 근력은 근육면적에 비례하므로 근육이 잘 발달된 사람은 그렇지 못한 사람보다 근력발휘량이 크다. 근육의 발달은 근수축에 의한 적응현상으로, 근육섬유의 크기가 커지는 근비대현상으로 나타난다. 운동을 통해 근육이 잘 발달되면 일상생활에서 피로를 덜 느끼게 된다.

다. 미오글로빈함량의 증가

미오글로빈은 근육 속에서 산소운반을 도와준다. 규칙적인 운동을 하면 미오글로빈함량을 증가시켜 운동 중 근육에 충분한 산소를 공급하여 신체활동을 원활하게 해준다.

마. 근육의 에너지이용능력 향상

활동 중 필요한 에너지는 근육에서 생성되는데, 에너지생성량은 산소소비능력과 탄수화물과 지방을 연료로 이용하는 능력에 좌우된다. 규칙적인 지구력운동은 골격근의 에너지생성대사를 촉진시키고, 근육에서 에너지를 저장하는 근글리코겐저장량을 증가시킨다. 그 결과 오래동안 지치지 않고 근육활동을 지속적으로 수행할 수 있게 되어 근육피로를 덜 느끼게 된다.

운동과 호흡계통

가. 안정심박수의 감소, 최대심박수의 증가

안정심박수는 보통 60~80회/분이 정상수준이다. 안정심박수가 60회/분이면 서맥이라 하며, 100회/분 이상이면 빈맥이라 한다. 안정심박수가 낮은 사람은 평소 심장의 부담이 적고 운동에 대한 심장의 예비력이 크기 때문에 유리하다. 반면 안정심박수가 높으면 심장의 부담이 크고 쉽게 한계치에 도달하게 되어 운동에 대한 심장의 예비력이 떨어지게 된다.

운동을 통해 심장기능이 발달하면 심박수가 줄어든다. 심박수는 보통 운동을 격렬하게 할수록 높아진다. 왜냐하면 힘든 운동일수록 보다 많은 산소와 노폐물을 운반해야 하므로 심장의 수축속도가 빨라지기 때문이다. 보통 사람의 안정심박수는 1분간 70~80회 정도이다. 그러나 운동선수의 심박수는 1분간 40~50회 정도이다. 운동심박수는 운동선수가 보통 사람보다 낮다.

한편 심장이 박동할 수 있는 최대치를 최대심박수라 한다. 최대심박수에서 안정심박수를 뺀 심박수를 여유심박수라 하는데, 이는 운동 중 심장이 박동할 수 있는 예비력을 의미하므로 여유심박수가 클수록 심장기능에 여유가 있다고 말할 수 있다. 규칙적으로 운동을 하면 심장에 적응현상이 나타나 안정심박수가 감소하고 최대심박수가 증가하게 된다. 그 결과 여유심박수가 증가하여 심장기능이 향상된다.

나. 1회박출량의 증가

장거리달리기와 같은 지구력경기선수들의 심장은 보통사람의 심장보다 크다. 이는 운동을 하면 심장용적뿐만 아니라 심장의 벽이 튼튼해지고 수축력도 증가한다는 사실을 의미한다.

심장이 한 번에 박출하는 혈액의 양을 1회박출량이라 한다. 1회박출량이 커지면 한 번에 많은 혈액을 전신에 공급할 수 있으므로 심장이 천천히 박동하여도 즉, 심박수가 적어도 심장의 역할을 효율적으로 수행할 수 있게 된다.

심박출량은 심장이 1회 펌프작용으로 내보내는 피의 양(1회박출량)과 심박수에 의해 결정된다. 운동을 수행하면 심박출량이 증가하는데, 그 이유는 운동 중 신체는 보다 많은 산소를 필요로 하므로 1회박출량이 증가하기 때문이다. 보통사람의 안정시1회박출량은 약 $60~70ml$ 정도이고, 심박출량은 약 $4~5\,l$ 이다. 보통남자의 1회박출량은 운동 시에 약 $110ml$이지만, 운동을 많이 하면 $160ml$ 정도로 증가한다.

따라서 심폐지구력을 요하는 종목의 운동선수들은 훈련효과에 의해 왼심실이 비대해져 심장용적이 커지고 1회박출량이 증가하는 현상이 일반화되어 있는데, 이를 스포츠심장(sports heart)이라 한다. 규칙적인 운동으로 1회박출량이 커지면 격렬한 활동 중에도 심박수의 큰 증가없이 활동근육에 혈액을 충분히 공급할 수 있으므로 심장의 부담을 줄이고 건강을 유지할 수 있게 된다.

다. 산소섭취능력의 향상

자동차에 기름이 필요하듯이 인체가 움직이려면 에너지가 요구된다. 다행히 인체는 자체적으로 에너지를 생성할 수 있는 능력을 갖고 있다. 그러나 많은 에너지를 지속적으로 생성하려면 공기 중의 산소를 활동근육으로 끊임없이 공급하여야 한다. 일상생활에서는 에너지소모가 적기 때문에 적은 양의 산소공급으로도 충분하지만, 운동 중에는 에너지요구량이 증가하므로 많은 양의 산소공급이 신속하게 이루어져야 한다. 결국 산소섭취량이 많으면 많은 에너지를 만들 수 있는데, 이는 장시간 운동을 수행할 수 있음을 의미한다.

운동과 신경계통

가. 협응력의 향상

협응력이란 신체의 여러 기관이 정확하고 원활하게 조화를 이루어 운동을 효율적으로 실행하는 능력을 말한다. 예를 들면 테니스에서 스트로크를 할 때 처음에는 많은 실수를 하지만 꾸준히 연습하면 눈·귀와 팔다리의 협응동작이 향상되어 타이밍과 리듬감이 좋아져 성공률이 높아진다. 운동을 꾸준히 반복하면 신경계통에 변화가 생겨 하고자 하는 운동을 적은 에너지로 쉽고 정확하게 할 수 있도록 신경과 근육의 협응력이 향상된다.

나. 조정력의 발달

높은 수준의 기술을 필요로 하는 운동일수록 조정력의 영향이 크다. 재빠르고 재치있는 동작과 정확한 동작들을 복합적으로 잘할 수 있는 사람은 조정력이 뛰어나다. 이것은 신경과 근육의 협조가 원활하게 이루어진 결과로, 운동이 신경계통에 미치는 가장 큰 효과이다.

다. 반응시간의 단축

반응시간이란 외부의 자극을 받고 몸에서 반응이 나타날 때까지의 시간을 말한다. 이때 일어나는 신체운동을 반응운동이라고 한다. 이러한 반응운동을 적절히 반복하면 대뇌의 지배를 받지 않는 반사운동으로 변하여 반응시간이 짧아진다. 운동을 할 때 처음에 잘되지 않던 동작이 연습을 하면 정확하게 할 수 있는 이유는 신경계통의 기능향상으로 반사동작과 반응시간이 단축되었기 때문이다.

심리적 기능

운동이 주는 정신적 효과를 양으로 나타내기는 어렵지만, 운동을 계속해야 하는 이유로서 자주 이야기된다. '몸과 마음은 하나'라는 견해에 따른다면 당연히 운동은 마음에도 영향을 줄 것이다. 누구나 적당한 운동 후에 상쾌함을 경험했을 것이다. 특히 복잡하고 바쁜 생활 속에서도 시간을 내어 규칙적으로 하는 운동은 긴장을 완화시킬 뿐만 아니라 스트레스를 해소함으로써 마음의 여유를 찾아주기도 한다.

스트레스 해소

규칙적인 운동은 스트레스에 대한 반응으로 인해 생성된 화학적 부산물을 제거시키는 것으로 알려져 있다. 이들 생화학적 물질의 제거는 신경계통이 스트레스에서 회복되는 시간을 단축시켜 안정상태로 돌아가는 것을 촉진시킨다.

불안과 우울증의 완화

현재까지 이루어진 많은 연구들은 규칙적인 운동이 불안을 감소시키며 우울증의 개선에 도움을 준다고 밝히고 있다. 수많은 연구들을 종합하여 분석한 결과 무산소운동에 비해 유산소운동이 더 효과적으로 나타났다. 그리고 운동기간이 적어도 10주 이상되어야 우울증 개선에 도움이 되며, 체력수준은 낮고 불안수준이 높을 때 운동이 불안감소에 효과가 있는 것으로 나타났다.

긍정적인 기분전환

운동 후에 기분이 좋아지고, 걱정이나 통증이 사라지는 현상을 종종 경험해보았을 것이다. 운동을 하면 혈액 속으로 엔도르핀(endorphine)이 발산된다. 엔도르핀은 고통을 줄여주어 평화롭고 안정된 마음상태를 해주는 촉진제로 작용한다. 운동강도가 높을수록, 또 운동시간이 길어질수록 엔도르핀은 많이 분비된다. 운동 후 시간이 지남에 따라 체내의 엔도르핀 수준은 점차 감소되기 때문에 힘든 등산 직후에는 몸이 아프지 않지만 자고 일어나면 온몸이 뻐근하고 당기는 현상이 나타나는 것이다.

자아존중감의 향상

나이와 성에 관계없이 운동은 사람들의 자아존중감을 향상시킨다. 규칙적인 유산소운동은 체지방을 제거하여 몸매를 아름답게 만들어준다. 자신의 몸매가 좋아지면 스스로 느끼는 감정도 좋아지고 자신감을 갖게 된다. 더욱이 운동으로 근력·유연성 등이 향상되어 컨디션이 좋아지면 신체외형에도 자신을 갖게 된다. Gruber는 운동은 정상아동보다 장애아동에게 더욱 효과적이라고 하였다.

인지기능의 향상

운동기간의 길고 짧음에 관계없이 신체활동은 인지기능을 증진시키는 것으로 알려져 있다. 특히 장시간 유산소운동을 규칙적으로 하면 최대산소섭취량을 증가시켜 뇌활동에 필요한 산소를 충분하게 공급할 수 있기 때문에 인지기능을 향상시킨다.

편안한 수면의 증가

운동 후에는 잠자는 시간이 증가하며, 유산소운동은 깊은 잠을 방해하는 급속안구운동(REM : rapid eye movement)수면(수면 중에 안구가 급속히 움직이는 현상. 이때 꿈을 꾸는 경우가 많다)을 감소시키는 것으로 나타났다. 또한 장기간 운동을 하면 전체수면시간을 증가시키고, 빨리 잠이 오게 하며, 서파를 증가시켜 편안하고 깊게 잠잘 수 있게 해주는 것으로 밝혀졌다.

사회적 기능

건전한 활동의 영위 고도산업사회의 기계화·자동화에 따른 노동력의 필요성이 감소된 반면, 주 5일 근무제의 확산으로 여가시간은 증가되고 있다. 이에 따라 늘어난 여가시간에 대한 대처가 개인적으로나 사회적으로 매우 중요한 의미를 갖게 되었다. 결국 개인적으로는 매일매일 무미건조한 기계의 감시자 역할을 해야 하는 중압감에서 벗어나 하루의 피로를 풀고 내일의 생활설계를 위한 밑거름이 될 생동감이나 행복감을 맛볼 수 있는 대상을 여가시간에 추구할 필요성이 생긴 것이다.

생활체육은 경기자나 관람자 모두에게 즐거움을 주는 건전한 여가활동 가운데 하나이다. 생활체육은 퇴폐향락적인 대중향락과는 전혀 다른 형태로서, 문화적으로 용인되고 정책적으로 장려되는 기본적인 건전한 여가활동이다. 따라서 생활체육은 고달픈 삶을 살아가는 고독한 고도산업사회의 생활인에게 기분전환과 삶의 즐거움을 주는 신선한 자극제 역할을 하게 될 것이다.

긴장 및 갈등의 해소 도시화와 산업화로 복잡다양화되어 극심한 경쟁을 겪게 될 미래사회는 다각적인 압력과 통제에 의하여 고도로 기계화되고 문명화되며 특성화될 것이다. 따라서 사회성원은 일상생활 속에서 끊임없이 강도높은 정서적 긴장과 압박을 받게 된다. 이렇게 되면 개인적으로는 사회성원의 일원으로서 자신과 사회의 존속을 위하여 주위환경에 잘 적응하면서 생존을 지속할 수 있는 사회정서적 균형을 유지하면서 안정을 취할 필요성이 생긴다.

긴장과 갈등의 처리는 생활체육의 정화기능과 관련이 있다. 스포츠활동은 일반적으로 긴장, 공격성, 좌절감 등과 같은 파괴본능을 안전하면서도 효과적으로 방출하게 만든다. 만일 긴장이나 갈등의 감정을 무해한 방향으로 분출시키지 않는다면 자신이나 타인에게 정서적·심리적 위해뿐만 아니라 신체적 위해를 일으킬 잠재적 가능성을 가지게 될 것이다. 스포츠는 바로 이와 같은 극단적 감정인 노여움, 미움, 슬픔 등의 정서적 앙금을 발산시키는 기회를 제공한다(Leonard, 1988).

스포츠경기에서 표출되는 격렬한 감정은 종교적 열망이나 의식에서 느끼는 신비한 감정과 마찬가지로 강한 정화효과를 가져온다. 나아가 스포츠에 직접 참가하지 않는 관중에게도 그들이 관람하고 있는 스포츠에서 나타나는 공격성과 정서의 보상작용을 매개로 하여 감정의 정화작용을 일으킨다. 스포츠는 경기자나 관람자 모두에게 공격적 충동을 무해하게 방출하도록 하여 해소시키는 계기를 마련해준다.

유대감 및 우애감 생성

스포츠는 강한 연대의식, 우애감, 소속감, 친밀감, 친교 등의 감정을 유발시키는 잠재력을 가지고 있다. 그리하여 스포츠집단에게는 상당히 강한 정의적 유대감이 형성된다. 스포츠단체, 후원회, 팬, 응원단, 심지어는 관람자와 같은 비경기자에게서도 이와 유사한 우애감과 연대의식이 형성된다. 그리고 스포츠 본래의 고유활동과는 무관하지만 사교활동, 연회, 여흥 등과 같은 스포츠에 따른 부수적 활동에서도 친밀한 유대감을 한층 더 제고시키는 환경을 마련해준다.

고도산업사회에서 흔히 나타나는 사람들 사이에 존재하는 고립감은 개인 상호간에 존재하는 사회적 거리인데, 스포츠는 우애감을 형성하고 연대의식을 조성함으로써 이러한 사회적 거리감을 없애주는 촉매작용을 한다. 스포츠에 참가하는 같은 편 사이는 물론, 상대방과도 부단한 상호작용을 통하면 사회적 거리감을 쉽게 없앨 수 있다. 마찬가지로 보상작용을 하고 있으므로 스포츠에 직접 참가하지 않는 관람자까지도 상호간의 고립현상은 비교적 적은 편이다.

체제의 유지

생활체육은 사회성원에게 그가 속한 사회의 기본적인 주요가치관과 규범을 학습하게 하여 내면화시킨다. 즉 생활체육은 사회성원에게 현실에 적합한 사고, 감정, 행동양식 등을 익히게 하여 사회성원으로서 차질 없이 살아갈 수 있는 매개체 역할도 한다. 결국 생활체육은 사회성원에게 그 사회의 생활원리와 조화를 이루며 살아가도록 사회화시킨다. 그리하여 생활체육은 승리를 추구하는 경쟁적 경기활동을 통하여 고도산업사회의 생산성 유지에 필요불가결한 요소인 성취동기 수준의 제고를 촉진시킨다.

또한 생활체육은 청소년들에게 경쟁적 게임이나 스포츠를 통한 경쟁심을 고취시켜 고도성취지향의 후기산업사회에서 성인역할을 원활하게 수행할 수 있는 자질을 육성하며, 나아가 인생의 경쟁적 본질에 대해 준비할 수 있도록 해준다. 그리고 성인에게는 성공적인 사회생활을 위한 필수행동인 규칙준수와 인생역전의 장을 제공한다 (Robert & Sutton-Smith, 1969).

생활체육은 성취지향사회의 이념을 학습하는 중요한 역할을 담당하며, 업적사회에 내재된 경쟁적·업적지향적 행동을 학습시키고, 합법적인 수단을 통하여 목표를 성취시키는 합리적 가치를 내면화시킴으로써 사회체제의 유지와 존속에 기여한다.

국민화합의 창출

앞으로의 사회는 자유민주주의체제를 유지하고 민주화가 완성됨에 따라 사회성원인 국민의 집단의식은 점차 약화되어질 것이다. 더욱이 도시화에 핵가족화가 진행될수록 개인주의적 성향은 더욱 심화될 것으로 전망된다.

스포츠는 각기 다른 개성과 이해를 가진 이질적인 개인유기체를 공동체로 융화하여 화합시키는 기능을 지니고 있다. 다시 말하면 스포츠에는 스포츠 참가자가 한 팀 또는 클럽의 구성원이 되도록 접목시키는 기능이 있다는 것이다. 그 이유는 스포츠활동에는 참가자 개인을 그 팀이나 클럽으로 융화시키는 데 필요한 인간관계의 결속을 다지는 요소가 내재되어 있기 때문이다(Stevenson & Nixon, 1987).

공동체의식은 팀이나 클럽같은 소규모형태뿐만 아니라 학교·시·도, 나아가서는 국가와 같은 대규모조직에서도 나타난다. 그리하여 학교·시·도 또는 국가를 대표하는 경기자는 그가 대표하는 공동체와 동일화가 이루어지며, 반대로 경기자가 속한 공동체는 경기자와 동일화가 이루어진다. 이렇게 이루어지는 동일화는 더 큰 규모의 공동체를 포함하는 융화의 확산을 가져옴으로써 애교심, 애향심, 애국심을 고취시키게 된다(임번장, 1989b).

이와 같이 생활체육은 사회경제적 지위, 출신성분, 성, 교육의 정도, 종교 등이 서로 다른 이질적인 개인들로 구성된 사회를 한마음 한뜻으로 결속시켜 사회적 에너지를 분출시키는 기능을 가지고 있다.

생활체육의 역기능

모방화기능

서구사회에서 생활체육활동이 가족중심적이라면, 우리나라의 생활체육활동은 아직까지 친구 중심, 직장 중심으로 이루어지고 있다. 이러한 사회적 환경 속에서 소속감을 얻기 위하여 하는 생활체육활동이 분수에 맞지 않은 사치와 낭비를 가져오기도 하고, 소비성향을 자극할 우려도 있다.

특히 오늘날 생활체육활동은 자기실현의 수단으로서 행하여지기보다는 타인에게 내보이기 위하여 행하여지는 경우가 허다하다. 값싸고 질 좋은 국산장비나 스포츠웨어가 시중에 많이 있음에도 불구하고 동료들의 시선을 의식하여 값비싼 외국제품을 구입하여야 하고, 자신의 신분을 과시하기 위하여 값비싼 승용차를 구입하여 자기를 실제 이상으로 과시하거나 위장시켜 그들의 시선을 집중시키기도 한다.

이러한 유행심리가 일반대중들에게 전염되면 생활체육에 대한 부정적인 인식을 줄 수도 있다. 오늘날 산업사회의 발전에 따른 생활체육의 대량화·대중화현상은 잘못되어 유행심리나 모방성이 작용하면 맹목적인 추종이 사회풍조가 될 수도 있고, 생활체육의 획일성과 전염성이 전 사회에 파급되어 급기야는 중독성을 초래할 수도 있다.

복잡하게 얽혀 있는 현대생활 속에서 생활체육에 관한 잘못된 인식 때문에 자신이 지향하는 방향으로 참여하지 못하고 주변과 사회적 여건에 의하여 모방되기도 한다. 이러한 역기능현상은 어쩌면 사회생활에서 살아남기 위한 하나의 방법일지도 모른다.

상업화기능

생활체육이 본격적으로 대중화되면서 국민총생산액에서 레저 및 스포츠시장이 차지하는 비율이 계속 증가하고 있다. 이미 각 기업에서는 휴양지에 콘도미니엄(condominium)을 비롯한 생활체육시설을 계속 확충하여 많은 관광객들을 유치하고 있다. 최근에는 골프관광, 스키관광, 온천관광 외에 넓게는 미국 메이저리그 야구관광, LPGA 골프관광 등 이른바 스포츠관광상품이 인기리에 판매되고 있다.

이러한 현상은 패키지관광(package tour)의 일종으로 저렴한 가격, 보장된 수익, 보장된 참가자, 시간절약이라는 현대인들의 특성과 맞아떨어지는 현상으로 국민들의 건강복지차원에서는 권장할 사항이지만, 잘못하면 생활체육이 기업의 이윤추구목적에 이용될 가능성도 없지 않다. 특히 매스미디어의 발달과 프로스포츠의 활성화로 인하여 스포츠스타나 스포츠경기 장면들을 대상으로 한 기업들의 이윤추구는 일반인들의 상상을 초월하고 있다.

이러한 생활체육의 상품화는 대중들의 소비심리를 조장하고, 나아가서는 이윤추구와 일시적 유행의 대상이 되어 새로운 것으로 계속 교체되는 등 일관되지 않은 소비행태를 조장하여 올바르지 못한 생활체육문화를 조성할 우려가 있다. 왜냐하면 기업의 입장에서는 올바른 대중스포츠문화를 정착시키기보다는 영리추구에 급급한 나머지 본래의 의미를 상실해갈 수도 있기 때문이다.

향락화기능

생활체육이 다양화·상품화되면서 건전하게 실시되지 못하고 향락적·쾌락적 방향으로 흐른다면 인간은 그 속에서 가치관을 찾지 못하고 혼란에 빠지게 될 것이다. 관광지의 현란한 분위기에 힙쓸려 하는 음주·도박과 같은 일탈행위는 사회적·도덕적 책임감을 결여시킬 뿐만 아니라, 윤리적 통제기능마저 상실하게 하여 향락성을 극대화시키게 된다.

특히 스포츠활동을 끝낸 후 샤워를 마치고 나면 갈증이 생기는데, 이때에는 애주가가 아니라도 한 잔 술이 꿀맛같은 경우도 있다. 스포츠 후 마시는 2~3잔의 술은 혈액순환과 정신건강에 도움이 될 수도 있겠지만, 과음은 건강을 해칠 뿐만 아니라 경제적인 손실을 가져와 지속적인 스포츠참여에 장애를 초래한다. 이렇게 올바르지 못한 스포츠 참여태도는 잘못된 습관으로 이어져 주위 사람들에게 불신의 대상이 될 수도 있다.

따라서 현대사회에서 여가시간의 증가가 곧 삶의 질을 향상시킨다고 보아서는 안 될 것이며, 증가되는 여가시간이 건전한 방향으로 활용되지 않으면 개인과 사회에 해악이 될 수 있음도 알아야 한다.

운동중독증

중독증은 저항할 수 없는 충동에 빠져 자신의 요구와 욕구대로 행동하는 것을 의미한다. 즉 운동중독증이란 지나치게 운동에 이끌린 나머지 운동에 대한 욕구를 억제하지 못하는 특성을 가진 행동이라 할 수 있다.

Sachs(1981)는 심리적·생리적 특성을 가진 운동중독증은 운동을 멈춘 다음 24~36시간이 흐른 후에 나타나는 금단증상(withdrawal symptoms)으로 특정지울 수 있는 규칙적인 운동의존성이라고 하였다. 이 정의는 심리적·생리적 요인들을 모두 포함하고 있다는 점에 주목해야 한다. 가장 보편적으로 주목되는 금단증상들은 불안, 긴장, 죄의식, 성급함, 신경과민, 근육경련, 들뜬감 등이다.

Glasser(1976)는 운동하는 사람은 약물남용자가 약물에 중독되는 것과 동일한 방식으로 운동에 중독된다고 하였다. 운동과 약물은 모두 중독자들이 자제하지 않는다면 금단 증상을 유발시킨다. 그러나 운동중독은 결과가 이로울 수도 있기 때문에 긍정적인 중독이지만, 약물중독은 약물의 효과가 중독자에게 해를 주기 때문에 부정적인 중독이다. 그렇지만 운동중독이 모두 이로운 것만은 아니다. 심한 중독이 되면 직장업무에 지장을 초래할 뿐만 아니라 가정생활에도 많은 어려움을 겪게 된다.

양명환(1998)은 볼링중독증은 성별에 관계없이 연령이 높을수록, 기능직 종사자일 수록, 참여빈도가 높을수록, 기술수준이 높을수록 높게 나타난다고 하였다.

생활체육의 역할

인간성회복

오늘날 자본주의는 인간의 가치마저 물건의 가치처럼 시장성 유무를 통해 판단하는 경향이 있다. 따라서 인간은 스스로의 소질이나 능력이 상품화되는 것을 경험하게 된다. 이 때문에 인간의 존엄성에 대한 의식이 없어지게 되고, 인간 상호간에 존중하는 태도가 소멸되며, 일체의 권위는 상대화되어버리고 만다.

그런데 생활체육은 소외되기 쉬운 인간성을 되찾게 하고 인간성회복을 꾀할 수 있게 해준다. 그 이유는 바로 스포츠활동에 내재되어 있는 유연성·명랑성·친교성·창조성·공동성·사회성·도덕성 등이 건강하고 유쾌한 명랑사회 즉 복지사회의 건강한 민주시민을 양성하는 데 도움을 주기 때문이다. 따라서 생활체육의 본질적 역할기능은 파괴되어가는 인간성을 회복하고, 전인적 인간완성을 지향하는 데 있다.

평생교육

평생교육이란 전 생애에 걸친 교육철학으로, 여가선용활동을 포함한 다양한 상황을 포괄하고 있다. 우리나라에서는 평생교육에 관한 사회교육법이 1982년 12월 31일 제정되었고, 동법시행령은 1983년 9월 10일 대통령령으로 공포되었으며, 동법시행규칙이 1985년에 제정됨으로써 그 법적 조치가 이루어졌다.

평생교육은 교육에서는 여가활동이 될 것이고, 체육에서는 평생에 걸친 여가활동의 하나인 운동·스포츠의 생활화가 중요한 교육목표가 될 것이다. 따라서 최근 평생교육과 관련하여 논의되고 있는 평생스포츠는 시대적 요청으로 이해되어야 한다. 앞으로 생활체육이 평생교육의 역할을 다하기 위해서는 성별·연령별 특성, 지역별·직업별 특성 등을 고려한 합리적인 운동프로그램의 개발이 필요하다.

지역사회개발

현대사회의 특징적인 모습인 사회기구의 거대화·합리화로 인해 인간관계가 비인격화되고 개인이 비개인화되어가고 있다. 이에 따라 상호간의 친밀성이나 연대의식이 점점 결핍되어 고독하고 불안한 정서적 불균형을 느끼게 된다. 이와 같은 생활환경을 탈피하기 위해서는 지역사회 생활체육이 필요하게 되는데, 그 역할기능요인은 다음과 같다.

- 지역사회주민들의 신체적·정신적 건강유지와 증진에 도움을 준다.
- 지역사회주민들에게 삶에 대한 의욕과 흥미를 유발시키는 기회를 제공한다.
- 지역사회주민들의 건전한 사회적 성품을 조성하는 기회를 제공한다.
- 지역사회주민 상호간의 친화력을 높이고 집단목표의 달성을 위한 공감대를 형성시켜 생산성을 높인다.

청소년선도

청소년은 장차 국가와 사회에서 주도적 역할과 위치를 담당하게 될 중요한 재원이라는 점을 감안할 때 청소년문제의 중요성은 아무리 강조해도 지나치지 않는다.

오늘날 가정의 교육기능 약화, 학교교육의 권위 저하, 사회의 비교육적 요인의 증대 등으로 청소년문제는 가정의 범위에서 벗어나 사회적·국가적 문제로 대두되고 있다. 건전한 청소년 육성은 전인적인 교육활동에 의해서 가능하다고 볼 때, 건전한 스포츠활동을 위한 여건조성을 통한 청소년비행 예방 및 선도는 생활체육이 담당해야 할 하나의 중요한 기능이 아닐 수 없다.

현대사회에서 생활체육이 청소년에게 미치는 역할은 다음과 같다.

- 지·덕·체의 조화적 발달을 도모하여 전인적 인격형성
- 생리적·사회적 욕구와 자기실현의 욕구충족 및 공격적 태도의 해소
- 창조적 여가이용능력의 발달
- 공동체의식의 형성

여가선용

여가는 일로부터 야기되는 육체적 피로와 정신적 스트레스를 해결하고 지친 몸과 마음을 재충전시키기 위한 기회가 된다. 현대사회에서 여가는 결코 남아돌아가는 잉여시간이 아니라, 행복하고 바람직하며 인간답게 살기 위해 추구되는 일(work)보다 중요하고 가치있는 '실천하는 여가'이어야 한다. 생활체육은 신체적 여가활동으로서, 체육관과 운동장을 찾아서 스포츠활동에 직접 참여하는 것에서부터 경기장의 관람석에서 신나게 응원하는 것, 가까운 공원이나 산을 찾아 캠핑 또는 하이킹을 즐기는 것 모두 여가를 바람직하게 보내기 위한 생활체육활동이 된다.

생활체육은 관광·예술활동 등과 더불어 우리의 여가생활에서 하나의 큰 축을 형성하고 있으며, 상당수의 국민들이 이미 직·간접적으로 다양한 생활체육활동에 참여하고 있다. 그러므로 이들을 위한 체계적이고 다양한 시설과 프로그램의 제공은 매우 중요한 과제이다.

생활체육의 참여요인

인구통계학적 요인

인구통계학적 요인은 개인의 사회적 지위나 역할에 대한 범주를 의미하는데, 이를 사회인구학적 요인 혹은 사회적 배경요인이라고 한다. 이 요인은 사회에서 개인에게 주어진 역할과 연계된 일련의 규범적 기대라는 의미에서 생활체육 참가를 결정하는 매우 중요한 요인으로 평가된다.

성

대부분의 사회에서 남녀 간의 성역할은 차별화되어 있다. 일반적으로 남성은 높은 지위를 추구하며 보다 많은 보수를 지급받는 직업을 선호하는 데 비하여, 여성은 보다 가정 중심적이다. 이는 남녀 양성이 선호하는 직업유형의 차이를 설명하는 근거가 될 뿐만 아니라 자신에게 주어진 자유재량시간의 활용도 다르다는 것을 보

여준다. 따라서 남성과 여성의 사회적 역할차이는 여가의 의미나 기능 및 생활체육의 참
기유형에도 영향을 미친다.

Smith와 Theberge(1987)는 과거 20년간 수행된 다양한 전국 표본 연구조사를 개관하
면서 성별에 따른 여가와 스포츠활동 참가에 대한 연구에서 다음과 같은 결론이 도출되
었다고 보고하였다.

- 남성의 생활체육참가는 시간과 비율면에서 여성보다 높으며, 특히 상대적으로 많은 체력을 요하는 종목에서 남녀차이가 크게 나타난다.
- 여성은 남성보다 덜 활동적이고 덜 경쟁적이며 위험부담이 적은 레크리에이션적 활동에 주로 참가하고 있다.

한편 성을 단일변인으로 파악하지 않고, 성을 생활주기나 사회계층과 연관지어 생활체
육 참가를 분석한 연구도 있다. Angrist(1967) 취업여성의 여가참가 유무와 여가활동 참
가형태가 결혼 여부·자녀의 연령 등과 같은 사회관계로부터 영향을 받으며, 개인적 요
소보다 생애주기(life cycle)와 관련된 역할에 의하여 영향을 받는다고 보고하고 있다.

이런한 관점에서 Weyle-Willet(1977)은 취업주부와 전업주부 사이에 여가나 생활체
육활동에 대한 인식이 서로 다르다고 지적한다. 취업주부는 전업주부보다 자유시간을 더
많이 원하고 있으나, 여가활동보다 업무와 관련된 활동에서 더 많은 만족감을 느끼고 있
다고 보고하였다.

연령

연령은 다음의 두 가지 측면에서 여가행동이나 스포츠참가에 영
향을 미치는 결정요인으로 작용한다.

- 신체적 연령······개인이 현재까지 살아온 물리적인 시간을 기준으로 한 나이이다. 이는 개인의 신체적·정신적 상태나 발달에 중요한 영향을 미친다.
- 사회적 연령······음주허용연령이나 운전면허취득 가능연령과 같이 사회가 개인의 나이에 사회활동과 관련된 의미를 부여한 나이이다.

연령과 생활체육활동의 관련에 대한 연구에서는 일반적으로 사회적 연령보다는 신체
적 연령에 기초하여 연구를 진행하기 때문에 연령의 사회적·문화적·개인사적인 측면
이 간과되기 쉽다. 이는 특히 노인층을 대상으로 생활체육과 연령의 관계를 연구할 때 고
려해야 할 사항이다. 그러므로 연령을 기준으로 하는 연구에서는 사회적인 변인이나 개

인의 성격에 기초한 변인도 함께 고려하여야 한다.

한편 연령은 각 사회의 문화에 따라 다른 의미로도 받아들여진다. 신체적 연령과 달리 사회적 연령은 각 사회의 유형에 따라 변한다. 평균연령이 40세 이하이던 중세시대에서 35세와 현재의 35세가 의미하는 것은 많은 차이가 있다. 따라서 사회적 연령은 각 사회 발달단계에 부합되어 나타나는데, 이러한 사회적 연령은 신체적 연령과 더불어 생활체육의 참가유형에 큰 영향을 미친다.

사회적 요인

오늘날 생활체육의 대중화 및 보편화 현상이 가속화됨에 따라 아동과 청소년, 성인 및 노인에 이르기까지 전 생애에 걸쳐 여가나 생활체육활동 참가에 대한 관심이 고조되고 있으며, 이에 대한 학문적 접근도 활발히 진행되고 있다. 일반적으로 여가나 생활체육활동 참가는 사회성원 모두가 함께 경험하는 것이 아니라, 개인의 사회심리적 특성에 따라 특수한 상황에서 선별적으로 이루어지는 복잡한 사회학습과정이다.

생활체육활동 참가는 지리적 조건, 사회생태적 조건, 인구, 정치, 경제, 과학기술, 교육, 문화 등 무수히 많은 사회적 변인에 의해 영향을 받는다. 그러나 일정형태의 생활체육 프로그램의 참가여부는 무엇보다도 개인의 의사결정에 달려 있다고 볼 수 있다. 사회화과정 속에서 개인은 자신만의 독특한 경험을 축적하고 그러한 경험은 적성에 영향을 미치게 된다. 그리고 이와 같은 적성은 특정개인의 생활체육활동 참가에 결정적인 영향력을 미친다.

스포츠사회와의 전과정, 특히 스포츠 참가와 역할학습 과정에서 개인에게 가장 큰 영향력을 행사하는 요인은 중요타자(significant others) 혹은 준거집단(reference group)이다. 이들은 생활체육활동 참가에 큰 영향을 미치는데, 이러한 사회화주관자는 가족, 동료, 지도자 등이다.

가족

개인의 사회화는 출생 이후부터 지속적으로 이루어지는데, 가족은 최초의 사회화가 이루어지는 곳으로 일생을 통하여 가장 중요한 사회화주관자 역할을 한다(Leonard, 1980). 사회제도로서의 가족은 여러 가지 측면에서 생활체육활동 참가와 밀접하게 관련을 맺고 있으며, 참가의 지속성을 결정하는 요인으로 작용한다.

부모

생활체육활동에 대한 부모의 영향력은 부모가 역할모형으로서 생활체육활동에 참가하거나 관심과 격려를 수반될 때 발생한다.

McPherson(1972)은 대학생의 스포츠 참가요인에 관한 연구에서 스포츠에 대한 최초의 관심은 가족으로부터 영향을 받으며, 그중 부모의 격려가 가장 큰 영향을 미친다고 보고하고 있다. 아울러 Pudelkiwicz(1970) 역시 스포츠에 대한 부모의 긍정적인 평가가 자녀의 스포츠에 대한 관심을 유발시킨다고 지적한 바 있다. 또한 Snyder와 Spreitzer(1974)는 스포츠에 대한 부모의 관심이나 배우자의 관심은 스포츠 참가와 긍정적인 관계가 있음을 발견하였다.

형제·자매

부모의 생활체육활동 참가에 대한 지지 및 격려가 자녀의 생활체육활동 참가에 의미있는 영향을 미치고 있듯이, 형제·자매 간의 영향력도 참가의 주요요인으로 간주되고 있다. 예를 들어 스포츠에 참가하고 있는 형이나 누나는 동생에 대한 역할모형으로 작용될 수 있다.

형제·자매 관계가 스포츠참가에 영향을 미치는 주된 원인은 연령차가 적기 때문인데, 이들은 유년기의 놀이상대로서 긴밀한 관계를 유지하며 상호작용함으로써 부모와는 별개의 영향력을 행사한다. 아울러 형제·자매에 의하여 참가에 영향을 많이 받는 스포츠 종목은 형제자매의 수와 출생서열에 따라 차이가 있다. 즉 동일한 형제에 대한 부모의 양육태도의 차이로 인해 장남이 차남에 비하여 잠재적인 부하 정도와 심리적 의존도가 높은 스포츠에 참가하는 비율이 낮다는 것이다.

이와 같이 가족구조 내에서 형제·자매의 관계는 생활체육활동 참가에 중요한 영향을 미친다는 것이 일반적이다. 아울러 지지와 비지지의 구체적인 의미가 항상 명백하지는 않지만, 대체로 적극적인 지지자일수록 배우자의 생활체육활동 참가를 권장하며 참가자의 운동수행에 대하여 긍정적 피드백을 제공할 뿐만 아니라, 운동목표에 대하여 적극적으로 지원한다는 보고도 있다.

동료집단

동료집단은 같은 나이의 공통관심을 지니고 있는 친구집단을 뜻한다. 대부분 운동기능학습이나 운동능력의 평가기회는 어린시절 친구 사이에서 일어난다. 이러한 친구의 영향은 생활체육활동 참가라는 사회화를 경험하게 한다.

어린이들은 동료와의 상호작용을 통하여 사회성과 자신감을 형성하는데, 이러한 동료와의 상호작용은 생애주기에서 후기의 발달단계인 청년기와 성인기에도 지속적인 영향을 미친다. 사회화주관자인 가족의 영향은 사춘기에 이르면 동료집단에 흡수되고, 차츰 성장해감에 따라 그 영향력이 감소되어 결국 동료집단이 전 생애주기를 통하여 중요 사회화주관자가 된다.

한편 동료집단과 생활체육활동 참가의 관계에 대한 경험적 연구는 그리 많지 않은데, Greendorfer(1978)는 여성의 경우 가족이 유년기의 중요한 사회화주관자이지만 성장해감에 따라 그 영향이 차츰 감소된다고 하였다.

지도자

조직체의 활동·유지·발전에서 가장 중요한 역할은 담당하는 사람은 지도자이다. 지도자는 생활체육활동 참가를 효율적으로 관리하고, 시설의 활동가치를 극대화시키며, 운동 프로그램의 효율적 운영 등의 역할을 수행함으로써 생활체육활동 참가에 중요한 요인으로 작용한다.

Kenyon과 McPherson(1978)은 캐나다의 헬스클럽 회원을 대상으로 건강 및 생활양식에 관하여 연구한 결과 지도자가 헬스클럽 회원의 지속적인 참가에 영향을 미치는 주요인이며, 생활체육 프로그램 실행의 성공적 완수를 위한 핵심주체라고 보고하였다. 따라서 생활체육참가자 측면에서 지도자에 대한 만족도가 운동참가를 증진시키는 중요한 요인으로 작용하고 있음을 알 수 있다.

사회화주관자인 지도자는 지도자로서의 자질과 품격을 갖추어야 한다. 하나의 인격체를 지도하는 생활체육 지도자는 참가자와 원만한 대인관계능력을 가져야 하며, 그다음으로 운동기능과 지도기법을 갖추어야 한다. 이와 같이 지도자는 지도자로서의 자질을 우선적으로 갖추어야 하는데, 이는 결국 특정 개인의 생활체육 참가에 영향을 미치는 주요인으로 작용한다.

생리적 요인

오늘날 현대인의 건강을 위협하는 요인은 점차 다양해지고 있으며, 그 폐해 또한 심각 해지고 있다. 현대인은 인구의 과밀화, 공업발전에 따른 공해, 의약품의 오·남용, 신종 질병의 발생, 해마다 증가하는 각종 사고 등을 대비하기 위하여 건강을 유지·증진시켜야 한다. 이를 위해서는 의도적·계획적인 신체단련을 필요로 하는데, 이것이 많은 사람들이 생활체육활동에 참가하게 하는 직접적인 동기가 된다.

건강에 대한 정의는 학자마다 이견이 있으나 '건강이란 단순히 신체의 질병이나 손상이 없는 상태뿐만 아니라, 신체적·정신적·사회적 그리고 영적으로 완전히 안녕한 상태'라고 규정한 세계보건기구(WHO, 1998년)의 정의를 대체적으로 받아들이고 있다. 이 정의에서는 건강은 개인적·신체적 영역에서만 언급되는 요인이기보다는 사회적·정신적 영역을 포함한 광의의 개념으로 파악되어야 함을 강조하고 있다.

한편 현대사회에서는 자동화·기계화로 인한 운동부족으로부터 촉발되는 각종 성인병, 인간의 건강을 위협하는 심각한 사회적·환경적 요인, 복잡한 인간관계나 업무에서 비롯되는 과다한 스트레스로 인한 정신적 건강저해요인의 증가 등에 따라 종합적인 건강관리의 필요성이 강조되고 있다. 또한 웰빙문화의 확산으로 건강에 대한 관심이 고조되고 여가선용의 유용성에 대한 공감대가 확산되면서 대다수 국민들은 건강의 유지·관리를 위한 생활체육의 역할을 공감하고 있다.

성인병예방

일반적으로 성인병은 고혈압, 심장병, 동맥경화, 뇌졸중, 당뇨병 등 운동부족으로 인한 만성퇴행성질환을 통칭하는 용어이다. 대부분의 성인병은 각 개인의 생활양식과 밀접한 관계가 있으며, 성인뿐만 아니라 성장·발육단계에 있는 청소년 등 남녀노소를 가리지 않는 '현대병'이 되고 있다. 최근 자료에 의하면 우리나라 청소년은 과거에 비해 체격은 커졌으나 체력이 많이 약화되었으며, 운동부족으로 인한 비만 등 각종 성인병증상을 지니고 있는 청소년이 증가하고 있는 것으로 나타났다.

성인병의 3대 위험인자로서는 고혈압, 흡연, 과다한 혈중콜레스테롤을 들 수 있다. 또, 그외의 위험인자로는 비만, 정신적 스트레스, 운동부족, 과다한 염분섭취, 불균형적인 식생활, 대기오염, 수질오염 및 불량식품에 의해 체내의 불순물축적, 과음 등을 들 수 있다.

이처럼 무수히 많은 성인병위험인자는 상호작용하여 성인병을 일으키게 한다. 따라서 성인병을 예방하기 위해서는 생활습관개선과 질병이 발생하는 환경의 제거가 필수적이다. 다수의 연구에서 규명되었지만 규칙적인 운동을 하는 사람은 그렇지 못한 사람보다 상대적으로 성인병에 걸릴 위험성이 적다.

노화방지

일반적으로 노화란 신체가 항상성과 적응력을 점차 상실해가면서 일어나는 현상을 의미한다. 모든 인간의 장기는 노화에 따라 그 구조가 변하고 기능이 퇴화된다. 장기의 구조와 기능의 변화는 체내항상성조절기전에 관여하는 생리적인 기능에 나타나는 여러 가지 변화를 초래한다. 그 결과 많은 질병이 유발되는데, 이러한 질병의 종류와 정도에 따라 수명이 결정된다. 노화는 여러 가지 다양한 인자가 복합적으로 관여하는 매우 복잡한 과정이다. 이는 유전, 환경, 영양, 심리상태, 운동정도 등에 의해 영향을 받는데, 그중에서 운동과 영양은 중요한 인자로 간주된다. 노인을 위한 운동종목으로 걷기, 유연체조와 스트레칭, 게이트볼, 사이클, 수영 등과 같은 유산소운동이 추천된다.

노인의 규칙적인 생활체육활동 참가는 노화의 진행을 늦추고 심장·허파기능과 근력의 약화를 방지하는데, 이는 노년층이 생활체육 프로그램에 참가하는 동기로 작용한다. 일반적으로 근력은 20대를 전후해서 최상의 수준에 도달한 다음 30대를 지나면서 급속히 하락한다. 운동을 지속하면 근력저하를 예방할 수 있을 뿐만 아니라, 노화속도를 감소시키고 오랫동안 높은 근력 수준을 유지하도록 돕는다.

체형유지

비만은 체내에 축적된 지방량이 정상수치보다 많은 상태를 의미한다. 인체의 지방량은 남자는 약 15% 전후, 여자는 약 25% 전후가 정상수치이다. 그런데 만약 이보다 많은 양의 지방이 체내에 축적되면 그 정도에 따라 '과체중(overweight)' 또는 '비만 (obesity)'으로 규정한다. 비만은 고혈압, 동맥경화, 당뇨병, 퇴행성 관절질환 등과 같은 성인병을 유발시키는 대표적인 위험인자이며, 건강한 삶에 치명적인 영향을 미친다.

비만의 예방 및 치료는 식이요법, 행동수정요법, 운동요법 등을 종합적으로 실시하면 효과를 얻을 수 있는데, 그중에서 운동요법이 가장 이상적이다. 그 이유는 운동이 신체활동량을 증가시켜 소비칼로리를 높이고, 혈중지질·혈압·기분·태도 등에 좋은 영향을 주기 때문이다.

높은 강도로 운동 할 때에는 체내에 저장된 당질은 글리코겐이 주로 이용되고 체지방은 적게 이용되기 때문에 낮은 강도의 운동일수록 체지방을 에너지로 더욱 많이 소모한다. 생활체육활동의 대부분은 고도의 체력수준이나 기술을 요하는 운동이라기보다는 평이한 수준의 운동강도에서 즐겁게 행하는 운동으로 구성되기 때문에 생활체육활동 참가는 비만을 예방하는 최적의 활동이 된다.

사회적 요인

운동은 단기간에 효과를 얻을 수 없다. 지속적이고 규칙적인 운동을 통해서만 생리적·신체기능적·사회적 발달과 증진을 가져올 수 있다. 생활체육 프로그램의 내용과 형태는 생활체육활동 참가자에게 중요한 의미를 준다. 아울러 생활체육시설이나 장소의 근접성 및 편이성도 활동참가에 결정적인 요인으로 작용한다.

생활체육시설

생활체육시설이란 단지 운동을 성립시키는 물리적인 공간만을 말하는 것이 아니라, 생활체육 프로그램의 목적이나 목표를 성취하기 위해 활동능률과 효과를 최대로 높이고, 보다 쾌적하며 안전하게 운동이 실행될 수 있도록 설치·관리되는 물리적 환경을 말한다.

국민생활체육활동 참여실태조사에서 생활체육참가를 위한 개선방안을 묻는 질문에 체육시설의 확충·개방이라고 응답한 비율이 가장 높게 나타났다. 이는 국민들이 생활체육활동에 참가할 때 시설관련 문제를 가장 심각하게 받아들이고 있다는 사실을 보여주고 있는 것이다.

생활체육활동 참가에 관한 연구에서는 생활체육시설이 주거지역에 인접된 곳에 설치되어 있을 때 효과적인 생활체육참가와 활성화방안이 될 수 있다고 한다. 생활체육시설의 근접성은 매우 중요한 참여요인이며, 주차장·샤워시설·음식점 등과 같은 부대시설과 각종 편의시설 역시 생활체육활동에 대한 초기 및 지속적 참가결정에 영향을 미치는 중요한 요인으로 지적되고 있다. 규모가 작고 이웃과 독립되어 있거나 근무지역 내에 소재한 시설일수록 운동참가자의 편의성을 한층 높이기 때문에 생활체육활동 참가율 및 운동지속성을 증가시킬 수 있다.

생활체육 프로그램

프로그램이란 조직이나 단체의 효율적인 운영에 기초가 되는 일련의 기본운영계획을 말하며, 기획·평가 및 수행의 내용을 포함한다. 생활체육활동 참가에 관한 연구에서는 프로그램에 대한 만족의 정도가 활동참가에 중요한 영향을 미치는 요인으로 보고하고 있다.

일반적으로 스포츠활동은 개인의 생활영역 안에서 각자의 욕구·취미·흥미 등에 따라 실시되는 자발적인 신체활동이므로 생활체육 프로그램은 성·연령·계층·지역에 따라 개인의 욕구를 충족시킬 수 있는 내용으로 개별화되어야 한다. 이렇게 구성된 생활체육 프로그램은 개인의 특성에 따른 신체활동의 목적·흥미·수준에 의해 지속적이고 자발적인 참가를 유도한다. 이러한 관점에서 생활체육 프로그램을 참가자 위주로 계획하여 실행한다면 특정 개인의 지속적인 운동참가를 제고시키고 중도탈락률을 최소화시킬 수 있을 것이다.

이와 같이 생활체육 프로그램에 대한 참가자 개인의 만족도는 개인이 관련활동을 계속할 것인지 그만둘 것인지를 결정하는 중요한 변인임에 틀림없다.

심리적 요인

'인간은 사회적 동물'이라는 말이 의미하듯이 개인의 생활은 사회를 배경으로 한 대인관계를 통하여 이루어진다. 생활체육활동 역시 대인관계를 통한 집단상황에서 효과가 증대된다. 이러한 관점에서 개인의 생활체육활동 참가는 개인과 집단의 사회심리적 요인에 의하여 영향을 받는다.

성격

성격(personality)이란 일반적으로 특정개인의 독특하고 일관성 있는 행동을 의미한다. 광의로 보면 성격은 인간행동의 저변에 있는 생물적·심리적·사회적 요인의 조직체이며, 심리학적 용어인 '개성'이나 철학적 용어인 '인격' 등의 개념을 모두 포함하는 보다 광의의 인간행동체계로 정의된다(Alloprt, 1937).

성격특성에 따른 스포츠 및 생활체육활동 참가에 대한 연구를 보면 다음과 같은 성격을 지닌 사람들이 스포츠 및 생활체육활동 참가율이 높은 사실을 알 수 있다(Smith & Theberge, 1987).

▶ 외향적 성격을 지닌 사람 : 단체스포츠에 참가하는 비율이 높다.

◆ 자아의식, 자아유능감, 자아존중감, 자기조절능력 등이 강한 사람 : 야외 레크리에이션, 광의의 여가활동에 참가하는 비율이 높다.
◆ 감정조절과 균형유지를 포함한 심리적 안정감이 뛰어난 사람
◆ 내적 조절력, 성취감, 결단력, 자신이 속해 있는 환경에 대한 지배를 비롯하여 성취욕구가 강하고 효율성을 강조하는 성격을 지닌 사람
◆ 새로운 경험에 대한 욕구, 새로운 사람에 대한 관심, 모험심, 자극적인 성격, 호기심 등이 강한 사람

여가활동 및 놀이의 심리적 관계를 다룬 이론에서는 인간은 심리적 욕구에 의하여 놀이에 참가하는데, 이와 같은 개인의 심리적 참가욕구는 본질적으로 성격에서 출발한다고 설명하고 있다. 즉 생활체육과 같은 집단활동을 선택하게 될 때 개인의 성격이 활동의 종류, 장소, 시간, 동반자 등을 결정할 때 중요한 역할을 한다.

이상과 같이 개인의 성격적 특성은 여가나 생활체육활동의 참가정도와 참가율에 영향을 미친다. 또한 생활체육활동참가는 사회에 대한 개인의 심리적 적응이라는 측면에서 중요한 의미를 지니고 있다.

동기

다양한 상황에서 사람이 해야 할 행동을 선택할 때는 방향, 강도, 지속성 등이 매우 다양하게 나타난다. 따라서 이런 인간행동을 예측하기 위해서는 개인적 동기(motive)를 먼저 파악해야 한다. 구체적으로 "왜 사람들이 신체활동이나 스포츠에 참가하는가?" 또는 "왜 특정인은 운동참가에서 중도 탈락하는가?" 등의 문제는 일차적으로 개인의 동기와 관련되어 있다. 학자마다 다소 차이는 있으나, 동기란 일반적으로 인간행동을 발현시키고 활성화시키며, 행동을 지속시키거나 제지시키는 힘을 말한다.

인간의 스포츠 참가동기를 조사한 연구들을 보면 일반적으로 아마추어는 내적 요인이 동기에 지배적인 역할을 한다고 보고한다. 예를 들어 Wankel과 Thempson(1977)은 청소년에게 스포츠참가나 내적 즐거움에 영향을 미치는 가장 중요한 요인은 운동기능향상·개인적 성취감·활동으로부터 얻는 흥분 등과 같은 내적 요소이며, 보상·사회적 승인 등과 같은 외적 요인은 별로 중요하게 고려되지 않는다고 보고하고 있다. 또한 Asderman과 Wood(1976)는 스포츠활동에 참가하는 아동의 일차적 동기요인은 유능감·도전·친화 등에 대한 욕구임을 규명하면서 아동의 스포츠 참가목적이나 만족 역시

성인과 마찬가지로 내적인 동기에 있다고 하였다.

한편 현대에는 스포츠에서 승리를 지나치게 강조할 뿐만 아니라 사회적 승인이나 금전적 보상과 같은 외적 동기요인도 중요시하고 있는데, 이러한 동기에 의한 개인의 욕구도 생활체육활동 참가에 영향을 미치는 주요 동기요인으로 작용한다.

태도

태도는 대상에 대한 마음가짐으로서 경험에 의하여 형성되며, 개인의 사고와 행동을 결정하는 경향성으로 정의되고 있다. 개인의 행동에 대하여 지시적·역동적인 영향을 미치는 태도는 감정, 인지, 행동의 세 가지 요소로 구성된다. 이는 직접적으로 관찰할 수는 없으나, 언어적 표현이나 외형적 행동을 통하여 간접적으로 추정할 수 있는 가설적 구성 개념이다.

성인을 대상으로 한 연구에서는 생활체육에 대한 긍정적인 태도가 생활체육참가에 긍정적인 영향을 미친다고 보고하고 있다. 예를 들어 Sonstroem(1978)은 생활체육활동에 대한 일반적 태도가 지속적 활동참가를 예견할 수 있는 중요한 요인이라고 하였다. 또한 Robinson(1977)은 도시 거주자를 대상으로 한 연구에서 게임이나 스포츠에 대한 높은 만족이 스포츠관람·능동적인 스포츠활동·사냥·낚시뿐만 아니라 카드놀이나 여타의 게임과 의미있는 상관관계가 있으며, 스포츠에 대한 놀이지향적 태도는 비공식적 참가 및 비조직적 참가와 관련이 있는 반면, 조직적 참가는 흔히 승리를 강조하는 성향을 유도한다고 보고하고 있다.

생활체육활동 참가와 관련된 또 다른 측면은 운동이 건강에 미치는 영향에 대하여 특정 개인이 지니고 있는 신념과 운동프로그램에 실제로 참가하는 관계를 규명하는 것이다. 다시 말하면 운동과 건강의 밀접한 관계를 믿는 개인과 그러한 관계를 강하게 부인하는 개인 간에는 생활체육활동 참가에 차이가 있다고 할 수 있다.

주관적 경험

생활체육활동의 경험은 양적·질적 차원을 반영하는 척도를 이용할 수 있다. 생활체육활동 참가경험은 개인에 따라 다양하고, 주관적·일시적·의식적인 인지도에 따라 크게 영향을 받는다. 대다수 개인은 이러한 생활체육활동의 경험을 주관적으로 정의한다. 즉 어떤 사람은 생활체육활동 경험을 일상생활의 모든 측면에서 멀어지는 것으로 인지하는 반면, 다른 사람은 생활체육활동 참가경험을 경쟁에서 승리하거나 특정상황에서 새로운 기능을 습득하는 최상의 경험으로 인지하기도 한다.

생활체육활동에 대한 개인의 주관적 정의는 과거의 경험이나 사회적 영향에 따라 달라진다. 주관적 정의란 개인적이고 상황적이며 시간적인 조건에 따라 참가활동에 대한 의미가 개인마다 달라진다는 뜻이다. 그러나 생활체육 참가경험은 주관적인 측면뿐만 아니라 대다수 참가자가 공통으로 인식하는 객관적인 차원도 함께 존재한다.

생활체육활동 참가에서 주관적 경험의 구성요인은 인지된 자유뿐만 아니라 적성에 대한 적합성, 목표에 대한 지향성 등이 있다. 이같은 주관적 구성요인은 상호연관성을 지니고 있는데, 특히 인지된 자유는 그 외의 다른 주관적은 경험의 구성요인에 직접적인 영향을 미친다. 그러므로 개인이 스스로 활동참가 여부를 결정하지 못한 경우에는 그 활동이 여가나 생활체육활동으로 인식되지 않는다. 따라서 개인이 여가나 생활체육활동 참가 이전에 선택의 자유를 갖게 되면 나머지 요인은 활동에 대한 인식을 높여 주게 된다. 이처럼 인지된 자유는 생활체육활동을 인식하고, 활동이나 참가 여부를 결정해주는 중요한 요인이다.

생활체육과 스포츠사회화

스포츠참여의 개념

사람이 스포츠와 연관을 맺는 것을 스포츠참여(sport involvement)라고 한다. 이것은 실제로 스포츠를 행하거나 관람하는 스포츠참가(sport particpation)를 말하지만, 더 넓은 개념으로 보면 행동적 참여, 인지적 참여, 성향적·감정적·평가적 참여 등이 있다.

행동적 스포츠참여란 스포츠를 하는 것·보는 것·만드는 것 등과 같은 스포츠가 하는 여러 가지 사회적 역할을 말한다. Kenyon은 표 1-1과 같이 스포츠참여를 직접적 참여와 간접적 참여(소비적 참여, 생산적 참여)로 나눈다.

표 1-1. 스포츠참여의 직접적·간접적 양식에 관계된 사회적 역할

양식	직접적	간접적				
		소비자			생산자	
		직접	간접	리더	판정자	기업가
역할	경기자 운동선수	관중	시청자 청취자 독자	감독 코치 매니저 주장	스포츠단체 심판 경기임원	제조업자 광고업자 도매업자 소매업자

　인지적 스포츠참여란 스포츠에 관련된 여러 정보에 관하여 학습하는 것, 그러한 정보를 어느 정도 알고 있는가 하는 것이다. 스포츠정보에는 스포츠의 역사와 규칙, 시합결과와 기록, 팀과 선수 개인의 정보 등 다양한 것들이 있다. 성향적·감정적·평가적 참여란 스포츠와 스포츠종목 혹은 팀과 선수에 대한 여러 감정과 평가 또는 그 결과로서의 포괄적 스포츠신념을 가리킨다. 스포츠참여의 3가지 차원은 당연히 서로 강한 연관성을 가지고 있다.

스포츠사회화

　　　　　사회화(socialization)란 인간이 사회의 가치·행동양식 등을 학습하고 사회에 적응해가는 과정을 말한다. 인간은 태어나면서부터 여러 사람과 관계를 맺으며 사회적 경험과 학습을 하고, 예절교육을 받으며, 사회의 문화를 몸에 익히는 과정인 문화화(enculturation)와 동시에 사회적인 역할을 습득해나간다. 따라서 인간의 성격형성에서 사회화는 매우 중요하다.
　스포츠의 영역에 이 사회화의 개념을 적용한 '스포츠사회화'에는 스포츠와의 관련성을 갖기 위한 과정(스포츠로의 사회화, socialization into sport), 스포츠를 통해 일반적인 사회적 가치와 태도 기능 등을 익히는 과정(스포츠에 의한 사회화, socialization by sport)의 2가지가 있다.

스포츠로의
사회화
　　　　　　　스포츠로의 사회화, 즉 어떤 개인이 스포츠를 실시하게 되는 과정을 가리키는 직접적 스포츠참여에 관한 모델은 다음과 같다.

"성별·연령·사회적 지위·학력 등 다양한 속성을 갖는 개인이 학교·가정·지역사회·집단 등과 같은 사회적 환경에서 가족·친구·교사 등의 중요한 타인에 의해 영향을 받아 스포츠를 실시하게 된다."

이렇게 개인적 속성(personal attribute), 사회화의 상황(socialization situation), 중요한 타인(significant others)의 3가지 요소를 이용하여 스포츠로의 사회화 연구는 활발히 이루어지고 있다. 예를 들면 사회화의 상황과 중요한 타인을 관련시키면 다음과 같은 가설을 들 수 있다(그림 1-2).

◈ 부모의 스포츠참가와 그 관심이 높을수록 자식의 스포츠로의 사회화 정도는 크다.
◈ 학교의 가치체계 속에서 스포츠의 위치가 높을수록 학생의 스포츠로의 사회화에 기여하는 역할이 크다.
◈ 동료의 적극적인 승인과 격려가 클수록 스포츠참여는 깊어진다.

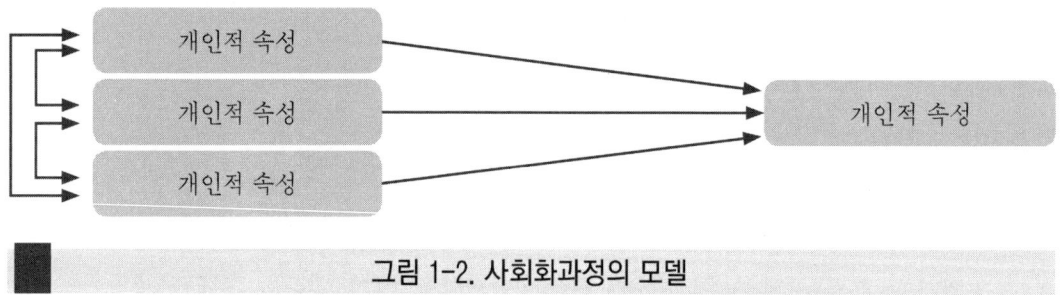

그림 1-2. 사회화과정의 모델

스포츠에 의한 사회화

스포츠에 의한 사회화에서는 개인이 어느 특정 스포츠역할을 수행하는 도중에 획득되는 성과를 중시한다. 교육은 단순히 개인의 육성작용일 뿐만 아니라 개인이 소속된 사회에 적응시키는 지도과정이라고도 할 수 있다. 이렇게 생각하면 체육교육, 신체활동도 스포츠에 의한 사회화과정이라고 할 수 있다.

따라서 학교체육에서는 다음과 같은 사회화작용을 기대할 수 있다.

◈ 심신의 건전한 발육발달과 체력향상……신체면에서의 사회화
◈ 운동기능의 습득……운동면에서의 사회화
◈ 공명정대한 태도, 책임감, 협조성 등 바람직한 사회성 발전……정신면에서의 사회화

평생학습으로서의 생활체육

오늘날 많은 사람들이 스포츠를 즐기면서 건강을 지키고 동료와 친분을 쌓고 있다. 이러한 스포츠참여를 생활문화로 정착시키기 위해 평생체육의 일환으로 실시하는 평생학습의 개념이 필요하다. 평생학습은 '자기의 충실·계발·생활의 향상 등을 위한 자발적 의사에 기초하여 필요에 따라 자기에게 적합한 수단과 방법을 스스로 선택하여 평생을 통해 실천하는 학습'으로 정의할 수 있다. 즉 지금까지의 학교교육 등을 중심으로 한 공적 교육뿐만 아니라 태어나서 죽을 때까지 인간은 어느 곳에 있더라도 학습을 할 수 있으며 학습을 해야만 한다는 생각이다.

이러한 배경에는 소득수준의 향상, 여가시간의 증가, 고학력화, 고령화의 진행 등에 따라 사람들의 학습의욕이 높아지고, 과학기술의 고도화와 정보화·국제화의 진전에 의해 끊임없이 새로운 지식과 기술을 습득할 필요가 생겼다는 사실이 있다. 그래서 지금까지의 학교를 중심으로 한 교육제도 내지 교육체계에서 열린 평생학습으로 재편성이 필요하게 되었다. 학교교육도 이러한 흐름 속에서 학습자의 입장에서 평생학습의 개념에 중점을 두어 개성을 중시하고 평생학습체계로의 이행과 대응을 강조하고 있다.

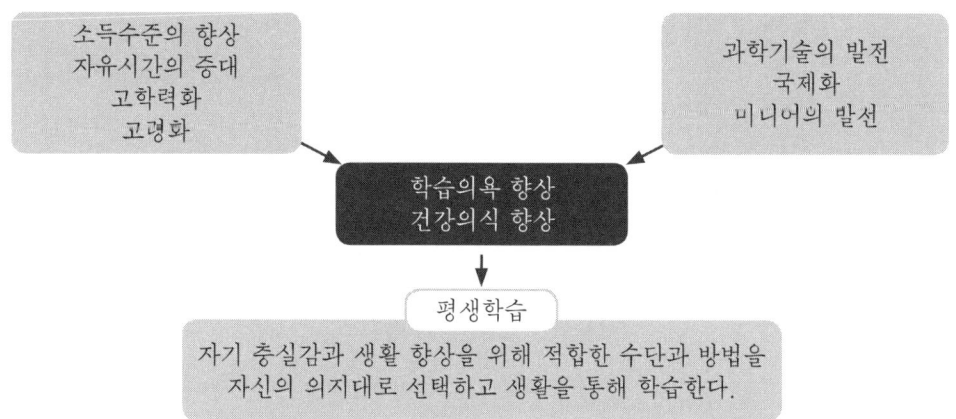

평생체육의 목적 중 하나는 인생을 보다 풍요롭게 하고 충실한 생활을 보내게 하는 것인데, 이러한 의미에서 체육은 평생학습의 중요한 주체가 된다. 체육에는 개인적·사회적으로 많은 역할과 의의가 기대되고 있다. 특히 평생체육은 인격형성·레저활동·인간관계의 윤활유 역할 등으로서 큰 의미가 있다고 하겠다.

2

생활체육의 주관기관에 따른 분류

공공형태의 생활체육

　공공형태의 생활체육은 정부가 주도하는 생활체육을 의미한다. 예를 들면 체육공원, 남산과 같은 도시공원, 도립공원, 국립공원, 시영골프장 등이 여기에 속한다. 근래에 이르러 공해방지와 평생체육을 위하여 운동수요는 확대되고, 운동을 즐기려는 사람은 급속히 증가하고 있다. 소위 스포츠의 대중화가 이루어지고 있는 것이다. 그런데 이 대중화는 주로 개인적 스포츠를 좋아하고, 레크리에이션으로서 쉽게 즐길 수 있고, 또 비교적 기술이 필요없는 운동을 요구하고 있다. 이와 같은 공공형태의 생활체육활동에는 체육공원을 통한 각종 스포츠, 공원을 이용한 등산·캠핑·하이킹 등이 있다.

　공공형태의 생활체육은 보다 많은 국민들이 적은 비용으로 쉽게 이용할 수 있다는 경제성과 누구나 공평하게 참여할 수 있다는 장점이 있다. 이러한 기회균등이 대중화의 첩경이기 때문에 공공형태의 생활체육은 최대한으로 확대되어야 한다. 정부만이 생활체육을 성공시키는 유일한 주관기관은 아니지만, 국민 전체를 위한 생활체육문제를 책임질만한 주관기관은 현실적으로 정부밖에 없다. 다시 말하면 정부의 주도하에 여러 다른 단체들과 공동사업이 이루어질 때 생활체육은 성공할 수 있다. 실제적으로 정부가 적극적으로 개입하지 않으면 많은 생활체육활동이 상업화될 염려가 있으며, 그렇게 되면 실질적인 대중화는 힘들게 된다. 그 좋은 예가 골프와 같은 운동이다.

　체육·스포츠활동의 장소인 공공시설은 공공단체가 행하는 생활체육활동의 장소로 건설된 것이다. 예를 들면 공원과 같은 것인데, 이는 사용하고 싶은 사람이 이용하기만 하면 된다. 공공생활체육시설은 국민의 세금에 의하여 설치되어 관리·운영되고 있다. 따라서 이것은 국민들의 운동욕구를 충족시키는 장소의 역할뿐만 아니라 적어도 거기서 운동하고 싶다는 희망을 갖는 사람들에게 평등한 이용기회와 편의가 주어지지 않으면 안된다.

　이러한 공공형태의 생활체육에서 가장 합당하고 합리적인 장소와 기회를 보다 많은 사람들에게 제공할 수 있는 곳이 바로 다양한 공공체육시설이다.

　여기에서는 체육공원, 근린체육시설 및 광역체육시설에 대해 알아보기로 한다.

체육공원

현재 일반국민들이 생활체육활동의 장소로 활용할 수 있는 공공시설은 매우 부족하다. 이러한 실정을 어느 정도 해소할 수 있는 방안이 바로 체육공원의 설치인데, 1982년 당시의 내무부에서는 체육공원조성계획을 세워 체육청소년부와 함께 프로그램을 개발하고 이에 따른 시설을 설치한 바 있다. 현재의 문화체육관광부에서는 국민체육 진흥과 국민복지향상을 위한 체력증진 및 여가선용의 기회를 확대하기 위한 시책의 일환으로 체육활동공간 확대 및 기반조성을 위해 운동장·체육관·수영장을 기본 체육시설로 정하여 전국 196개 시·군에 이러한 시설을 확충해나갈 것을 목표로 연도별·단계적으로 하나씩 추진하고 있다.

체육공원조성계획을 보면 설치장소는 국립·도립·도시공원 등 각종 공원지역, 국민들의 접근이 용이한 도시근교 및 둔치, 햇빛·바람·물·숲 등 자연조건과 주위환경 등을 고려하여 입지를 선정할 예정이다. 이와 함께 단순한 장소제공의 한계를 극복하고 정부 차원의 적극적인 행정서비스를 실시하기 위해 체육공원 내에 설치해야 할 시설물유형을 분야별로 정해 동시에 펴나갈 방침이다.

시설물유형은 다목적 운동장, 테니스장, 수영장, 롤러스케이트장, 각종 운동시설, 어린이놀이터·놀이동산과 같은 어린이놀이시설, 취사·야영장, 산책로·등산로와 같은 체력단련시설, 사이클도로, 보트장, 낚시터와 같은 유희·오락시설, 식수대·화장실·쓰레기소각장과 같은 편의시설, 관리시설 등이다. 기타 고려되고 있는 사항 중 시설물의 규모는 설치지역의 지역적 특성과 재정여건을 감안하되, 일반시민이 많이 모이는 공원이나 인근 지역 및 인구 30만 이상의 중소도시에는 대규모체육공원을 설치하며, 기타 시·군 단위에서는 시설물의 이용인구를 고려하여 소규모체육시설을 설치한다.

이런 시설들은 전문가나 주요 이용자들인 주민들의 의견을 폭넓게 수용해 체육공원이 글자 그대로 시민들의 공원이 되고, 체육과 여가활동을 할 수 있는 공원이 되도록 한다. 이 경우 재정적 부담은 따르겠지만, 도시형태에 맞추어 가급적 여러 곳에 공원을 조성하여 주이용자인 시민들의 편리한 이용을 보장해야 한다. 특히 공원 내에 보존되어 있는 유적보호에도 앞장 서 고전성과 역사성도 보존해야 한다.

체육공원의 설치목적 및 특징

체육공원은 시민들이 여가를 이용하여 간편하고 유용하게 일상적으로 활용할 수 있도록 공원·산림·유원지 또는 각종 공공시설의 여유공간에 설치하여 시민의 체력증진에 기여한다는 것이 기본적인 설치목적인데, 그 특징은 다음과 같다.

- 누구나 참여……남녀노소, 학생, 직장인 등 모든 계층을 망라한다는 뜻이 있고, 여가가 있으면 누구나 할 수 있는 운동이다.
- 간편한 활용……특별한 지식·기량·도구 등이 필요없이 설명서나 지도자의 안내에 따라 실행이 가능하다.
- 손쉬운 시설……비교적 시설이 간단하여 과중한 예산의 투자없이 기존의 공공시설, 휴식공간 등의 부설이 가능하다.
- 시민체력 평가……일정한 평가기준에 의하여 자기체력을 평가함으로써 국민의 체력증진 욕구를 제공한다.

프로그램에 따른 시설유형

시설은 프로그램 유형을 설정하여 지형 및 지역사회 실정에 맞게 설치·운영하여야 하는데, 그 유형은 다음과 같다.

- 유형 1……주로 청·장년층을 위한 시설이다. 과정별로 설치된 시설을 이용하여 전신운동을 실시할 수 있다. 과정은 준비운동 4개, 윗몸단련 12개, 정리운동 4개 등 총 20개 과정이며, 시설은 2km에 걸쳐 설치된다.
- 유형 2……역시 청·장년층을 위한 시설이다. 본운동인 조깅이나 자전거타기를 실시하고, 시설을 이용하여 준비운동과 정리운동을 한다. 과정은 준비운동 8개, 정리운동 8개로 총 16개 과정이며, 시설은 $100m^2$의 공간에 설치한다.
- 유형 3……전 연령층이 이용할 수 있는 시설이다. 각 과정 간을 걷거나 뛰면서 운동을 실시한다. 과정은 준비운동 5개, 본운동 9개, 정리운동 4개로 총 18개 과정이며, 시설은 1.6km 정도에 걸쳐 설치된다.
- 유형 4……주로 노인들이 이용하는 시설이다. 가볍게 걸으면서 조깅 이상의 효과를 가져올 수 있는 운동을 실시한다. 과정은 준비운동 3개, 본운동 9개, 정리운동 3개로

총 15개 과정이며, 시설은 1.5km 정도에 걸쳐 설치된다.
- ◈ 유형 5······청소년층과 노인층이 이용하는 시설이다. 가볍게 뛰면서 팔·다리·배운동을 10개 과정을 통하여 실시한다. 시설은 100m^2 공간 또는 0.5~2.4km에 걸쳐 설치된다.

이상의 고유시설 이외에 일정규모의 운동공간을 확보하여 근린 운동공원 기능을 수행하도록 하면서 시민체력향상에 적극 기여토록 한다.
- ◈ 구기운동 공간 : 배드민턴, 테니스, 간이축구장, 간이야구장 등
- ◈ 체조운동 공간 : 맨손체조장, 간이기계체조장 등
- ◈ 국방체육 공간 : 줄타기 운동장, 등판오르기 운동장 등

근린체육시설

근린체육시설은 생활체육의 주요 기본시설로서 지역주민의 일상생활권 안에 설치되어야 한다. 이 시설은 거주지와 가까워 지역주민이 일상생활에서 손쉽게 이용할 수 있다. 일본은 1959년부터 공공체육시설에 대한 국고보조가 시작되었고, 1961년부터는 스포츠진흥법 제정과 함께 시설에 대한 국고보조의 대상폭을 확대하였을 뿐만 아니라 1972년에는 체육시설의 정비기준을 마련하여 시설확충에 노력하고 있다. 독일은 1959년에 황금계획에 의해 15년간 공공체육시설의 확충사업이 실시되었으며, 1974년 제2차 황금계획을 구상하여 새로운 기준에 의하여 시설확충을 도모하였다.

우리나라에서는 제24회 서울올림픽이 개최된 1988년을 기점으로 엘리트선수들의 경기력향상과 경기대회를 위주로 한 공공체육시설에서 탈피하여 1989년에 수립된 '국민생활체육종합계획(일명 호돌이계획)'과 1993년부터 시행된 제1차 국민체육진흥계획 등에 의거하여 근린체육시설인 서울올림픽 국민생활관, 동네 체육시설(등산로, 약수터, 둔치, 마을공터, 도시 및 자연공원) 등의 시설확충에 노력하고 있다. 막대한 건설비용이 소요되는 운동장이나 체육관과 같은 대규모 체육시설보다는 국민 누구나 저렴한 비용으로 손쉽게 생활체육활동에 참가할 수 있는 소규모 근린체육시설을 많이 설치할 필요가 있다.

지역주민이 여가를 효율적으로 활용할 수 있도록 공원·산림·유원지 등의 공간에 설치된 근린체육시설은 지역주민의 생활체육 활성화에 기여함을 목적으로 하며, 다음과 같은 특성을 지닌다.

◆ 남녀노소가 구분없이 모든 계층이 함께 이용할 수 있다.
◆ 특별한 지식·기술·도구 등에 의존하지 않고 간단한 설명서나 지도자의 안내에 따라 편리하게 이용할 수 있다.
◆ 시설설치가 간단하여 적은 비용으로도 기존의 여가 및 휴식공간에 부설할 수 있다.
◆ 일정한 기준에 의거하여 자기체력을 진단·평가할 수 있다.

광역체육시설

광역체육시설은 광역생활권시설로서 주민이 당일 왕복하면서 이용하거나 숙박을 하면서 이용할 수도 있다. 시설과 거주지 간의 거리가 멀기는 하지만 자연과 친숙할 수 있는 기회를 제공하고, 근린체육시설이 가질 수 없는 다양한 프로그램과 가치가 포함되어 있다.

오늘날 생활체육의 전개양상은 종래의 놀이중심형 소극적 활동에서 스포츠 중심의 적극적 활동으로 변모하고 있다. 특히 해양·산악·창공 등 자연환경을 이용한 레저스포츠형 관광위락활동이 점차 큰 비중을 차지하고 있다. 이를 수용하기 위해서는 등산, 스키, 골프, 수렵, 행글라이딩, 패러글라이딩 등과 같은 항공 및 내륙성 레저·스포츠활동 공간과 스킨스쿠버다이빙, 낚시, 해수욕 등 해양성 레저·스포츠활동 공간을 대폭 개발·확충하여야 한다. 또한 각종 공원·산악·해안·문화재 등을 종합적으로 연계시킴으로써 사계절 모두 즐길 수 있는 광역생활체육시설을 적극 개발할 필요가 있다.

광역생활체육시설에는 심신수련장, 스키장, 골프장, 수렵장, 해수욕장, 윈드서핑장, 하이킹 코스, 자연탐방로, 자전거도로, 야영장 등이 있다. 또한 시설의 적극적인 개발과 확충뿐만 아니라 유능한 생활체육 지도자도 배치하고, 다양하고 유익한 프로그램을 통한 생활체육활동을 적극 유도·권장해야 할 것이다.

비영리단체의 생활체육

생활체육 관련 비영리단체에는 YMCA, YWCA, 흥사단, 소년단, 한국여가레크리에이션협회 등이 있다. 이러한 비영리단체들에서 실시하는 생활체육은 공공생활체육 프로그램과 중복되는 경우도 있으나, 성격상 서로 다른 생활체육활동을 하게 된다. 이들 단체의 프로그램은 보다 다양하며 집중적인 경우가 많고 청소년, 여성, 노인, 장애자 등과 같은 특수계층의 사람들을 위한 생활체육활동 기회를 마련하여 각종 강습회·지도자 양성 등도 실시하여 생활체육보급에 힘쓰게 된다. 이러한 유익한 활동을 하는 비영리단체들은 서로 유기적인 협조체제를 강화해나갈 수 있는 방안을 강구해야 할 것이다.

생활체육 선진국의 경우 인구 2~3만 명을 단위로 주거지 중심지에 레크리에이션센터, 커뮤니티센터라 불리는 문화·체육·청소년을 위한 다목적 생활체육시설을 설치하여 생활체육활동의 장소로 이용하며, 스포츠클럽은 이를 중심으로 운영되고 있다. 이러한 다목적시설의 건설 및 운영을 위해서 국가의 보조금이 지급되고 있다.

우리나라에서는 전국적으로 많은 스포츠센터가 운영되고 있지만 한국사회체육센터, YMCA, YWCA 등 준공공시설을 제외한 모든 시설은 개인의 영리목적을 위한 기업형태로 운영되고 있다. 모든 국민들에게 저렴한 가격으로 스포츠수요를 충족시킬 수 있는 공공적인 다목적 생활체육센터의 건설은 국민의 생활체육 수요충족을 위한 중요한 행정과제라 할 것이다. 따라서 모든 국민들이 참여할 수 있는 건강한 운동 프로그램과 강습회 등을 제공할 수 있는 비영리단체의 설치와 이에 따른 정부의 보다 많은 투자, 그리고 체육인의 참여가 절실히 요청되고 있다.

상업적 운영형태의 생활체육

스포츠의 대중화에 따라서 스포츠를 이윤추구의 목적으로 이용하고자 하는 기업이 많아지고 있다. 즉 스포츠의 대중화로 스포츠인구의 저변이 확대되어 사회 각 계층의 사람들이 스포츠활동에 참가하게 되는데, 그것은 현재의 복잡한 사회기구나 조직과 관계되어 전개된다. 그러므로 여러 가지 형태의 장소에서 각양각색의 형태로 이루어지고 있다.

상업스포츠의 특징은 시민에게 스포츠의 기회를 제공하고자 한다는 점에서는 공공시설과 별차이가 없다. 그러나 상업스포츠는 이윤창출을 전제로 하며, 기업으로서의 채산이 맞을 때에만 스포츠활동의 장소를 제공한다. 그러므로 지역사회의 모든 주민을 대상을 하는 것은 아니다. 우리는 상업스포츠에 대한 편견도 가지고 있으나, 시민에게 스포츠를 제공한다는 점에서 다른 기관에서 하는 것과 차이가 없다. 이와 같은 상업시설을 이용한 스포츠는 상업적으로 운영되고, 이에 투자한 기업은 영리사업 혹은 선전사업으로 운영하고 있다.

스포츠활동의 장소를 제공한 단체·기관의 입장에서는 그렇게도 생각할 수 있지만, 이용하는 사람의 입장에서 볼 때에는 그것은 스포츠이고 역시 생활체육활동이 된다. 상업적인 운영형태의 생활체육의 특징은 무엇보다도 그 목적이 순수한 여가선용이나 국민건강에 있지 않고, 주로 영리추구에 있다. 각종 헬스클럽, 강습소, 골프연습장, 볼링장, 스케이트장 등을 이러한 상업적인 생활체육시설로 볼 수 있다. 또 생활체육을 여가와 레크리에이션으로 간주한다면, 그 범위가 확대되어 각종 문화예술 활동을 제공하는 연극·영화·음악과 같은 분야도 포함되며, 외식이나 쇼핑시설도 이에 속할 수 있다.

상업적인 운영형태의 생활체육은 여러 가지 장점을 가지고 있는데, 무엇보다도 프로그램의 다양성을 지적할 수 있다. 즉 참가자들의 흥미에 따라 활동의 선택범위가 넓어진다. 그 이유는 영리를 추구하기 위해서는 참가자들의 흥미와 욕구를 만족시킬 수 있는 프로그램을 준비해야 하며, 그만큼 좋은 대우와 시설이 필요하기 때문이다. 순수한 여가의 이용과 교육적인 가치를 배제할 우려가 있기는 하지만, 실제로 많은 사람들이 이러한 상업적인 운영형태의 체육시설을 애용하고 있다.

생활체육에는 개인으로부터 그룹에 이르기까지 개인과 단체가 함께 적응하고 수용할 수 있는 프로그램이 포함된다. 또한 장소, 시설과 도구, 지도자, 경제적 여건 등을 골고루 갖춘 생활체육시설이라면 최상의 스포츠활동을 펼 수 있을 것이다.

사설단체(클럽제도)의 생활체육

사설단체의 생활체육은 개인이나 개인들의 공동체가 비영리로 운영하는 형태인데, 낚시회·등산회·각종 운동클럽 등을 들 수 있다. 이러한 형태의 생활체육은 동호인들의 특수한 욕구를 충족시키기 위하여 회원제를 운영되므로 비싼 대가를 지불해야 하고, 시설도 질적으로 우수한 경우가 많다.

테니스클럽·골프클럽·각 회사의 체육활동 등을 이러한 사설단체에 의한 생활체육으로 근본목적이 영리추구가 아니라 동호인들의 욕구충족에 있으나, 실제로는 상업적인 색채가 짙다. 특히 골프는 이러한 예의 하나로 지적할 수 있다. 이 경우 다른 일반적인 상업적 운영형태의 생활체육과는 그 성격이 다른 점이 많다.

우리나라의 체육현실은 전체 사회의 구조적 여건, 관주도의 스포츠행정, 올림픽유치에 따른 엘리트선수 양성 등으로 인하여 사회제도의 다른 영역과 마찬가지로 공공기관이 주도하는 공공스포츠단체를 중심으로 운영되어 왔다. 즉 우리나라와 같은 개발도상국에서는 일반대중에게 체육을 홍보하고, 이에 참여토록 유도하기 위하여 일부 스포츠 엘리트와 관료 엘리트에 의한 스포츠리더십이 형성됨으로써 효율적인 국민체육 활성화가 가능하였다.

이와 같이 공공스포츠단체를 중심으로 하는 활동은 그 성격상 조직관리 및 행정의 효율적인 측면이 반영되어 비생산적인 경향이 강하다. 또한 국민 전체의 건강증진 및 스포츠참여라는 측면보다 외형적인 사업에 일차적인 관심을 가짐으로써 국민의 적극적인 스포츠참여를 저해하고 있으며, 이로 인하여 자생 스포츠단체가 성장할 수 있는 여건을 조성하여 주지 못하고 있다.

자생 스포츠단체는 생활체육진흥의 핵심적 요소이자 지역사회 및 직장생활체육활동의 기초적 단위로 볼 수 있다. 이것은 지역사회의 결속, 건전사회풍토 조성, 집단목표의 달성, 체육활동 참여기회의 확대 등을 위한 수단이 된다. 따라서 체육이 추구하여야 할 발전방향은 복지사회의 이념구현 및 생활체육 기반확립이라는 측면에서 국민의 스포츠참여에 대한 욕구충족뿐만 아니라, 스포츠인구의 저변을 확대할 수 있도록 지금까지 공공단체를 중심으로 활동이 이루어져 온 체육활동 단위를 자생 스포츠단체 중심의 활동으로 전환시켜야 할 것이다.

이와 같은 관점에서 국민의 체육활동참여를 극대화하고, 생활체육의 활성화를 도모하기 위해서는 각 직장과 지역사회별로 동호인조직을 중심으로 운영되는 클럽제도가 하루속히 활성화되어야 할 것이다. 독일이 황금계획(Golden Plan)을 시행하면서 생활체육의 기반이 이러한 클럽제도 중심의 활동으로 확립되었다는 사실이 대표적인 예라 하겠다.

앞으로 우리의 생활체육은 각 직장과 지역사회 단위로 형성된 자생 스포츠단체를 중심으로 시설관리, 지도자 선정 및 프로그램 개발이 이루어지는 자율적 민간주도형 체제로 전환되어야 할 것이다. 그리하여 많은 경비를 들이지 않고도 무한한 자원 속에서 훌륭한 선수를 발굴할 수 있으며, 나아가 근본적으로 보다 많은 국민들에게 신체활동을 통한 삶의 즐거움을 맛볼 수 있게 해야 할 것이다. 결론적으로 클럽제도를 중심으로 하는 자생 스포츠단체는 국민의 자발적인 참여를 통하여 국민화합과 건강한 사회건설을 위한 밑바탕이 될 것이다.

3

생활체육의 활동대상에 따른 분류

아 동

아동의 성장과 발육

신체의 발달

아동의 신체발달이란 골격계통·신경계통·근육계통·심장허파계통 등의 양적·기능적 발달과 아울러 아동의 신체적 성장에 따른 신장과 체중의 발달을 의미한다.

골격계통의 발달

골격계통은 뇌·척수·내장기관 등과 같은 조직을 보호하고 인체의 뼈대를 구성한다. 아동의 골격은 크기·구성성분 등이 계속적으로 변화하는 상태에 있으며, 뼈의 성장은 생장점이 점차 연골로 바뀌게 됨에 따라 완전해진다. 아동의 뼈조직은 부드럽고 유연하며, 상처나 충격에 대한 회복속도가 빠르다. 그러나 너무 심한 타격이나 과도한 부하를 관절에 주는 것은 좋지 않다.

신경계통의 발달

신경계통의 중추를 이루는 뇌는 대뇌와 소뇌로 구성되어 있는데, 그중 대뇌는 정보기능을 통제하며, 소뇌는 자세를 통제하고 몸의 균형을 유지하는 기능을 한다. 특히 모든 운동에 관련된 신호가 대뇌의 중추신경을 거쳐서 척추에 전달되면, 이는 다시 신체의 각 부위로 전달되어 동작을 일으키게 한다. 따라서 대뇌의 세포가 성숙되어 있는가의 여부도 아동들의 운동능력 발달과 밀접한 관계가 있다.

특히 유아기에는 대뇌보다 소뇌의 발달이 현저하기 때문에 운동반응의 잠재력이 크게 증가한다. 뇌의 기능은 3~4세경에 매우 빠르게 발달한다. 그 후 8세경이면 뇌의 크기는 성인수준에 달하게 된다. 6세 어린이의 뇌중량은 성인의 약 90%에 달하며, 12세경에 이르면 성인의 95% 정도로 성장한다. 아동 초기에 지적 발달이 중요시되는 이유는 이러한 뇌의 조기발달에 근거를 두고 있다.

따라서 아동이 재주가 있다든가, 운동신경이 좋다는 것은 뇌신경의 기능이 좋다는 것과 일맥상통한다. 즉 운동기능의 발달은 곧 운동신경의 발달을 의미하는데, 이것은 아동들이 신체를 다양하고, 정확하며, 세밀하게 움직일 수 있다는 것을 의미한다.

근육계통의 발달

근육은 연령이 증가함에 따라서 길이와 굵기가 증가한다. 또한 근육의 발달은 몸통에서 먼 부위보다 몸통에서 가까운 부위에서 더 왕성하게 이루어진다. 근육조직의 성장은 5~6세에 시작되지만, 7세부터 11세나 12세까지 점진적이고 계속적인 성장을 보이며, 12세가 되면 정상적인 어린이는 6세 때 근육조직의 2배까지 성장한다.

신체발달의 측면에서 보면 5~12세 사이에는 대체로 남아가 여아보다 빠른 발달을 보인다. 이는 유전적 차이라기보다 사회적 요인에서 비롯되는 것으로 알려져 있다. 그 이유는 남아는 격렬한 신체활동의 참여를 권장받는 반면, 여아는 소극적이며 정적인 신체활동에 참여하기 때문이다. 일반적으로 어린이의 근육은 여리고 뼈에 견고하게 부착되어 있지 못하기 때문에 쉽게 피로해지는 반면, 피로에서 회복되는 속도가 빠르다. 따라서 아동의 근육활동에서는 잦은 휴식을 주고 변화있는 활동이 요구된다.

심장허파계통의 발달

아동기의 심장허파계통 발달은 뼈나 근육의 성장속도와 같은 비율로 이루어진다. 일반적으로 심장허파계통의 발달과정은 심박수와 호흡수의 변화로 알 수 있다.

표 3-1은 성장과정에 따른 심박수, 호흡수의 변화를 나타낸 것이다. 심박수와 호흡수의 비율은 5세를 지나면서 점차적으로 낮아지기 시작하여 9세가 되면 심박수는 1분에 90회 정도가 된다. 이때의 호흡수는 대략 1분에 20회 정도이다. 12세가 되면 정상적인 아동의 심박수는 1분에 80~90회이고, 호흡수는 1분에 15~20회가 된다.

표 3-1. 아동의 분당심박수와 호흡수의 발달

연령	심박수	호흡수
유아	120~130	25~40
5세	90~100	20~25
9세	85~90	17~20
12세	80~90	15~20
성인	70~80	13~18

혈압은 대체로 남아와 여아 간의 성차는 없으나, 10~13세에서는 여아가 남아보다 높다. 혈압은 신장과는 거의 상관이 없으나 체중과는 다소 상관이 있다.

신장과 체중의 발달

신장과 체중의 발달정도는 어린이의 행동, 성격, 주위의 환경 등에 따라 다르다. 또한 연령에 따라 신체 각 부위의 발달비율도 다르며, 부모의 유전적 영향도 무시할 수 없다.

남아는 6세경에는 평균신장이 약 116cm 정도이며, 12세경에는 약 145cm까지 성장한다. 한편 여아는 6세경의 평균신장은 약 110cm이며, 12세경에는 약 142cm까지 성장한다. 체중도 아동기에 현저하게 증가한다. 남아는 6세경에는 평균체중이 약 21kg이던 것이 12세경에는 36kg 정도가 된다. 마찬가지로 여아는 6세경에는 평균체중이 약 20kg이던 것이 12세경에는 39kg 정도로 증가한다. 신장과 체중의 발달은 매년 꾸준히 증가추세를 보이고 있는데, 이는 경제수준이 향상되어 영양섭취를 충분히 할 수 있게 되었기 때문이다.

운동기능의 발달

아동기는 유아기와 함께 바람직한 운동기능을 습득하고 소질을 계발할 수 있는 중요한 시기로 볼 수 있다. 특히 아동기는 운동기능의 발달을 위한 '이상적 시기'인데, 이는 어린이의 골격구조가 경골화되기 이전 단계이어서 신체가 유연하며, 호기심·모험심이 강하여 활발한 신체활동에 대한 욕구가 강하기 때문이다. 그리고 비교적 신체활동에 충분한 시간적 여유가 있기 때문에 다양한 형태의 운동에 참여할 수 있을 뿐만 아니라 운동유형에 따라서는 성인 수준의 탁월한 기능까지도 습득할 수 있다.

어린이의 운동기능은 발달속도가 현저하여 달리기·뛰기·던지기 등과 같은 운동기능을 습득하기에 가장 적당한 시기라 할 수 있다. 중요한 점은 어린이가 한 가지 운동동작을 익히기 위해서는 다양한 상황에서 그 동작의 반복연습이 필요하다.

일반적으로 어린이의 운동기능은 공통적인 발달단계를 거친다. 첫 번째 단계는 6세 이전까지의 단계이다. 두 번째 단계는 7세에서 9세까지의 단계로, 이 시기에는 기본적인 운동기능의 조화와 협응이 이루어진다. 또한 전문화된 운동기능을 습득하게 되며(예 : 개인경기, 팀스포츠, 무용 등), 점차적으로 보다 정확한 운동기능을 발현할 수 있게 된다.

사회 및 정서적 발달

아동기는 사회적 관계에 대한 태도 및 습관형성이 이루어지는 중요한 시기이다. 특히 아동기에는 또래와의 놀이를 통하여 분배, 협동, 정직, 감정통제, 단체

규칙 준수 등 사회적 태도가 형성된다. 따라서 유아기의 자기중심적 사고방식에서 탈피하여 점차적으로 타인을 존중하게 되고, 나아가 기본적인 사회적 관계를 이루게 된다.

아동기는 어른의 행동을 많이 모방하고, 어른의 지시에 맹목적으로 순응하며, 어른의 보호를 필요로 하는 시기이다. 따라서 규칙적인 생활습관과 자신의 일을 스스로 처리하는 능력, 청결한 몸가짐 등의 건강습관을 형성하는 중요한 시기이다.

한편 아동기는 자아개념이 형성되기 시작하는 시기이기도 하다. 체형·체격에 대한 자아개념은 사춘기에 뚜렷하게 나타나기 시작하지만, 아동기는 놀이 및 운동기능의 수행을 통해서 얻어지는 성취감·만족감 등을 형성한다. 이와 같이 아동기에 형성된 성취감·만족감 등은 성인이 되었을 때의 심리적 건강에 많은 영향을 미친다.

인지적 발달

아동기는 지능의 발달이 현저하고, 상이한 생각이나 견해를 연관시킬 수 있는 지적 능력을 습득함으로써 논리적으로 추론이 가능한 시기이다.

7세 이전까지 유아기의 사고는 주관적이고 자기중심적이어서 현실을 왜곡된 상태로 바라보며 타인과의 진정한 상호작용이 미흡하다. 이와 같은 미분화된 자아와 환경체제는 아동기로 접어들면서부터 점차적으로 분화되어간다. 이러한 과정은 점진적으로 진행되기 때문에 아동 전기(7~9세)와 아동 후기(10~12세)는 지적 능력에서도 현저한 미분화상태에 놓이게 된다.

아동 전기에는 일반적으로 숫자의 개념을 터득하게 되며, 덧셈과 뺄셈의 기본개념을 이해하게 된다. 또한 시간·주·날에 대해서 이야기하며, 이성에 대해 호기심을 갖는다. 아동 후기는 아동 전기에 이어서 나눗셈을 이해하고, 날·달·해의 관계를 알게 되며, 계절의 변화를 인지하게 된다.

이상과 같이 인지적 능력이 구체적으로 발달하는 과정이라는 점에서 아동기는 '가르치기 쉬운 시기'로 볼 수 있다. 따라서 모든 학습은 왜, 무엇을, 언제, 어떻게 등의 인지개념 발달에 중점을 두고 계획을 세워야 한다.

아동기의 건강

건강이란 잘 조화된 생명활동의 표현으로, 인간의 심신이 최상의 능력을 발휘할 수 있는 상태를 말한다. 즉 건강은 인간을 둘러싸고 있는 모든 환경에 적응하여 개인적·사회적으로 바람직한 삶을 누릴 수 있는 심신상태를 뜻한다.

건강의 개념

어린이의 건강에 대한 인식은 크게 두 가지 측면에서 살펴볼 수 있다. 하나는 좁은 의미의 건강, 즉 개인적인 건강이며, 다른 하나는 넓은 의미의 건강, 즉 사회적인 의미의 건강이다.

개인적인 건강이란 아동의 신체조직이나 기관이 형태나 기능에서 온전하여 생활환경에 잘 적응될 수 있음은 물론 건강한 신체에 건전한 정신이 조화적으로 융합된 상태를 의미한다. 한편 사회적인 의미의 건강이란 끊임없이 변화하는 생활환경 속에서 개인적인 건강을 보전하는 일에 그치는 것이 아니라 아동기의 생활환경을 파괴하는 요인을 제거하여 개인과 사회가 조화적으로 협력함으로써 얻어질 수 있는 건강을 의미한다.

건강의 중요성

어린이는 사회적으로 가장 귀중한 보배이다. 어느 가정에서나 어린이는 부모의 가장 귀중한 재산이기도 하다. 어린이는 대부분의 시간을 학교에서 보내기 때문에 지금까지 가정환경이 그들의 생활범위였고 가정에서 건강유지를 위해 보호하던 때에 비하면 매우 광범위한 정신적·신체적 건강지도가 필요하다. 또한 어린이가 접촉하고 있는 사회는 건전한 학교환경을 유지하여 어린이의 건강에 기여해야 한다.

어린이들의 건강유지 및 증진은 학교 보건사업의 중요한 기본임무이며, 어린이들이 신체적·정신적으로 최적상태에서 경험한 학습만이 유익한 것으로 볼 수 있기 때문에 어린이의 건강증진을 도모하는 것은 매우 중요하다. 따라서 부모와 지역사회 모두가 어린이들의 성장과 발달을 도와 건강을 유지시켜 줄 책임이 있으며, 이를 통해 어린이들은 잠재능력을 최대한으로 개발할 수 있을 것이다.

아동기의 건강관리

어린이의 건강상태를 검사하는 것은 건강관리에서 가장 우선되어야 하는 기본조건이라 할 수 있다. 건강관리는 건강한 어린이에게 지속적으로 건강한 생활을 영위할 수 있도록 한다는 점과 건강하지 못한 어린이에게는 건강지도의 출발이라는 점에서 그 중요성을 찾을 수 있다. 건강관리는 의사의 진찰뿐만 아니라 부모, 교사, 기타 주위 사람들로부터 참고가 될 의견이나 정보를 얻을 때 더욱 효과적일 수 있다. 따라서 시력이나 청력 등의 간이검사나 주기적인 성장발육의 측정은 의사나 전문가가 아동의 건강을 평가할 때 큰 도움을 준다.

주기적인 성장발육의 검사는 신체적 성장과 발육, 정신 및 정서적 성장과 발육 상태의 측정을 통해서 실시한다. 기타 간이검사에는 간단한 시력·청력검사와 혈액소검사가 있다.

운동의 필요성

건강한 삶을 살기 위하여 운동은 반드시 필요하다. 특히 아동기에는 신체발달과 운동기능습득과 같이 다양한 면에서 운동의 필요성이 대두되고 있다.

체격발달 및 건강한 신체형성

성장기 어린이의 적절하고 지속적인 운동은 뼈·관절·근육 등의 정상적인 성장과 발달을 가져오게 한다. 예를 들면 규칙적인 운동은 뼈의 크기와 강화 작용에 직접적인 영향을 미친다. 따라서 아동기에는 신체의 각 기관이 빠르게 성장하기 때문에 바람직한 성장·발달을 도모하기 위해서는 적절한 운동자극이 대단히 중요하다. 결국 운동은 정상적인 신체발육은 물론 체력을 증진시켜주고, 질병에 대한 저항력을 길러주는 데 도움을 준다고 할 수 있다.

운동기능 및 인지능력의 발달

아동기 인지능력의 발달은 일반적으로 신체적응, 운동기능, 사회·정서적인 면 등을 다양하게 발전시키기 위한 여러 가지 신체활동을 통해서 이루어진다. 다양한 신체활동은 어린이들에게 생각하고 기억하고 개념화하는 지속적인 인지작용을 요구한다. 따라서 지능발달이 신속한 아동기에 실시하는 지능 및 인지발달을 자극하는 적절한 운동은 중요한 가치를 지닌다.

사회적으로 성숙된 인간이란 공동의 선을 이루려 하며, 동료집단에 대해 존경심을 갖고 스포츠맨십과 같은 바람직한 매너를 지닌 사람을 말한다. 어린이는 놀이나 게임을 통해서 바람직한 사회적 태도를 기를 수 있다. 즉 상대를 존중하고, 규칙을 지키며, 다른 사람과 잘 어울리는 등 사회 속에서 능동적으로 적응해나가는 방법을 운동을 통하여 자연스럽게 터득하게 된다.

아동기의 운동지도 시 유의점

어린이들에게 운동놀이를 지도할 때 유의할 점은 다음과 같다.

- 어린이의 생활에서 운동놀이가 갖는 의의를 잘 이해하여 놀이를 바른 의미에서 지도하고 발전시켜나가는 것이 중요하다.
- 어린이의 자주성·창조성을 존중한다. 놀이하는 것은 어린이지 어른은 아니다. 어른들이 생각하고 있는 놀이를 지도해서는 안 된다.
- 놀이를 즐겁고 재미있게 하기 위하여 어린이들끼리 지혜를 모으고 배워 창의성있는 공부가 될 수 있는 운동놀이를 하게 하는 것이 좋다.
- 어린이의 발달단계에 알맞은 지도가 필요하다.
- 개인차를 고려한 지도가 바람직하다.
- 결과보다도 과정을 중시한 지도가 필요하다. 지도의 기본은 어디까지나 '가르치는 것이 아니라 발견하는 것이다'에 있다. 놀이의 방법을 가르치는 것이 아니라 놀이하는 즐거움과 재미있는 것을 많이 체험시키는 것에 중점을 두어야 한다.
- 건강·안전면에서의 배려가 중요하다. 다칠까 염려하여 어린이 본래의 자유롭게 뛰고 노는 것을 제한해서는 안 된다.
- 활발하게 그리고 안전하게 놀 수 있는 운동장소를 제공한다.
- 아동들이 있는 가정이나 지역사회를 잘 알고 현장에 잘 맞는 지도가 바람직하다.
- 운동놀이의 생활화를 목표로 한다. 어린이가 운동놀이를 어떻게 생활화하여 발전시켜가느냐, 즉 어린이의 일상생활 안에서 운동놀이를 어떻게 가지게 하느냐가 지도의 중요한 포인트가 된다.

청 소 년

청소년기의 특성

사회·심리적 특성

청소년기는 연령으로 볼 때 13~21세에 해당하는 시기로서 발달과정상 일생 중 가장 중요한 시기이며, 어떤 사람은 제2의 탄생기라고까지 이야기한다.

인간은 태어나서 죽을 때까지 여러 가지 변화를 겪게 되지만, 특히 청소년기는 신체적·정신적·사회적으로 가장 급격한 변화를 보이는 시기이다. 따라서 청소년기는 인간이 살아가는 동안 거치게 되는 여러 발달단계 중 가장 두드러진 변화를 보이는 시기이므로 인생의 과도기라고도 한다. 이것은 청소년기가 아동에서 어른으로 발달되어가는 과정 중의 한 시기임을 뜻한다.

청소년기는 자아개념이 구체적으로 확립되어가는 시기이다. 또한 자신의 위치·희망·살아가는 태도 등에 관련된 구체적인 인생관을 갖기 시작하면서 바깥세계를 어떻게 보고, 역사를 어떻게 이해할 것인가 하는 세계관도 서서히 형성되기 시작하는 시기이기도 하다. 즉 청소년기에는 남과 다른 자신의 세계를 갖고자 노력하게 된다. 이러한 이유로 청소년들은 부모에게 의존된 상태에서 탈피하여 자신의 판단에 따라 독립된 행동을 하려고 한다. 이는 부모에 대한 비판이나 학교·선생님·사회의 규범체계 및 권위 등에 대한 반항의 형태로 나타난다.

한편 부모에게서 독립하려는 요구에 비례하여 친구에의 의존도가 증가하는데, 이러한 교우관계를 통하여 사회적 지식·기술·태도 등을 획득하여 사회적응법을 배우게 된다.

신체적 특성

일생 중 가장 급격한 신체적 발육이 이루어지는 시기는 생후 1년간의 유아기와 청소년기이다. 즉 태어나서 1년 동안 현저한 신체적 성장을 보이다가 아동기에 들어서면 성장속도가 둔화되지만, 청소년기에 접어들면 다시 급성장하는 추세가 된다. 외형적인 신체발달은 물론 내면적 발달과 운동 및 생식기능에서도 급격한 변화를 보인다.

  청소년기에는 키·몸무게·가슴둘레 등 체격발달이 두드러지는데, 이는 대개 청소년 전기인 사춘기에서 이루어진다. 청소년 전기에는 여자가 남자보다 신장이 더 커지지만, 청소년 중기인 고등학교 시절이 되면 남자들의 신장이 크기 시작하여 계속적으로 여자들보다 우세한 경향을 보인다. 이와 같이 청소년기의 신체발달은 대체로 여자가 남자 보다 빠르게 나타나며, 성숙도 빨리 끝나는 것이 일반적인 경향이다.

  키·몸무게·가슴둘레의 발달은 골격과 근육의 발달과 함께 이루어진다. 청소년기에는 남녀 모두 팔·다리의 골격과 근육이 급속하게 발달한다. 특히 여자는 골반이 넓어지고 근육과 피부밑지방조직이 현저하게 발달되며, 살결이 부드럽고 통통해지는 소위 '여성다운 체형'이 형성된다.

  청소년기에는 급격한 신체발달과 함께 운동기능의 발달도 두드러지게 나타난다. 운동기능의 발달은 근육 및 신경계통의 발달과 밀접한 관계가 있어서 행동발달에 많은 영향을 주며, 심지어는 성격발달에도 영향을 미친다.

  한편 청소년기에는 성적인 성숙이 두드러지게 나타난다. 생식기의 발달과 성호르몬의 분비로 남자들은 수염과 털이 나고 목소리가 변성되며 골격구조와 근육이 단단해지고 강인해진다. 여자는 초경을 경험하고, 유방이 커지며, 여성적인 몸매를 갖추게 된다.

청소년기의 건강저해요인

신체활동의 부족

청소년기에는 활발한 신체활동이 본능적으로 요구되는데, 그러한 활동은 균형있는 발육발달을 위해서도 필수적이다. 그러나 현대사회에서 청소년들은 과다한 학업으로 인한 압박에 찌들어 있으며, 가만히 앉아서 TV·비디오·만화를 보거나 게임으로 많은 시간을 보내고 있다.

  이와 같은 신체활동부족 현상은 심장허파계통질환, 비만증, 당뇨병 등과 같은 운동부족병이라는 현대사회의 새로운 질환을 낳게 된다. 운동부족병에 의한 각종 질환은 성인기에 주로 발생하는 것으로 여겨졌지만, 청소년기의 질병으로 인한 사망원인에서 1위를 차지하고 있는 것이 심장허파계통계 및 순환계통질환이라는 점에서 청소년기의 신체활동부족현상은 결코 간과할 수 없는 문제이다.

식생활의 불균형

근래에 들어와 물질적인 풍요로 인한 무절제한 간식, 편식, 과식, 인스턴트식품의 범람 등으로 식생활의 불균형현상이 두드러지게 나타나고 있다. 이 때문에 영양과잉공급으로 인한 비만현상이 증가하여 소위 '성인병'이라고 할 수 있는 심장병·당뇨병·동맥경화 등이 청소년기에도 점차 늘어나고 있는 점은 심각한 문제가 아닐 수 없다.

정신적 스트레스

우리나라의 청소년들은 중학교 때부터 입시 위주의 교육을 받고 자라기 때문에 대부분의 학생들은 학업성적으로 고민을 하기도 하고, 그것을 이기지 못해 실의와 방황 속에서 생활하기도 한다. 부모의 지나친 기대, 경쟁적인 학급분위기, 보충수업, 자율학습, 과외 등이 청소년들에게 정신적 스트레스로 작용하여 중대한 건강저해 요인이 되고 있다.

이와 같은 스트레스는 청소년들의 정신적인 에너지 저하나 만성적인 피로를 가져와 모든 일에 의욕을 잃게 하여 발랄하고 활발해야 할 청소년을 우울하고 소극적인 사람으로 만들고 있다.

청소년기의 체력

체력은 인간이 살아가는 데 필요한 생활력이며, 그 사람의 건강상태를 알기 위한 척도가 된다. 인간이 행복한 삶을 누리기 위한 기본요건이 되는 건강은 결국 강인한 체력이 바탕이 되어야 유지·증진될 수 있다. 즉 체력과 건강의 관계는 동전의 앞면과 뒷면의 관계와 같다.

체력이 약화되면 건강하지 못하기 때문에 자신이 하고 싶은 일을 하지 못할 뿐만 아니라 자신에게 주어진 일도 해낼 수 없게 된다. 이 경우 모든 일에 대한 자신감이 없어져 소극적으로 되며, 계속적인 불안 속에서 살아가게 된다. 사회적으로도 자신의 내재된 잠재력을 발휘할 수 없기 때문에 주위의 인정을 받지 못하게 되고 남과 어울릴 수 있는 시간도 줄어들게 된다.

청소년기는 정서적으로 급격한 동요와 불안을 나타내고 사회적으로 바람직한 적응을 필요로 하는 시기이다. 또한 일생 중 신체적으로 가장 왕성한 발육발달을 보이며 체격과 체력의 기틀이 잡히는 시기이다. 따라서 청소년기에 건강하고 튼튼한 몸을 관리하는 데 주의를 기울여 강한 체력을 다진 사람은 평생을 건강상의 문제없이 적극적이고 창조적인 삶을 살아갈 수 있다. 특히 청소년기의 모든 정서·적성·기능·사회적 관계 등은 신체 발달 정도에 의해 결정된다. 이것은 신체조건과 밀접한 연관이 있으므로 청소년기 체력의 중요성은 아무리 강조해도 지나치지 않다.

현재 우리나라의 청소년들은 과열된 입시경쟁 속에서 건강과 체력의 사각지대에 있다고 하여도 과언이 아니다. 건강의 기초가 되는 강한 체력을 보유하고자 하는 노력, 그것은 어쩌면 공부보다 더 중요하다고 하겠다.

청소년기 생활체육활동의 가치

오늘날 신체적·심리적·사회적으로 바람직하고 건강한 청소년을 육성하기 위한 다각적인 노력이 절실히 요구되고 있다. 이와 같은 노력은 사회의 모든 영역에서 이루어져야 하겠지만, 청소년이 지니는 신체적·정서적·사회적 특성을 고려해 볼 때 체육의 영역에서 보다 적극적으로 전개될 필요가 있다. 이는 체육이 청소년들로 하여금 신체 발달 및 체력육성, 정서안정 및 순화, 사회성 및 도덕성 함양 등을 도모할 수 있는 활동 무대를 제공함은 물론, 여가선용 및 자아실현의 기회를 부여함으로써 궁극적으로 건전한 청소년 육성과 청소년문제 해결에 크게 기여할 수 있기 때문이다.

특히 일상생활 중 여가시간을 활용하여 자발적으로 참가하는 생활체육은 학력 위주의 입시교육과 소비향락적 여가문화가 주는 병폐를 치유하고, 신체적·정신적·사회적으로 건강한 청소년상을 구현하는 데 매우 효과적인 활동으로 평가되고 있다.

청소년 지도 및 육성에서 생활체육이 가진 신체적·정신적·사회적 가치는 다음과 같다.

신체적 가치

생활체육은 운동량이 부족한 산업사회를 살아가는 현대인의 생존에 필요한 적정량의 신체활동기회를 제공함으로써 체력 및 건강유지·증진에 기여한다. 특히 청소년기에는 왕성한 신체활동이 요구되는데, 생활체육활동은 신체활동의 요구 및 기회를 건전하고 효과적인 방법으로 충족시켜줌으로써 청소년의 심신단련 및 건강증진에 기여한다.

정서적 가치

청소년들은 과중한 학업과 입시에 대한 중압감으로 인하여 정서불안·초조·강박관념·만성피로 등이 누적된 기계적인 생활을 반복하고 있다. 따라서 청소년들에게는 이와 같은 스트레스와 욕구불만을 해소할 수 있는 기회나 통로를 충분히 마련해주어야 한다. 규칙적이고 적당한 신체활동은 근심·걱정 완화, 공격성 억제, 열등감 해소 등을 위한 배출구역할을 함으로써 긍정적인 자아개념을 형성하고 정서안정에 도움을 준다.

사회적 가치

생활체육은 여러 사람이 모여서 행하는 측면이 많기 때문에 규칙의 이행 및 준수·질서유지·시간엄수·예의범절 등이 요구되는 사회적 활동이라 할 수 있다. 이와 같은 생활체육활동을 통하여 청소년들은 사회관계 및 집단생활에서 요구하는 바람직한 태도 및 행동양식을 직·간접적으로 습득하고 내면화할 수 있는 기회를 갖게 됨으로써 사회성을 함양하고 사회적응력을 배양할 수 있다.

특히 생활체육은 청소년들에게 스스로 자신의 사회적 역할을 시험해보고 성인기를 준비하는 예비적 활동을 경험할 수 있는 체험의 장을 제공해줌으로써 원만한 사회생활을 영위하고 성숙된 인격을 함양할 수 있는 토대를 마련해준다.

성인

장년기의 특성

장년기는 성인기의 전반부에 해당하는 20~40세의 시기로서, 신체적으로 최적 수준이고, 지적 능력 또한 최대로 발휘할 수 있는 시기이다. 이 시기에서는 주로 배우자를 만나 안정된 결혼생활에 적응하고 자녀를 양육하며 가족관계를 원만하게 유지하게 된다. 그리고 최소한의 경제적 생활을 유지하면서 능률적인 직업인으로서 사회에 참여하며, 급격하게 변화하는 지식과 문화를 습득함으로써 자기성장욕구를 유지한다.

신체적 특성

장년기는 청소년기에 이어 계속 강인하고 활발한 신진대사를 나타낸다. 그러나 최근에는 20대 후반~30대 초반부터 신체적 · 생리적 조직이나 기능이 점차로 감퇴하는 현상이 나타나 사회적으로 문제가 되고 있다.

일반적으로 신체적인 성숙은 장년 초기에 끝나는데, 이때는 대부분의 신체기능이 최고의 효율을 가지고 기능할 뿐만 아니라 정신기능과 운동기능도 최상의 상태이다. 따라서 피부가 부드럽고 탄력성이 좋으며, 세포의 증식과 조직재생력이 최고수준을 유지한다.

그리고 근육의 긴장도와 조정능력은 최고조에 달하고, 에너지를 조절하는 능력과 순환계통의 기능도 충분히 발달되어 있다. 장년기에서도 근력이 최대에 이르는 때는 25~30세이며, 주로 작은 근육보다 큰 근육이 더 빨리 발달한다. 그 후부터는 근력, 근육의 수축 · 이완속도, 내구성 등이 감소한다.

또한 장년기에는 심장기능과 호흡능력이 뛰어나며 혈관의 구조도 신축성이 있어서 환경과 신체적 요구에 대한 변화에 비교적 빠른 반응을 하게 된다. 그러나 동맥경화증과 같은 심장혈관계통의 퇴행과정은 생의 초기에서부터 시작되어 장년기에도 계속 된다는 점에 유의해야 한다.

지적 특성

이 시기에는 최고 수준의 지능이 유지되므로 활발한 지적 활동을 수행할 수 있다. 또한 창조적 사고와 추상적 사고능력이 최고조에 달하여 주어진 문제를 효과적으로 수행한다. 장년기에는 자신이 정신적으로 날카롭고 진취적이며 사리가 밝다는 점에서 자부심을 갖고, 업적으로 사회에 공헌하고자 노력한다.

사회적 특성

장년기는 사람의 일생 중에서 가장 활동적이며 많은 사회적 변화 속에서 자신의 활동에 대해 책임을 지는 시기이다. 이 시기에는 가족으로부터 독립하여 사회에서 자신의 위치를 발견하려고 노력한다. 이러한 것은 직업, 결혼, 다른 사람과 관련 등을 통하여 성취된다. 또한 다양한 사회적 역할이 맡겨지는 시기이므로 자기중심적인 면이 감소되기도 한다.

성격적 특성

이 시기에는 타인과 친밀한 관계를 유지하며, 책임감이 강하게 나타난다. 즉 접촉과 애정생활을 통하여 타인과의 관계가 밀접하게 됨과 동시에 가정과 사회의 구성원으로서 갖는 책임감이 증가되는 시기이다. 따라서 장년 초기에는 사회적·경제적으로 무엇인가 이룩하려는 욕망과 함께 그로 인한 불안과 위협을 동시에 받게 되며, 장년 후기에는 자녀나 지역사회를 위해 투자하려는 경향이 강해지며, 특히 책임감이 많아진다.

중년기의 특성

중년기는 40~60세의 시기이다. 최근에 중년층 인구가 증가하였으며, 생활수준의 향상으로 인한 성인병의 증가와 더불어 중년기에 은퇴하는 사람이 늘어나고 있다. '평생교육'의 보편화로 이 시기에 새로운 적응방식을 가르치고 배워야 할 필요성이 커졌기 때문에 중년층에 대한 관심이 고조되고 있다.

신체적 특성

중년기가 되면 외관상 머리가 희어지고, 가늘어지며, 주름이 늘어난다. 이 시기에는 체력이 20대의 최고절정기에 비하여 약 10%까지 떨어지지만, 눈에 띌 정도는 아니다. 그리고 복잡한 운동기술도 청소년기나 성년기에 비하여 현저하게 감퇴되지만, 경험을 통하여 습득한 능력 즉, 빠른 조절능력 등으로 그 감퇴를 보완한다.

이 시기에는 골격계통 및 근육계통에서 많은 변화가 일어난다. 골격의 정밀도가 감소하고, 척추가 압박을 받게 되므로 요통이 발생하며, 뼈의 칼슘함량이 줄어 골다공증이 잘 발생한다. 또한 관절이 변화되어 통증을 호소하게 되고, 비만증이 있는 중년은 그 증상이 악화된다. 근력이 점차적으로 감소하여 근육세포가 지방질이나 결합조직으로 대체되면서 힘이 감소되고 탄력을 잃어 늘어진 것처럼 보인다.

한편 중년기에는 신진대사 측면에서도 많은 변화가 일어난다. 중년기에는 주로 앉아서 하는 일이 많아지고, 신진대사 작용이 30% 정도 저하됨으로써 에너지소비량이 감소한다. 따라서 중년에 비만증이 흔히 나타나며, 아울러 혈관의 탄력이 저하되어 심장혈관계통질환에 잘 걸린다.

지적 특성

중년기에는 정신적 감퇴현상은 나타나지 않으며, 지적 능력이 최고에 달하고 인지능력도 계속 발달한다. 반면에 기억력은 약간 감퇴되는 경향이 있다.

이 시기에는 경험을 통해 얻은 성숙함과 융통성·신념이 증가하며, 자신을 지적으로 성장시키는 동기부여도 증가하게 된다. 아울러 지식을 생활경험에 적용할 수 있으므로 의미있는 학습을 할 수 있다.

사회적 특성

중년기가 되면 자신이 가정이나 사회에서 어떤 위치에 있는가를 알게 된다. 이에 따라 현재의 위치에 안주할 것인가 혹은 새로운 방향으로 나아갈 것인가를 결정하기 위한 갈람길에 놓이게 됨으로써 많은 갈등을 겪게 된다. 중년기에는 10대의 자녀들을 책임감있고 행복한 성인이 되도록 양육해야 하며, 자신의 생리적 변화와 늙어가는 부모들을 봉양하면서 노후를 위한 적절한 재정적 안정을 도모해야 하고, 나아가 시민적·사회적 책임도 완수해야 한다.

성격적 특성

중년기에는 자신이 사회의 귀감 혹은 규범이 되며 의사결정자라고 여긴다. 대인관계의 문제, 말과 행동의 의미, 해석하는 능력과 분별하는 능력, 비판하는 능력 등을 가져 어떤 상황이든 쉽게 잘 극복해 나갈 수 있다는 자신감을 갖는다.

중년기 중 40대는 자신의 욕구충족을 위한 능력을 갖고 있다고 느끼면서도 일면으로는 아무런 보상도 없는 외적 환경에 대해 위험을 느끼는 시기이다. 그리고 50대는 인생에서 특히 중요한 전환기로서 인내력이 증가하고, 자아나 시대관 또는 죽음에 관한 새로운 인식이 형성되는 시기이다.

성인기 생활체육활동의 필요성

　　누구나 건강한 몸으로 사회에 기여하기 위해 힘쓰며, 이름을 남기고 오래 살며 일생을 행복하게 보내기를 염원한다. 그런데 사람은 자기의 신체에 아무런 이상이 없고 건강할 때에는 건강에 대하여 특별히 생각하지 않는다.

　그러다 불원간에 장년·중년기를 맞이하여 신체의 일부에 아픔이나 괴로움을 느끼게 되어 병원을 찾아가면 의사로부터 고혈압·당뇨병·위장병·신경통·류머티스 등으로 진단을 받게 된다. 이때에야 비로소 건강의 고마움을 느끼고, 어떠한 방법으로든지 건강한 신체를 되찾으려고 무한한 고심과 노력을 다하게 된다. 이런 일은 그 사람의 과거의 잘못된 건강생활에 기인한 것이 많은데, 이것은 정말 어리석은 일이다.

　인간의 건강한 신체는 태어나서부터 죽을 때까지, 즉 일생에 걸쳐 보전되어야 한다. 청년기에 신체운동을 꾸준히 실천하여 건강한 신체를 가진 사람일지라도 중·장년기에 적당한 신체운동을 계속하지 않으면 도리어 신체의 여러 기능에 부조화가 초래되어 건강을 해치는 일조차 생긴다.

　이와는 반대로 중·장년기를 맞이하여 적당한 운동을 끊임없이 계속하면 노화가 늦어지며, 오래도록 젊음을 유지한 채 계속해서 활동할 수 있게 된다. 즉 인간의 노화는 개개인의 연령에 의해서 결정되는 것이 아니라, 그밖의 조건에 의해서 달라지는 것이다.

　인간에게 있어 이 개인차는 특히 크며, 또 그 차이는 연령의 증가와 함께 점차 늘어난다. 세계적으로 100세의 징수를 누리는 사람들은 대개 중·장년기 이후의 체육활동과 상관관계가 깊은 것으로 조사 보고되고 있다. 우리들이 현재 살아 있는 것은 생명유지를 위한 어제의 체험 때문이며, 연령이 증가함에 따라 어제의 경험이 우리들에게 큰 영향을 준다. 수많은 사람들 중에서 상해, 영양섭취법, 신체운동, 피로도, 감정적 장애, 정신적·육체적 피로 등을 똑같이 경험한 사람은 없을 것이다.

　인간의 생물학적 연령은 일정하지 않다. 따라서 불원간 맞이하는 노년기를 건강하고 행복하게 보내기 위해서는 먼저 중·장년기의 건강에 유의해야 한다.

성인기 생활체육활동의 가치

학교에서는 싫어도 필수적으로 행할 수밖에 없었던 체육이 졸업 후 사회에 나가면 자유로이 선택하게 됨으로써 거의 행하지 않는 경향이 있다. 또, 각각 다른 직업을 가지고 가정의 안정을 꾀하는 데 중점을 두게 되면 남자는 근로에, 여자는 가사와 자녀교육에 진력한 나머지 자칫하면 자신의 체력이나 건강을 돌보지 않게 된다. 이러한 상황 속에서도 여가를 찾아내어 적절한 운동을 실천하는 사람들이 있다. 그들이 운동을 실천하는 이유는 운동의 가치를 충분히 이해하면서 과거의 경험을 통해서 운동하는 기쁨을 인식하고 있기 때문이다.

반대로 이러한 이해와 인식을 과거에 교육받지 못한 사람들은 운동에서 점차 멀어지게 되는데, 이들에게는 무엇보다 먼저 운동에 대한 가치를 충분히 인식시키는 것이 필요하다. 또한 운동을 하면 자기의 신체가 어떻게 변화하며, 어느 정도의 효과가 있는가에 대하여 깊은 이해와 체험을 갖게 할 필요도 있다. 이런 것은 이미 학교체육에서 충분히 교육되었지만, 예상 외로 제대로 알지 못하는 사람도 많다. 한편 운동을 끝낸 뒤의 기쁨보다도 운동을 괴로운 것으로 느끼고 있는 사람도 있는데, 이는 불충분한 학교체육 때문이다.

체육활동이 우리의 신체발달과 건강증진에 좋은 영향을 주고 있음은 주지의 사실이다. 특히 중·장년층의 생활양식 속에 체육활동을 도입하여, 이를 계획적으로 실천하면 건강증진과 장수에 바람직한 영향을 미치며, 체질개선에도 효과가 있음이 많은 실험적 연구에 의하여 재확인되고 있다.

성인기에 적합한 운동

성인기는 신체의 발육·발달은 이미 완성된 상태이므로, 체격이나 운동능력 등의 향상·강화에 목적을 두는 운동은 좋지 않다. 성인기의 신체는 그대로 방치하면 연령의 증가와 함께 체력이 저하되므로 적당한 체력관리에 의하여 될 수 있으면 조금이라도 보강하는 데 주안점을 두는 것이 바람직하다.

운동종목은 혼자 또는 적은 인원으로 할 수 있으며, 피로하면 무리하지 않고 중지할 수 있는 것이 좋다. 팀스포츠를 할 경우에는 자기의 체력한계를 넘어 무리하게 하기 쉬운데,

이것은 좋지 않다. 더욱이 운동은 매일 일정 시간 지속적으로 끈기있게 실천하는 것이 무엇보다 중요하다. 가끔 어떤 운동을 무리하게 하여 몸의 어디가 아프다고 호소하는 것은 이 연령층의 사람들에서는 잘못된 일이다. 언제까지나 젊다는 생각으로 '옛날 익힌 솜씨'라 믿고 무리하는 것은 특히 삼가하지 않으면 안 된다.

고령이 되면 체력의 개인차가 크게 되므로, 운동을 하기로 결정할 때에는 이런 점을 고려하지 않으면 안 된다. 성인기에 권할 수 있는 일반적인 운동은 산책·하이킹·골프·체조·수영·테니스 등이며, 원칙적으로 신속운동·가속운동 등은 좋지 않다.

노 인

노년기의 특성

신체적 특성

신체적 노화는 인체를 구성하고 있는 세포의 기능이 저하되어 나타나는 현상이다. 이에 따라 뼈와 근육이 위축되어 신장이 줄어들고, 등이 굽어지며, 피부밑지방이 감소하여 전신이 마르고 주름이 많아진다. 또한 신경계통은 자극에 대한 반응이 늦어져 스트레스와 상해를 입기 쉽게 되고, 내장은 면역력이 저하되어 감염되기 쉬워지며, 소화계통의 기능도 저하되기 때문에 충분한 영양섭취가 어렵게 된다. 또, 청력과 시력도 저하되어 일상생활에서 많은 불편을 느끼게 된다.

이와 같이 노년기에서는 전반적인 신체기능이 저하되며, 특히 고혈압·당뇨병·심장병·허파질환 등의 만성질환을 가진 노인들은 사소한 원인으로도 합병증을 일으켜 중증상태에 빠지는 일이 자주 발생한다. 노화에 의한 신체기능의 저하는 자연적인 현상이지만, 여기에는 유전·생활환경·과거의 경험 등에 의한 개인차가 있다. 따라서 그 특성을 정확히 알고 적절히 대처하면 극복할 수 있는 부분도 상당히 많이 있다.

노화에 의해 나타나는 노인의 신체적 변화는 다음과 같다.

◈ 힘든 활동을 할 수 없다. 신체의 각 기관에는 운동이나 위기상황에 처할 때 발휘되는 최대능력과 일상생활에 필요한 능력이 있다. 최대능력과 일상생활에 필요한 능력

과의 차이를 예비력이라고 하는데, 노화는 이러한 예비력을 저하시킨다. 따라서 노인은 평상시에는 별 어려움없이 생활할 수 있으나, 그 이상의 활동이 요구되는 상황이 발생하면 충분히 대응할 수 없게 된다. 예를 들면 일상생활의 보행에는 큰 지장이 없어도, 달리면 숨이 차고 힘이 들어 주저앉아버리는 현상이 일어나는 것이다.

- 쉽게 감염된다. 노년기에는 병원체의 침입에 대한 백혈구의 방어활동 및 면역작용이 활발하지 못하게 되어 질병에 대한 저항력이 감퇴된다.
- 피로나 상처에 대한 회복력이 저하된다. 인체는 피로해지거나 조직에 상처가 생기거나 질병으로 인하여 기능이 상실되면 원래의 상태로 되돌아가려는 자연적인 회복력을 가지고 있다. 그러나 노화는 자연적인 회복력을 저하시키기 때문에 같은 정도의 상처를 받거나, 동일한 운동에 의해 피로해졌을 때에도 노인은 성인보다 회복하는 데 더 많은 시간이 소요된다.
- 주위환경에 대한 적응력이 저하된다. 인체는 생활하고 있는 주위환경의 변화에 적절하게 적응하면서 활동을 순조롭게 전개하도록 노력한다. 이러한 능력을 적응력이라고 하는데, 노년기에는 노화로 인하여 신체적응력이 저하되어 풍요로운 삶을 영위하는 데 지장을 받게 된다.

심리적 특성

노년기의 심리적 특성은 정신적인 노화로 대변되는데, 이는 일반적으로 감각·지각·기억·지능과 같은 정신 및 신경기능의 저하, 불안 또는 우울과 같은 정서 및 성격의 변화 등을 말한다.

노년기에 나타나는 정신적 노화의 일반적인 특징은 다음과 같다.

- 최근의 일에 대한 기억력이 떨어진다.
- 쉽게 불안해진다.
- 자기중심적 사고를 하게 된다.
- 과거의 일을 열중해서 말한다.
- 과거의 일을 자주 후회한다.
- 소음을 싫어한다.
- 매사에 망설이거나 주저하는 경향이 많다.
- 사회의 변화에 대해서 잘 적응하지 못한다.

◈ 자기의 기분과 감각에 따라 행동한다.

◈ 과거의 고생을 이야기하고 싶어한다.

노년기에는 기억력이 저하되어 말을 되풀이하여 하는 경우가 많아지고, 사고능력에서도 독창성이 결여되며, 판단이 주관적으로 되는 경향을 보여 일단 한 번 내린 결정은 잘 바꾸려하지 않는다.

그리고 노년기에는 상황의 변화에 적응하는 능력이 저하되기 때문에 지금까지의 태도·행동양식·습관 등을 바꾸지 못하고 몸에 밴 낡은 습관을 고집하는 경향이 많다. 또한 사물을 보는 시각의 단일화·획일화 경향은 강하게 나타나지만, 사물의 본질을 통찰하는 능력은 높아진다. 정서 및 성격도 생활환경과 노화상태에 따라 개인차가 있지만, 대체로 불안·불만·열등감·고립감을 일으키기 쉬운데, 이러한 것은 일종의 방어반응으로 인한 변화로 나타난다.

사회적 특성

우리나라는 농업사회에서 산업사회로 변화하는 급격한 사회적 변동을 겪었다. 이러한 변동에 대한 적응력을 갖추지 못한 노년층은 심한 갈등을 겪게 된다. 전통적으로 내려오는 생활규범 및 관습이 변화하여 새로운 규범을 따라야 하는 고충과 함께 사회 전반적으로 경로사상이 결여됨에 따라 노인들은 여러 가지 정신적 고통을 안게 된 것이다.

노년기에 이르면 일생일대의 큰 변화인 일선에서의 은퇴를 맞이하게 된다. 이로 인하여 노인은 생활형태에 큰 변화를 맞이하게 되는데, 우선 생활환경이 축소되며 여가시간이 늘어난다. 그러나 과거에 스스로 취미를 가질 여유나 오락을 즐기는 방법도 알지 못한 채 은퇴를 맞이하는 사람이 많아 늘어난 여가시간을 의미있게 보내지 못하는 경우가 많다. 그런데 현실은 노년층을 위해 마련된 시설·장소·각종 운동 및 오락 프로그램 등이 부족하며, 노년층에 대한 후세대들의 관심마저 부족한 실정이다.

노년기의 건강

건강한 생활을 영위하기 위해 갖추어야 할 조건은 매우 많다. 그중에서도 생활환경, 즉 날씨·공해·생활장소·다양한 사람들과의 접촉 등은 건강유지에 많은 영향을 준다. 이와 같은 환경의 개선이 개인적인 노력만으로 이루어지기는 어려우며, 결국 가장 중요한 것은 우리의 몸상태이다. 신체를 최상의 상태로 유지하는 것이 이 모든 것을 극복할 수 있는 방법이라고 할 수 있다. 이를 위해 필수적으로 요구되는 것은 적당한 운동, 알맞은 영양섭취, 충분한 휴식 등이다. 그러나 노년기에서 이보다 더욱 중 요시되어야 할 것은 규칙적인 생활과 적극적인 생활자세라고 할 수 있다.

적당한 운동

건강한 생활을 위해서는 무엇보다도 적당한 운동이 필요하다. 운동을 통해 인간은 신체발달과 정서순화 등 여러 가지 바람직한 효과를 얻을 수 있다. 운동은 심장·허파·혈관·근육 등의 기능을 향상시킨다. 고혈압·당뇨병·동맥경화·관절염·심장병 등과 같은 노인질환들은 심장·허파·혈관·근육과 깊은 관계가 있다. 이러한 신체 각 기관의 기능발달은 곧 건강증진을 의미한다. 따라서 운동을 통해 신체기관을 발달시킴으로써 각종 질환들을 예방할 수 있다. 나아가 운동을 통해 심장허파지구력·근력·근지구력·유연성 등이 향상되면 일상생활을 더욱 효율적이고 활기있게 영위할 수 있게 한다.

그러나 노년기의 지나친 운동은 오히려 건강에 나좋지 않은 영향을 미친다. 잘못된 운동으로 인한 상해와 운동의 피로로부터 발생된 질병들은 건강을 해치는 결정적인 요인이 될 수도 있다. 그러므로 노년기에는 자신에게 맞도록 운동량을 조절하여 실시해야만 건강유지 및 향상에 도움이 된다.

규칙적인 생활

규칙적인 생활은 잠자는 시간과 일어나는 시간, 그리고 하루 3회의 식사시간을 대체로 일정하게 유지하는 것이다. 인체의 생리적 작용은 규칙적인 자극에 대한 적응에 익숙해지게 하는데, 규칙적인 자극이 지속되면 시간이 지남에 따라 원활한 생리적 작용을 하게 된다.

반면 인체는 불규칙적인 자극에 대해 잘 적응하지 못하는 경향이 있다. 따라서 불규칙적인 생활이 오래 지속되면 만성피로와 함께 각종 질병에 대한 면역능력이 약화되는 현상이 나타난다.

일반적으로 노인들은 식사·수면 등이 규칙적으로 이루어지는 편이다. 이러한 규칙적

적극적인 생활자세

노년기를 의미있고 건강하게 보내기 위해서는 적극적인 생활자세가 필요하다. 일선에서 은퇴한 후 정신적으로 소극적 성격을 띠어 우울증에 빠지는 노인들이 의외로 많다. 이 경우 생활이 비활동적으로 되어 건강을 해치는 결과를 초래한다.

건강을 위해 가장 중요한 일은 적극적으로 생활해나가려는 본인의 노력이라고 할 수 있으며, 따라서 일상생활에서 자신의 일을 적극적으로 찾아 수행하려는 노력이 바람직하다. 즉 집안을 청소한다든지 정원을 가꾸는 일들을 맡아서 하고 사회활동에도 적극 참여하며, 한편으로는 건강증진을 위해 운동을 하거나 취미생활을 하도록 노력하는 것이 좋다. 이러한 노력들은 의미있고 보람있는 일이며, 몸과 마음의 건강증진에 큰 도움을 줄 것이다.

노년기 체력의 중요성

현대사회와 체력

산업발달로 인한 각종 공해는 인간의 건강과 체력에 큰 영향을 미치게 되었고, 도시화·핵가족화·노인을 필요로 하지 않는 산업구조의 변화 등은 노인소외현상을 초래하였다. 이러한 현상은 신체적·정신적 기능이 약화되어 있는 노인에게 사회적·경제적 스트레스를 가중시킬 뿐만 아니라 노인들의 체력을 약화시키는 요인이 되기로 한다.

이와 같이 급변하는 현대사회의 환경에 적응하기 위해서는 피로하지 않고 장시간 활동할 수 있으며, 외부환경의 변화에 대처하고 적응할 수 있는 힘이 필요하다. 즉 노년기에는 복잡한 사회에 대한 적응력, 쏟아지는 정보를 받아들이고 수용할 수 있는 능력, 환경오염에 대한 저항력, 급속히 발전하는 기계문명과 물질문명에 대한 적응력, 각종 소음, 스트레스, 혼란, 소외 등을 견디는 능력을 갖출 필요가 있는데, 이를 위하여 강한 체력이 뒷받침되어야 한다.

노년기의 체력

노년기에 들어서면 노화현상에 의해 체력이 현격히 저하되어 건강이 위협을 받게 된다. 운동기능이 둔화되고 심장허파계통의 기능이 저하되어 면역능력이 떨어져 쉽게 병에 걸리개 될 뿐만 아니라 주위환경에 대한 적응력도 저하된다. 이와 같은 체력저하현상은 자연스런 현상이어서 완전하게 방지할 수는 없다.

그러나 적당한 노력을 하면 이러한 현상들의 진전속도를 늦출 수가 있으며, 나아가 건강을 유지·증진시킬 수 있다. 더욱이 건강은 수명과 관계가 깊고 체력은 건강의 유지 및 증진을 위한 기초가 되므로 행복한 삶을 오래도록 누리기 위해서는 강한 체력이 반드시 필요하다고 할 수 있다. 노년기의 체력은 활발한 신체활동과 규칙적인 운동에 의해서 증진된다. 체력을 증진시키기 위해서는 체력의 중요한 요소들을 선택하여 그 요소들이 발달할 수 있도록 계획성있는 운동을 실천해야 한다.

노년기의 생활체육활동

노인들이 가장 높은 관심을 보이고 있는 것은 무엇보다도 건강이다. 노년기 생활체육활동은 여가선용뿐만 아니라 바로 이러한 건강유지 측면에서 중시되어야 할 과제이다. 따라서 노년기의 체력관리와 건강을 위한 체육 및 레크리에이션 활동의 중요성이 부각되고 있다. 특히 핵가족화가 되면서 노인층이 심각한 소외집단화되고 있는 추세에 따라 노년기의 생활체육활동의 장려는 국민복지 차원에서도 매우 중요한 정책적 과제라 하였다.

노인은 집중력이 약하고 체력적으로 황혼기에 접어든 시기에 속하기 때문에 적극적인 신체활동에 자주 참가하기 어려운 심리적·사회적 조건을 지니고 있다. 그러나 노년기의 운동부족현상은 노화현상을 더욱 촉진하고, 나아가 각종 질병에 저항하는 능력을 저하시켜 질병에 감염되면 이로부터 회복하는 데 상당한 시간과 어려움이 수반된다. 따라서 노년기의 생활체육활동은 무리하지 않은 범위 내에서 지속적·규칙적으로 참여하는 것이 바람직하다.

한편 노년기의 생활체육활동은 상대적으로 체력이 왕성한 장년기의 생활체육활동과는 다른 의미를 지니고 있다. 즉 장년기에는 직업활동이 생활의 주가 되고 여가활동이 부수적인 위치를 차지하는 반면, 노년기에는 이와 반대의 경우가 된다. 결국 노년기의 신체활동은 삶의 보람을 자극하고 유지시켜주는 생활의 중요한 수단이 된다.

오늘날 노인을 위한 생활체육활동 계획은 사회적 관심으로부터 멀어져 있는 것이 사실이다. 시설면에서 보더라도 경로당·노인정 등은 시설이 상당히 협소하여 신체활동을 전개하기에는 부적합한 편이며, 최근 비교적 활발히 이루어지고 있는 노인학교에서의 신체활동도 이들을 지도할 전문적인 지도자가 없는 관계로 소기의 목적을 달성하지 못하고 있는 실정이다. 또한 소수의 생활체육기관에서 노인을 위한 레크리에이션을 의욕적으로 지도하고 있으나, 이는 극히 일부계층에만 제한되어 있을 뿐 사회 전반에 걸친 조직적인 체육활동은 거의 이루어지지 못하고 있는 실정이다.

노인들의 신체활동을 보다 적극적으로 유도하고, 활성화시키기 위해서는 이용 가능한 시설의 확보와 지도자의 양성도 중요한 과제임에는 틀림없으나, 이들의 체력과 흥미를 고려한 다양한 프로그램의 개발 및 보급이 무엇보다도 선행되어야 할 것이다.

노인의 생활체육활동 프로그램은 다음의 사항을 고려하여 개발되어야 한다.

- 노인의 신체조건 및 체력수준에 맞추어 에너지소비가 많은 종목은 가급적 피하고, 단체활동을 위주로 하는 내용으로 구성하도록 한다. 왜냐하면 이러한 활동을 통하여 노인은 집단 속에서 행동하는 즐거움을 맛볼 수 있고, 소외감을 해소시킬 수 있기 때문이다. 예컨대 배드민턴·탁구 등과 같은 종목을 집단활동으로 장려하고, 이와 유사한 게임을 개발할 필요가 있다. 이와 같은 게임은 흥미와 경쟁요소가 포함되어 있고 신체적으로도 큰 무리가 없기 때문에 노인들이 활동하기에 적당할 뿐만 아니라 화목한 분위기를 조성하는 데도 효과적이다.
- 시간과 장소에 구애받지 않고 유희성과 흥미도가 높아 규칙적으로 참여할 수 있으며, 신체기관의 기능을 정상적으로 유지시켜 노화방지에 도움이 되는 종목을 적극적으로 권장하여야 한다. 예를 들면 미니 골프, 고리던지기, 게이트볼, 링테니스 등이다.
- 야외에서 자연과 호흡하며 즐길 수 있는 종목을 개발하여야 한다. 노인은 대부분의 시간을 실내의 좁은 공간에서 보내는 경우가 많으므로 가급적 야외로 나가 보행하는 기회를 가질 수 있는 프로그램의 구성이 바람직하다. 예컨대 최근 높은 참여율을 보이고 있는 등산이나 걷기, 오리엔티어링, 버스 레크리에이션 등과 같은 종목은 이러한 목적을 달성하기 위한 좋은 수단이 되고, 순환계통을 자극하는 양호한 활동이 될 것이다.

이러한 내용이 포함된 생활체육활동은 일체감·우정·소속감 등의 사회성을 함양시켜주며, 노인들을 심리적으로 안정시켜 줄 뿐만 아니라 특히 신체건강유지에도 크게 이바지할 수 있다.

노년기 생활체육활동의 가치

　인간에게 있어서 일이란 삶을 지속시켜주는 수단임과 동시에 정체감과 자의식을 충족시켜주는 역할을 한다. 일에서 은퇴할 때까지(즉 퇴직 때까지) 일반적으로 어려운 상황에 직면하는 경우가 자주 발생한다. 생활체육활동은 노인에게 이러한 변화에 적응할 수 있는 기회를 제공하여준다. 이는 노인들에게 자기인식·지위감·창조성·성취감 등을 주며, 동시에 타인에게 이바지할 수 있는 기회를 제공해주기도 한다.

　반면 생활체육활동은 노인으로 하여금 타인과의 사회적 상호작용을 할 기회를 제공해준다. 개인적인 유대감을 형성할 기회는 가족으로부터 소외당하고 있는 노인들에게는 매우 중요하다고 할 수 있다. 이러한 활동은 배우자를 잃었거나 이혼한 노인에게는 이성 간에 우정을 쌓는 계기가 될 수 있다. 결과적으로 생활체육활동은 노인에게 신체적·정신적인 발달기회를 제공한다.

　신체활동은 순환계통과 근육의 기능을 향상시킬 수 있으며 체중감량을 돕고 긴장해소에 도움을 주고 일반적으로 신체적으로 만족감을 느끼는 데 도움을 줄 수 있다. 생활체육 참가자로 하여금 그들의 지식과 기술을 확장 발전시킬 수 있는 기회를 제공하여주는 활동과 프로그램은 성취감 및 새로운 지식의 획득에 대한 기대를 낳게 한다.

　생활체육활동은 노인에게 여가시간의 가치있는 활용을 위한 기회를 제공함으로써 노인의 생활을 건강하고 윤택하게 해주며, 여가는 자기인식과 자아존중과 같은 정서적 욕구를 충족시켜준다. 다시 말해서 오늘의 노인들은 단순히 더 오래 사는 것보다는 보다 젊고 활동적이고 역동적인 생활을 추구하고 있다. 나이가 들면서 나타나는 신체기능이 쇠퇴하는 노화현상은 연령증가에 따른 필연적인 현상으로 간주되어 왔으나, 이는 단순히 나이 먹은 결과라기 보다는 신체활동 부족이 주요 원인이다. 생활체육활동은 신체상태를 일생 동안 유지시켜 줄 뿐 아니라, 나아가 그 능력의 향상도 가능하게 한다.

　노년기 생활체육활동이 노인에 미치는 효과는 다음과 같다.

- 근육골격계통······근육운동을 통하여 연령에 관계없이 근력을 향상시킬 수 있다. 규칙적인 근육운동은 근육의 노화현상(근육량·근력·근지구력의 감소)을 결정적으로 막을 수 있다. 관절의 유연성, 가동성, 안정성 등은 어떤 연령에서도 개선될 수 있다. 이를 위해서는 유연성운동이 유용하다.
- 심장혈관계통······적절한 강도, 적절한 빈도, 적절한 시간의 운동은 노화에 따라 일반적으로 나타나는 심장혈관계통의 기능저하를 막아준다.
- 호흡계통······천식이나 허파기종과 같은 질병을 갖고 있는 만성허파질환자들은 운동을 통하여 상당한 효과를 기대할 수 있다. 이것은 허파 주변의 호흡근육 강화를 포함한 많은 요인들에 의하여 나타나며, 또한 운동에 대한 자신감을 갖게 하고 신체적 독립감이 신장되도록 해주며, 보다 강력한 호흡곤란 상태에서의 운동능력 또는 스트레스 해소능력을 키워준다. 유산소운동은 만성 흉부질환자들의 생활의 질을 폭 넓게 향상시켜준다.
- 기타 계통······노인들은 신체활동을 함으로써 평형성이 향상된다.
- 심리적 효과······운동은 불안수준이 높은 노인들, 그리고 심장질환으로부터 회복 중에 있는 노인들의 불안해소에 특히 효과가 있는 것으로 밝혀지고 있다. 이러한 결과로부터 일부 우울증환자의 치료수단으로서 운동요법을 사용하게 되었다. 몇몇 연구에서 보면 운동집단에서 적대감 및 증오심이 감소된 것으로 나타났다.
- 사회적 효과······운동은 동료애, 사회활동 및 생활의 활력증진에 중요한 역할을 한다. 흔히 노인들은 사람을 만나거나 새로운 친구를 사귀는 것을 어렵게 느끼고 있는데, 운동은 이것을 극복할 수 있도록 도와준다. 오늘날 어르신 생활체육대회가 전국적 규모로 개최되고 있는데, 이러한 경기들이 노인들의 즐거움, 사회적 참여기회, 경쟁심 및 상호이해를 증진시켜준다.
- 경제적 효과······운동참여는 국가 차원이나 개인 차원에서 경제적으로 이익이다. 신체적으로 보다 활동적인 사회가 됨으로써 나타나는 국민 의료비의 절감은 결과적으로 세금부담을 줄여준다.

4

생활체육의 활동장소에 따른 분류

가 정

가정의 개념

가정은 사회조직의 기본적인 단위이지만, 국가나 문화적 차이 혹은 사회적·경제적 변화에 의해 그 구조나 기능을 달리하고 있다. 가정에 관한 설명을 여러 문헌에서 찾아보면 다음과 같이 정의되어 있다. 즉 가정은 혼인으로 성립된 부부를 기초로 하여 부모·자식·형제·혈연관계자 등으로 구성된다. 그리고 구성원은 각각 사회적 역할을 지니며, 상호행위와 상호커뮤니케이션에 의한 인격적 결합과 감정적 융합에 근거하여 주거와 가계를 함께하는 제1차적인 공동생활 소집단이다.

또한 가정은 성(性)·혈연·세대차를 중요한 여건으로 하여 성립된다는 것이 다른 집단과의 차이점이다. 성(남녀)과 세대(부모자식, 형제)의 차이(지식, 경험, 분별)는 사회적 세력의 위상을 내포하고 있다는 점에서 가정은 상하관계와는 구별된다.

핵가족화의 진행과 가정기능의 축소

Murdock은 부부와 미혼자녀로 구성된 소집단을 핵가족이라 했는데, 산업사회의 진행과 함께 이러한 가족형태는 세계적으로 확산되고 있다. 우리나라에서는 1970년경에 들어서면서부터 핵가족화가 급속히 진행되어 가족 구성원수는 큰 폭으로 감소했다.

핵가족화로 집단구성이 단순해짐에 따라 가정이 발휘하는 기능은 쇠퇴·축소되고 있다. 농업사회에서 가족이란 자급자족적인 다기능집단이었다. 생산활동은 물론이거니와 아이들의 교육, 종교행사, 오락 등 다양한 역할과 기능을 맡았다.

이에 비해 핵가족은 Parsons에 의하면 경제생산기능을 거의 상실하여 정치권력체 중에서도 중요한 위치가 흔들리며, 또한 사회통합의 유력한 직접적 기관으로서의 기능도 감소하였다고 한다. 따라서 오늘날 고도로 분화된 사회에서 핵가족의 중요한 기능은 사회에서 직접적인 기능을 발휘하는 것이 아니라 개인성향을 위한 기능으로 변화했음을 이해해야 할 것이다.

Parsons, C. L.는 오늘날의 기본적인 가정기능으로 다음의 2가지를 들고 있다.
◈ 어린이가 자신이 태어난 사회의 구성원이 되기 위한 기초적 사회화
◈ 성인의 개인성향 안정화

핵가족화의 진행과 가정기능이 축소된 현대사회에서 가정체육은 하나의 문화이자 증가하는 자유시간을 메우기 위한 중요한 레저활동의 하나로 자리잡고 있다.

가정체육의 사회화기능

사회화란 일반적으로 인간이 일정한 사회나 집단에 소속되기 위해 그 사회나 집단의 양식을 익히는 과정이다. 인간은 발달단계별로 정동적(情動的)·사회적·인지적·지각적·행동적·표출적 등의 차원에 관한 발달적 변화과정을 통하여 기술의 습득, 인지의 정착, 태도나 가치의 형성, 동기나 습관의 학습, 신념·요구·흥미·이상의 실현 등 사회나 집단에 소속되는 데 필요한 문화를 내면화시켜 나간다. 이러한 사회화과정 중에서 인간은 인격을 형성함과 동시에 사회적 동일시(identity)를 획득하게 된다.

사회화과정은 복잡하나 사회화 발달단계, 사람과 사람과의 상호작용 양식이나 장소, 물리적·자연적 조건 등에 의해 영향을 받는다. 사람들이 소속되어 영향을 받는 집단·제도·상황을 '사회적 상황'이라 하는데, 이러한 공간에서 개인에게 적극적으로 작용하는 기능을 가진 것을 '사회화담당자-작용자'라 부른다. McNeil은 사회화의 에이전트(agents)로서 부모, 형제, 친구, 동료, 친척, 교사 등을 들고 있다.

이러한 사회화의 개념은 사람들이 체육에 필요한 태도나 행동(역할)을 습득하는 과정에서도 원용할 수 있다. 예를 들면 가정은 자녀의 사회화에서 사회적 상황이 되며, 부모·형제 등 가족성원은 사회화의 작용자로서 위치를 다질 수 있을 것이다.

가정체육이 가족에게 주는 기능

가정체육은 가족의 연대성·종합성·친화성 등의 유지에 기능하는 측면이 있다. 오늘날 가정의 기능은 '자녀의 사회화'와 나란히 '성인의 인격안정'도 가지고 있다. 이들 기능은 넓은 의미의 교육·문화적 활동에 해당한다.

또한 가정체육은 가족성원의 교육적·문화적 수준을 유지하고, 구성원 간의 긴장을 해소하여 정서적·정신적인 안정을 얻게 하기 위한 기능 및 조직이라 할 수 있다. 부모가 자녀에게 스포츠를 권하는 이유는 스포츠가 자녀의 심신발달에 좋은 영향을 끼치는 활동임과 동시에 인간의 문화적인 교양으로서 평생 필요한 활동인 점을 부모가 인식하고 있기 때문이다.

한편 가정체육활동은 가족의 정서적·정신적 안정을 도모할 뿐만 아니라 가족성원의 가족집단에 대한 소속감 향상에도 도움을 준다. 이러한 시점에서 가정체육활동의 특성과 가족의 기능을 살펴본다.

가정체육활동의 특성

부자가 함께 체육활동을 즐기면 자녀의 인격형성이나 스포츠문화의 획득 혹은 정신적 안정을 도모할 뿐만 아니라 가정의 화합성과 일체감도 높여준다. 그러나 가족에게 내·외적으로 영향을 끼치는 여러 요인에 의해 가정체육활동은 현실적으로 제약을 받는다.

다음에는 가정주기 단계 및 가족의 자유시간, 거주환경, 스포츠종목 등과 관련해 가정체육활동의 문제점을 살펴본다.

가정주기와 가정체육활동

오늘날 전형적인 가족형태인 핵가족은 남편과 아내 두 사람으로 구성되는 생식가정에서 시작하여, 계속해서 자녀를 키우는 양육가정으로 변화하고, 끝으로 자녀가 독립하여 노인만의 노령가정이 되는 것으로 가정주기가 단계적으로 이동하고 있다. 나아가 가족성원의 증감에 따라 가정의 상호작용은 복잡하게 변화한다.

Bossard와 Bowl은 가족의식의 변화를 다음과 같은 6단계의 가정주기를 예로 들어 설명하고 있다.

◆ 제1단계······결혼하고 나서 아이가 태어날 때까지의 가정
◆ 제2단계······자녀가 태어나 양육하는 단계의 가정
◆ 제3단계······취학 전 자녀가 있는 시기의 가정
◆ 제4단계······10대 자녀가 있는 가정

◉ 제5단계……자녀가 취직·결혼하여 양육가정에서 떠나는 시기의 가정
◉ 제6단계……자녀들이 떠난 후 노령의 부모만이 남는 가정

제1단계 가정체육활동의 대상은 남편과 아내 둘만이므로 체육활동의 취미와 경향이 일치한다면 별문제는 없다. 게다가 어린 시절에 부모로부터 받은 체육에 대한 격려를 재강화하려는 경향이 있다. 또한 부부의 어느 쪽이 스포츠에 관심을 갖고 있다는 것은 부부의 체육활동에 플러스 영향을 주는 요인도 될 수 있다.

제2단계에서 제4단계까지가 자녀의 사회화시기인데, 가정체육활동이 가족성원의 정서나 정신의 안정 혹은 건강·체력의 유지·증진에 기여하고, 가족 전체의 화합성과 통일성을 높이는 데 기여하는 시기이다.

그러나 자녀가 성장함에 따라 자녀의 생활영역이 가족에게서 가까운 동아리집단으로, 또 학교로 확대되어 준거집단으로서의 가족기능은 옅어지므로 부모와 자녀가 함께 체육활동을 할 기회가 줄어든다. 또한 이 시기의 부모·자식의 연령차에서 오는 체력차나 흥미·관심의 차이도 가정체육활동의 빈도를 낮추게 한다.

자녀가 가족으로부터 떨어져 새로운 인생항로로 나가는 제5단계는 자녀들이 부모와 대등하게 되고, 번거로운 가정의 속박에서 벗어나기를 원한다. 이에 대해 부모는 자녀를 가족행사 등에 참가시키려 한다. 이 시기에는 가족 간에 긴장상태가 발생하기 쉽다. 이 시기의 가정체육활동은 부모가 리드하기보다 오히려 자녀에게 부모도 참가할 수 있는 체육활동을 계획하도록 하는 것이 바람직하다.

제6단계는 부부만의 시기로 되돌아가지만, 연령이 높기 때문에 조깅·산책·골프 등 가벼운 스포츠가 건강과 체력유지에 적합한 운동이 될 것이다. 그러나 부부가 함께 행하는 패턴보다 클럽이나 서클의 사람들과 함께하는 편이 교제나 대화의 기회도 많아 바람직하다. 퇴직 등으로 인해 강제적인 여가시간이 많아지는 단계이므로 영속적인 레저활동의 하나로서 체육활동은 중요한 의미를 갖는다. 이러한 의미에서 체육활동을 일상생활 가운데에 계획적으로 도입해야 할 필요가 있다.

이러한 가정의 주기에서 부자 간의 연령차, 체력차, 흥미·관심의 차이, 준거집단의 이동·변화, 자녀의 결혼·독립 등은 가정체육활동에 영향을 끼치는 요인이라 하겠다. 따라서 가정체육활동은 가족의 생활주기 속에 체육활동을 계획적으로 끼워 넣고, 스포츠를 가족의 습관적 행동으로 의식화시킴으로써 가능해질 것이다.

자유시간의 증가와 체육활동

자유시간의 증가는 가족과 체육활동의 관계를 한층 촉진시키는 것으로 볼 수 있다. 즉 증가하는 자유시간을 보내는 하나의 방법으로 체육활동이 중요한 위치를 차지하게 됨으로써 나타날 수 있는 현상은 다음과 같다.

- 평생체육의 관점에서 자녀에 대한 스포츠사회화기능의 필요성이 높아질 것이다.
- 휴무제나 장기휴가의 실시를 통해 가족 중에서의 스포츠사회화 담당자 혹은 가정체육의 도구적·기술적 리더로서 부모의 역할이 기대될 것이다.
- 가족성원의 정기적 연휴패턴의 확보는 그들의 자유시간을 어느 정도 일치시키고, 가정체육활동의 가능성을 높이고, 나아가 단발적·형식적이 아닌 정기적인 가정체육활동 패턴을 정착시킬 수 있을 것이다.
- 여유있고 정기적인 가정체육활동이 촉진된다면 가족은 정신적·정서적 안정과 인간성 회복의 장으로서, 혹은 가족성원의 건강과 체력 유지·증진의 장으로서 높은 기능을 발휘할 수 있을 것이다.

고령자 증가경향과 가정체육활동

가족성원의 구성형태를 보면 핵가족은 점차 증가하고 있으나, 그 속도는 둔화되고 있다. 이에 비해 고령자가정 및 부모와 동거하는 복합가정도 증가하는 경향에 있다. 이러한 고령자가정의 증가에 의한 가족형태의 변화를 통해 고령자가 자유시간을 보내는 방법과 다른 가족성원이 자유시간을 보내는 방법 사이에 틈이 생겨난다.

고령자가 자유시간(퇴직으로 인한 강제적인 자유시간이 많다)을 많이 갖고 있는 점이 고령자만의 가정 혹은 복합가정의 체육활동에 미묘한 영향을 끼친다. 고령기가 되면 체육활동은 건강문제와 밀접한 관련을 갖게 된다. 고령자의 운동·스포츠욕구가 청소년층의 즐거움 추구 또는 소비지향의 체육활동과는 다른 만큼 가족 간의 조정이 어려워진다. 따라서 앞으로 고령자가정의 체육은 검토되어야 할 중요한 문제가 될 것이다.

스포츠종목과 가정체육

가정체육활동을 실시할 때에는 가족성원이 성·연령·체력의 영향을 비교적 덜 받는 스포츠가 도입되도록 배려해야 한다. 또한 부부와 자녀로 구성되는 핵가족은 2명에서 4~5명 정도의 규모이므로, 적은 인원으로도 가능한 스포츠를 선택하여야 한다.

스포츠종목에 버금가는 중요한 문제는 가정체육의 실시장소이다. 우리나라의 협소한 주거공간, 뜰이 없는 집이 많은 열악한 주택사정, 근린스포츠시설의 부족 등은 가정체육 활동의 최대 애로사항이 되고 있다. 가까운 곳에 운동장이 있다면 가벼운 구기·체조·달리기 등은 할 수 있을 것이다.

테니스·탁구·배드민턴·수영·볼링 등은 코트 또는 풀을 필요로 하며, 스키·하이킹 등 야외활동은 주거지에서 멀리 떨어진 장기체재형 스포츠이어서 가족의 경제적 조건도 영향을 받으므로 손쉽게 가족단위로 행할 수 있는 스포츠라고는 할 수 없다. 더욱이 정기적인 가정체육활동은 가족성원의 자유시간·활동장소·흥미·관심의 상이, 체력차, 경제여건 등으로 인해 종목을 일치시키기는 어려운 일이다. 따라서 집 근처에서도 가능한 체조·달리기·보행 등 가벼운 운동과 단발적인 스포츠활동이 많아진다. 또한 어린이 혹은 어른 어느 한쪽의 취향에 맞추는 스포츠 활동이 많아질 것이다.

이와 같은 문제를 해결하려면 아버지는 수영, 어머니와 딸은 테니스, 아들은 축구를 하는 등 동일시설이나 클럽 안에서 다양한 활동을 할 수 있는 스포츠클럽이나 스포츠시설이 필요하다. 또한 체력 및 연령차를 극복하고 함께 즐길 수 있는 프로그램과 지도자가 제공되어야 할 것이다.

집단소속의 특징과 가족의 기능

현대의 가족집단은 전근대사회의 가정과 같이 가족성원의 필요를 모두 충족시킬 수 있는 기능을 갖고 있지 않다. 전근대사회의 가정에서는 사회체계의 하나로서 '예절, 세대 간 문화전승 등의 교육', '소비생활이나 부모부양 등의 상호부조', '가족의 레저', '가족성원의 정신이나 정서를 안정시키는 장소', '노동력 재생산을 위한 휴식과 쉼터' 등과 같은 다양한 기능을 수행하였다. 그러나 오늘날의 가정은 한정된 기능만을 수행하는 일종의 기능집단이라 할 수 있다.

한편 사람들은 가족집단으로는 충족되지 않는 다양한 욕구와 필요를 채우기 위해, 혹은 사회적 요청에 의해 여러 기능집단에 소속되어 있다. 현대인은 복수의 기능집단에 자신의 시간과 인격을 분산하여 소속시키고 있으므로 한 기능집단에서 다른 기능집단으로 바쁘게 이동하면서 그때마다 다른 역할을 해내고, 인격도 바뀌게 된다.

이 과정에서 일이나 동아리로부터 소외감을 맛보고, 자기의 존재와 가치를 의심하고,

자기를 상실할 수도 있다. 이리하여 정신이나 정서면에서 안정을 잃어버리고 타인지향적인 고독한 군상으로 변한다. 이와 같은 현실에서 기능은 비록 축소되었다고는 하지만, 공동사회적인 성격을 가진 가족집단은 현대인의 정서적 안정과 인간성회복의 최후보루 기능을 할 것이 기대된다.

가정체육의 발전방향과 진흥방안

가정체육의 주체는 각 가정이지만, 그 진흥을 위해서는 행정기관의 적절한 원조가 필요하다. 따라서 가정체육 진흥에 관여하는 경영체나 지도자는 왜 가정체육을 취급하는가를 충분히 생각하여 기본적인 방침을 세우는 것이 중요하다.

가정체육을 진흥시키면 지역사회의 재구성, 밝은 가정 만들기, 청소년 비행예방 등의 효과를 기대할 수 있다. 이와 같은 목표를 달성하기 위해서는 가족의 주체적 행동에 따라 시설을 계속적으로 이용하여 운동하거나, 가족클럽 참가에 의해서 운동을 생활화하고 지속화하는 것이 바람직하지만, 구체적으로는 다음과 같은 사업을 전개할 필요가 있다.

가정체육을 위한 시설

가정체육은 반드시 가족이 함께 활동하는 형태만은 아니다. 가족이 개인별로 활동하는 경우에는 운동시설의 제공이 중요하다. 그렇지만 가족이 함께 활동할 때에는 새로운 문제로서 이에 상응하는 연구와 배려가 필요하다.

스포츠시설은 경기용으로 만들어진 것이 많기 때문에 가정체육을 실시하는 데 불편한 점이 많다. 운동장을 보더라도 육상경기장 형태가 많지만, 가족의 다양한 필요에 맞추기 위해서는 다목적 운동장이 좋다. 체육관에는 정규규칙에 의한 코트설치도 필요하지만, 일반 개방 시에는 될 수 있는 대로 많은 가족이 즐길 수 있도록 배려하는 것이 필요하다.

가정체육으로 할 수 있는 스포츠는 해수욕, 캠프, 등산, 걷기, 사이클링 등의 야외활동이 있다. 자연 속에서 가족이 함께 활동하면 일상생활에서의 해방을 수반하여 멋진 상쾌감을 맛보게 해준다. 그렇지만 야외활동의 장소인 자연은 여러 가지 사회적 조건에 의해 침식되어 붕괴의 위험에 처해 있다. 자연환경의 보호 및 이들 자연과 충분히 접촉할 수 있는 야외활동시설의 정비는 국가 및 지방자치단체에서 해야 할 중요한 과제이다.

가정체육을 위한 프로그램

가족을 위해 준비되는 체육프로그램은 한 가족을 대상으로 실시하기 보다는 많은 가족을 대상으로 하는 것이 더 좋다. 프로그램은 어떤 경우에도 개별 가족의 요구에 맞는 것으로 해야 한다. 가정체육 프로그램을 제공하는 주체는 되도록이면 다양한 가족의 요구에 응할 수 있는 것이면서도 이후의 가정체육의 발전과 유지에 기여할 수 있는 내용이 되도록 연구하여야 한다. 예를 들면 가족을 위한 수영교실·탁구교실·배드민턴교실과 같은 스포츠교실, 가족을 위한 하이킹과 같은 레크리에이션 프로그램, 부모와 자녀가 함께할 수 있는 스포츠 대회 등과 같은 프로그램 서비스를 생각할 수 있다.

가정체육은 가족의 주체성이 가장 중요시되어야 한다. 따라서 가족을 위해 만들어진 체육프로그램은 참가하는 가족이 주체성을 잃지 않도록 구성되어야 한다. 여러 가지 사회적 갈등과 문제가 가정에까지 나쁜 영향을 끼치고 있는 오늘날, 가정체육활동을 통하여 가정기능에 긍정적인 영향을 주게 되면 바람직한 가족관계나 원만하고 윤택한 가정생활의 유지에 공헌할 것이다.

직장

오늘날 직장인들은 모두 업무를 재미있게 수행하는 것은 아니다. 오히려 업무나 직업 자체를 힘들고, 괴롭고 지겹게 느끼는 사람도 많다. 그들은 과도한 작업량, 반복되는 일, 동료와의 경쟁, 스트레스, 인간소외 등 각종 비인간적인 현상에 시달리고 있다. 특히 작업이나 직무의 기계화와 단순화로 인하여 삶의 의미와 인간성이 상실되어가고 있으며, 산업현장에서는 인간소외현상이 한층 심화되고 있다.

이러한 관점에서 볼 때 직장인이 적당한 운동을 실시하면 직장생활에서 빚어질 수 있는 여러 가지 부정적인 측면을 감소시켜주고, 직장 전체의 분위기를 건강하고 활기차게 함으로써 노동능률과 생산성향상에 크게 기여하게 될 것이다.

이러한 인식에 공감한 경영주들은 산업재해방지, 노동안전, 위생활동, 직장 내의 인간관계 개선, 이직률의 감소, 생산성향상 등을 위하여 다양한 체육·스포츠·레크리에이션 활동을 유도하고 있으나, 전체적으로는 아직 미흡한 실정이다. 한편 직장체육활동의 부진은 경영자의 인식부족, 근로자의 참여부족, 불안정한 생활에 따른 이직 등 여러 가지 이유에서 찾을 수 있으나 무엇보다도 직장체육을 구성하고 있는 법규·시설·지도자·프로그램 등 체육환경의 미비에 그 원인이 있다.

그중 직장인들이 선호할 수 있는 체육활동 프로그램의 개발 및 보급은 직장체육활동의 참여 확대를 위한 필수적인 요소라 할 수 있다. 지금까지는 기존 시설을 중심으로 직장체육 프로그램이 개발되고 운영되었기 때문에 직업별·직무유형별·근무형태별뿐만 아니라 개인의 특성에 따라 세분화된 과학적이고 합리적인 프로그램이 크게 부족한 실정이다.

또한 직장인은 주변환경과 직무유형에 따라 생리적·심리적·사회적·지적 조건이 현저하게 다르고, 개인의 흥미와 욕구도 다양하다. 이를 충족시키기 위하여 직장의 환경과 여건을 바탕으로 한 직장인의 다양한 욕구를 충족시키는 프로그램 개발 및 보급의 필요성이 고조되고 있다.

직장의 개념

직장이란 개인이 계속적으로 수행하는 경제 및 사회활동의 장소를 말하며, 공장이나 사무실에서 기술·제조·영업·사무 등을 수행하기 위해 일과 사람으로 구성된 목적집단이다. 일의 계속성은 주기적(매일, 매주, 매월)·계절적으로 행하고 있거나 명확한 주기가 없더라도 현재 하는 일에 대하여 의사와 능력을 갖고 행할 수 있는 것이라야 한다.

직장은 다음과 같은 의미를 가지고 있다.

- 개인적 측면에서 직장은 우선 일터가 되며, 자신들의 생활과 활동에 필요한 여러 가지 자원을 얻는 곳이다.
- 경영의 측면에서 직장이란 제품을 개발하고 제조하는 곳이다.
- 구조적 측면에서 직장이란 조직으로부터 주어진 사명, 과제, 그리고 그것들이 분화된 하나하나의 업무와 직원 각자의 행동이 결합된 곳이다.
- 제도적 측면에서 직장은 특별한 성과를 달성하기 위하여 사람, 물자, 에너지, 기술, 정보 등이 목표에 따라 적절히 결합되는 곳이다.

직장인의 특성

현대사회는 사회보장과 인권존중의 복지사회이면서 소비나 여가시간 활용을 미덕으로 삼는 풍요의 사회이다. 그러나 이러한 현대사회의 이면에는 비인간화를 초래하고 인간을 비인격적 존재로 격하시킬 수 있는 요소도 동시에 포함되어 있다. 특히 하루 중 대부분의 시간을 직장에서 보내고 있는 직장인들은 한정된 공간 내에서 매일 똑같은 일을 반복함으로써 존재와 삶의 의미를 점차 잃어가고 있으며, 주체적 자각도 점차 무디어져 가고 있는 실정이다.

직장에서 하는 공통된 작업으로 인한 문제점은 다음과 같다.

- 매일 같은 작업을 반복하게 되므로 신체활동이 부족하거나 편중된다.
- 기계의 리듬에 의하여 인간의 활동이나 리듬도 지배받으므로 긴장이 거듭되며, 때로는 압박감마저 느끼게 된다.
- 창의성을 발휘할 수 없으며 수동적인 작업을 하게 된다.
- 인간의 활동이 기계의 일환 혹은 부분품적 작업에 불과하여 인간성을 잃어버리거나 박탈당하는 경우가 많다.
- 경쟁적인 노동을 할 수도 있어서 심신의 지나친 피로나 정신적인 긴장상태를 초래한다.
- 체력의 약화는 작업의욕을 상실시키고, 또 심신을 약화시키며 노화현상을 재촉하는 결과가 된다.
- 낡은 산업장에는 인간미를 담은 대화나 위로가 없어서 대중 속의 고독을 면하기 어렵다.
- 산업종목에 따라서는 오염된 공기나 소음 속에서 일광을 멀리 한 환경에서 작업하며, 때로는 위험을 수반하는 작업도 하게 된다.

기계화되고 분화된 조직 내에서 하는 활동은 육체적인 피로에 못지 않게 정신적인 피로를 유발시킨다. 또한 대개의 작업은 좌업이거나 비활동적 조건 속에서 이루어지기 때문에 신체활동에 제한을 받는다. 이러한 결과는 신체의 활동능력을 감퇴시키고, 정신적 장애를 일으키는 원인으로 작용하기도 한다. 그러므로 산업장의 근로자는 항상 이러한 애로나 곤란한 문제들을 극복하기 위하여 여러 가지 면에서 의식적이며 계획적인 노력이 요청된다. 그것은 곧 직장 적응문제와도 무관하지 않다.

직장인의 일과는 직장뿐만 아니라 가정이나 지역사회 생활에까지 지대한 영향을 미친다. 왜냐하면 어느 곳에서나 직장인은 중요한 사회적 역할을 담당해야 하기 때문이다. 기업의 입장에서도 새로운 관리기법을 통하여 종업원들을 심리적으로 안정되게 하고 행복감을 느끼도록 지원할 필요가 있다. 직장인에 대한 삶의 질 향상 프로그램은 체력증진뿐만 아니라 좋은 것을 보고 느낌으로써 직장생활에서 더 많은 기쁨을 누리도록 하려는 전략이다.

한편 근로시간을 제외한 시간은 다음 근로를 위한 준비·휴양·레크리에이션·사회활동 등에 쓰여지는데, 이것은 모두 근로활동에 의하여 규제되는 경우가 많다. 따라서 인간생애의 대부분은 근로에 대한 준비, 실제의 근로, 근로에 규정되는 활동 등으로 채워지는 셈이다. 이처럼 근로활동이 인간생활의 중심적 역할을 하고 있기 때문에 직장에서 충분히 자기의 역할을 다하게 되면 생활 전반에 만족을 누릴 수 있다. 즉 직업적응이 잘 이루어지면 생활 전체의 일반적응도 잘 이루어지는 것으로 볼 수 있다.

사무직 근로자와 생산직 근로자 간의 생리적 특성차에 대한 연구 결과는 많지 않지만, 통상적으로 사무직 근로자는 정신노동에 종사하고, 생산직 근로자는 육체노동에 종사하는 것으로 알려져 왔다. 사무직과 생산직 근로자의 차이를 신체활동의 정도로 파악한다는 것은 조악한 구분일 수 있으나, 외형상 양자 간의 직무활동차이는 신체활동이 작업환경과 일정한 관련이 있기 때문에 이러한 구분은 의미가 있다.

인간은 신체활동을 하도록 만들어졌다. 사무직 근로자들은 앉아서 하는 생활방식 때문에 신체활동량이 생산직 근로자에 비해 부족하다. 이에 따라 사무직 근로자들은 운동부족병에 시달리고 있다. 심장동맥질환, 골다공증, 당뇨병, 비만 등 운동부족으로 생기는 질병이 생산직 근로자보다 많다. 이에 비해 생산직 근로자는 신체활동량은 많으나 단조롭고 편협된 신체활동으로 인하여 특정부위의 질환이나 신체적 불균형이 일어나고 있다.

사무직 근로자가 실내의 깨끗하고 안락한 분위기 속에서 근무한다면, 생산직 근로자는 실외의 시끄럽고 혼란스러운 분위기 속에서 작업하므로 양자 간의 차이는 더욱 분명하게 나타난다. 육체노동과 정신노동의 차이는 일반적인 신체활동의 정도를 훨씬 넘어서고 있다. 그것은 업무 자체에도 기인하지만, 심리적인 측면에서 더욱 뚜렷하다. 생산직 근로자와 사무직 근로자의 생리적·심리적 특성으로 나타나는 피로와 스트레스는 작업환경과도 무관하지 않다.

작업환경에 관한 연구는 광범위하게 이루어져왔다. 산업심리학이 이러한 분야에 많은 공헌을 하였다. 공학자는 종업원들의 스트레스와 피로를 최소화하기 위한 도구·장비·작업의 흐름 등을 설계하였고, 생리학자들은 더위·추위·소음 등 생리적 스트레스가 인간의 신체에 미치는 영향에 대하여 연구하였다. 또한 의학자들은 광부들이 많이 걸리는 폐결핵과 석면노동자들에게서 많이 나타나는 암과 같은 산업질병을 연구하였다.

직장인들의 생리학적 특성을 대변하는 또 하나의 증후인 피로는 인간이 활동하는 한 필연적으로 나타나는 현상이지만, 정도에 따라 병리적 측면까지 고려하여 파악되어야 한다. 피로를 파악하기란 매우 어렵지만, 근로자가 작업에 적응하지 못하게 하는 중요한 신호로 볼 수 있다. 피로에는 여러 가지 종류가 있으며, 모두 신체적·심리적 특성을 가지고 있다.

피로의 증상은 권태, 일에 대한 의욕감퇴, 지루함 등이다. 지루하거나 권태로운 것은 일시적인 현상이어서 오락이나 수면에 의해서 치유될 수 있다. 그러나 피로는 보다 일반적이며 영구적이다. 가장 두드러진 형태는 근육피로인데, 이는 장기적인 국부적 신체활동에 의해서 발생된다. 이것은 생화학적 변화와 관계가 있으며, 예로는 심한 근육통이 있다.

정신적 피로는 단조로운 작업에서 흔히 나타나는 권태로움과 일맥상통한다. 정서적 피로는 긴장에서 나오며, 일반적으로 정서적 반응의 둔화가 대표적이다. 기술적 피로는 특정 업무의 집중력을 감소시키고 기술적 능력을 발휘하는 데 문제를 일으킬 뿐만 아니라 기술둔화로 인하여 정확성과 수행능력이 점차 낮아진다.

생산직 근로자는 사무직 근로자보다 작업환경의 영향을 많이 받는다. 특히 생산직 근로자는 사무직 근로자에 비해 장기적이고 단조로운 신체활동으로 근육피로가 많고, 사무직 근로자는 정신적 피로가 심화되어 있다는 점에서 피로를 해소하는 방식에도 차이가 생기게 된다.

직장체육의 효과

고도산업사회에 들어선 우리나라는 여가시간이 증가되고 작업환경이 급격히 변화됨에 따라 이에 대처할 수 있는 노무관리, 건강관리, 인간관계관리 등이 크게 부각되고 있다. 이에 부응하여 기업은 그동안 도외시하였던 직장인들의 작업환경과 근무조건을 개선하고, 비인간적으로 변하고 있는 흐름에 대응해 바람직하고 가치있는 삶을 영위하기 위한 여러 가지 방법들을 모색하고 있다. 그 방법의 일환으로 대두되기 시작한 것이 체육 및 건강 프로그램이다. 직장에서 일반적으로 정신노동을 주로 하는 사무직 근로자나 육체노동을 필요로 하는 생산직 근로자 모두 심신의 피로현상을 느끼고 있기 때문에 자발적인 체육활동은 건강을 유지하고 삶의 활력을 되찾게 한다. 한편 경영주의 가장 큰 관심사항인 생산성향상에도 직장체육은 크게 기여할 수 있다.

체육이 생산성향상에 영향을 미치는 요인 중의 하나로 좋은 인간관계를 들 수 있는데, 이것은 인간이란 감정을 가진 존재로서 삶과 존재의 의미를 중요시하기 때문이다. 따라서 체육·스포츠 또는 레크리에이션 활동을 통하여 상호 이해를 넓혀가면 더 좋은 인간관계를 만들어 결과적으로 생산성향상에 기여한다.

결과적으로 체육활동은 건강과 체력을 증진시킬 뿐 아니라 종업원의 취미생활이나 운동욕구를 만족시켜줌으로써 생산의욕이나 사기를 진작시키고 인간성회복에도 크게 기여한다. 직장체육의 이러한 과정은 종업원의 교양과 후생복지에 직결되어 생산성증대에도 이바지하며, 직장 내 인화와 협조 그리고 단결하는 분위기도 조성하게 된다.

직장인들의 체력 및 건강과 그들의 직무 사이에는 밀접한 상관관계가 있다는 다수의 연구결과는 직장인들이 갖고 있는 신체적·정서적·정신적 안정감이 직장에서 중요한 몫을 차지하는 것을 대변해준다.

건강과 체력관리 측면에서 보다 나은 환경을 제공하기 위한 정책도 중요하지만, 이러한 환경개선을 통하여 건강을 보호·유지하는 소극적인 방법보다는 직장인 스스로의 활동을 통하여 건강과 체력을 증진시키는 적극적인 방향이 시대적 요청인 동시에 현명한 방법이라 하겠다. 그러한 방법 중 대표적인 것이 직장체육이나 스포츠, 그리고 활동적인 레크리에이션이라 할 수 있다. 결론적으로 직장체육이나 레크리에이션 활동은 노사관리의 입장에서도 높이 평가되어야 하며, 직장인의 삶의 질과 직장의 생산성향상에 크게 기여할 수 있는 것이다.

직장체육이 주는 효과는 다음과 같다.

인간성 회복

과거에는 의식주 해결에 모든 시간과 노력을 허비하였으나, 현재는 산업의 고도발달로 절대빈곤에서 벗어나게 됨으로써 가치관이 변화되어 인간다운 삶을 추구하게 되었다. 산업화 이전의 사회에서는 생산의 전체과정에 많은 시간과 노력이 요구되었기 때문에 여가시간은 부족하였지만, 일의 성취에 대한 보람과 긍지와 같은 심리적인 만족감은 컸다. 반면 생산과정의 기계화는 일의 분업화를, 분업화는 전문화를 요구하였다. 이러한 분업화와 전문화는 그 성격상 통합적이라기보다는 부분적·분열적인 성격을 가지므로 직장인은 기계의 부품으로 전락하고 말았다.

산업화의 기본적인 조직원리는 합리화·표준화·거대화·집중화 등을 들 수 있다. 합리화는 인간성상실을 초래하여 오히려 비능률적인 조직을 만들었다. 한편 이러한 것들은 인간의 사고방식과 생활방식까지 표준화하였고, 대부분의 인간들은 그러한 표준화된 문화양식 속에서 생활함으로써 개성과 창의성 그리고 인간의 본질을 차츰 상실해가고 있다. 인간다운 삶이란 단순히 물질적 풍요만을 뜻하는 것은 아니며, 정신적·심리적·사회적인 풍요로움을 구비한 삶을 뜻한다.

행복이란 보다 나은 의식주를 갖춘 환경에서 명예나 지위의 향상, 자신이 추구하는 전문지식이나 기술의 성취 등에서도 느낄 수 있다. 현대사회에서 인간이 추구하는 행복이란 본질적으로 일과 휴식이 균형을 이룬 생활 속에서 가능한데, 체육활동은 이러한 균형 있는 삶을 영위하는 중요한 수단이 된다.

직장체육활동은 정신적·육체적으로 힘든 직장생활에서 건강증진뿐만 아니라 모험심을 기르고 생동감을 느끼도록 하며, 직장생활의 권태감이나 압박감에서 벗어나 신선한 경험을 맛볼 수 있는 기회를 제공한다. 즉 직장인들은 체육활동은 통하여 자신의 진정한 삶의 의미를 느낄 수 있는 내면세계를 창조한다고 할 수 있다.

이러한 관점에서 직장체육 프로그램은 직장인들에게 낭만·모험심·흥분 등과 같은 인간의 기본욕구를 충족시킬 수 있는 기회를 제공할 뿐만 아니라, 진정한 행복을 실현하고 지속시킬 수 있게 하는 등 인간성회복과 삶의 질을 향상시키는 효과가 있다.

생산성 향상

생산성에 영향을 미치는 요소에는 인적·물적 시설과 구조적 조건이 있으나, 일반적으로 신체적 건강, 직무만족, 작업환경 조건, 직무상의 스트레스, 작업의욕 등을 들 수 있다. 또한 같은 의지력과 노력으로 일을 한다면 능력이 있는 사람이 보다 큰 성과를 내게 되는데, 이 능력이라는 것은 개인적 여건 즉 건강·기능·정신력 등의 요소에 의하여 결정된다고 볼 수 있다. 건강이란 포괄적이면서 보편적인 보건·위생적 개념으로 설명할 수 있으나, 좀 더 적극적으로 생각하면 체력적인 의미에서 능률은 바로 작업역량과 직결된다고 볼 수 있다.

기능은 전문적 지식과 그 일에 대한 수행능력이며, 그 기능을 향상시키기 위해서는 폭넓은 신체적성을 필요로 한다. 신체적성은 '체력'으로 표현되기도 하지만, 인간이 갖고 있는 모든 신체적 가능성 중에서 자극에 대하여 반응하는 부분의 전문적 발달로 설명할 수 있다. 그러므로 신체적성을 더욱 폭 넓게 개발하는 것이 기능을 향상시키는 요인이 된다.

정신력은 판단·창의력·기억력과 같은 지적 능력과 인내심·감투정신·용기와 같은 의지적 능력, 흥분·안정과 같은 정서적 능력 등이다. 이러한 정신력은 쉽게 길러지는 것이 아니고 오랜 기간 동안에 조성되는데, 이는 체육활동을 통하여 꾸준히 노력함으로써 효과를 얻을 수 있다.

직장체육과 생산성의 관계는 다음의 세 가지 측면이 있다.

◆ 직장체육은 일차적으로 생산활동에 필요한 건강과 체력을 증진시킴으로써 적극적인 직무의욕을 고취시키고 여가활용 기회의 제공, 적극적인 생활태도의 함양, 노동으로 인한 긴장 및 갈등의 순화, 만남의 장소 제공, 인간적 유대의 강화 등을 도모함으로써 생산성향상에 영향을 미친다.

◆ 직장체육은 직무만족감을 고양시키는 데 중요한 역할을 수행하여 직무에서의 성취감 및 보상욕구를 충족시킴으로써 근로자의 노동생산성을 향상시킨다.

◆ 직장체육을 통하여 증진된 직무의욕과 직무만족은 근로자의 생활만족에 총체적인 영향을 줌으로써 결과적으로 생산성향상에 기여하게 된다.

일체감 조성

체육활동은 직종·지위·빈부의 차별없이 평등한 관계 속에서 허물없는 활동으로 나타나게 된다. 따라서 경영자와 근로자가 함께하는 신체활동은 동료의식을 싹틔워 적극적인 소속감과 애사심을 형성한다. 신체와 정신이 모두 건강한 사람들이 모인 직장은 활기가 넘치고 경영자와 종업원 간의 상호이해와 화합은 직장분위기를 밝고 명랑하게 만든다.

근로청소년 선도

우리나라 기업체에 고용된 근로자 중 일부는 청소년들이다. 이들은 정신적으로나 신체적으로 성장·발달기에 있는 만큼 바람직하게 성장할 수 있는 환경을 조성해주는 것은 사회적으로 매우 중요하다. 그러므로 청소년을 고용하고 있는 직장의 체육 프로그램은 정신적·신체적으로 성장·발육기에 있는 근로청소년들에게 중요한 교육적 역할을 한다. 왜냐하면 스포츠정신 그 자체가 사회의 도덕적 규범이며 훌륭한 시민정신이라 할 수 있기 때문이다.

상대방과의 선의의 경쟁, 승자와 패자 간의 진정한 우호정신, 땀 흘려 노력한 만큼의 결과, 엄정한 규칙을 준수하는 준법정신 등과 같은 스포츠에서 볼 수 있는 페어플레이정신은 좋은 도덕적 규범과 교육적 가치가 될 수 있다.

학교에 재학중인 청소년은 학교를 중심으로 체육교육이 이루어지고 있지만, 근로청소년은 시간적·경제적으로 여유가 없기 때문에 기업체를 중심으로 체육활동이 이루어져야 한다. 물론 산업체학교와 같은 교육기관을 통한 교육효과도 기대할 수도 있지만, 산업체학교를 개설한 기업은 소수에 불과하다. 경영자와 관리자는 신체발달과 정서함양 측면이 특히 강조되어야 할 근로청소년들에게 체육을 통하여 정서적으로 풍부한 감수성을 키워주며, 신체의 정상적인 발육·발달을 촉진시켜주도록 환경을 조성하는 것이 무엇보다 중요하다.

지역사회

지역사회란 일반적으로 대부분의 주민들이 일상생활의 주요부분을 영위하는 지리적 생활공간이라고 할 수 있다. 지역사회는 물리적 배경·주민·조직의 세 가지 요소로 구성되며, 매우 다양하고 복합적인 특성을 지닌 개념이어서 단일속성만으로 정의하기는 어렵다. 여기에서는 지역생활체육을 지역사회의 생활체육으로, 그리고 지역사회는 영어의 커뮤니티(community)와 유사한 개념으로 보기로 한다.

지역사회는 모든 사람들이 일상생활을 하는 거점이자 일상적인 체육활동경험을 흡수하는 장소라고 할 수 있다. 예를 들면 개인은 공공기관 주최의 스포츠대회에 참가하기도 하고, 어떤 때는 운동회나 강습회에도 참가한다. 이 경우 상업시설을 이용하기도 하며, 직장체육시설 또는 학교체육시설을 이용하여 지역생활체육활동을 하기도 한다.

여기에서는 지역생활체육의 진흥을 위한 지역생활체육의 의의 및 그 기능에 대하여 간략히 살펴보고, 그의 실천에 필요한 육성방안과 지도자 문제를 살펴본다.

지역사회의 정의

지역사회(community)는 지역공동체라고도 하는데, 이는 인구나 생태학과 같이 생물학적 개념에 연유한 말이다. 이것의 근본적인 의미는 생물의 어떤 종(species)이 지역적 또는 공간적으로 분포되어 한데 모여 생활하는 모습을 말한다. 따라서 지역사회란 지역성과 공동성이 기본요소가 되며, 일반적으로 주민 대부분의 일상생활에서 주요 부분을 영위하는 지리적 생활공간이라고 할 수 있다.

인간은 다른 많은 종류의 생물과는 달리 한 지역이나 공간적 테두리 속에서 단순한 생물적 삶을 살아가는 것이 아니라, 사람들 사이의 사회적 상호작용의 맥락 속에서 삶을 영위해간다. 다른 동물들도 사회적 생활을 하는 경우가 없지 않지만, 인간 특유의 것은 동일한 문화를 소유함과 동시에, 공동생활체에 대한 소속감이나 동일시와 같은 주관적인 사회의식을 공유한다는 것이다.

이와 같은 점에 근거하여 볼 때 넓은 의미에서 지역사회는 한 지역적 테두리에 같이 모여 사회조직을 이룩하고 문화를 공유하며, 상호 일체감을 지니는 삶의 터전이라고 풀이할 수 있다. 다시 말하면 지역사회는 구성원들이 한정된 지리적 영역 내에서 함께 거주하고, 다양한 사회적·경제적·정치적 배경을 소유하고 있으며, 개인이나 가정이 특수한 활동이나 생산 등의 교환을 매개로 결합되어 있는 곳이다.

지역생활체육의 정의

지역생활체육은 지역사회와 생활체육을 결합한 말이다. 체육활동은 늘어난 여가시간을 생산적이고 효과적으로 보내어 인간 본연의 활동력을 회복한다는 의미에서 현대생활의 불가결한 요소로 인식되고 있다.

지역생활체육의 필요성이 대두된 이유는 다음과 같다. 지역생활체육활동이 지역주민의 상호 접촉을 깊이 있게 해주고 새로운 시대에 합치되는 지역사회활동의 장소를 형성하는 데 공헌하며, 지역생활체육시설을 정비하고 효율성을 극대화할 수 있는 기회를 제공해주며, 거시적인 측면에서 복지의 확대와 인간성 회복을 생활환경 전체로 넓혀가는 계기를 기대할 수 있기 때문이다.

지역생활체육이란 지역사회 구성원인 지역주민이 여가시간에 개인의 자발적인 참가에 의해 창출되는 신체활동 수요를 충족하기 위하여 지역사회 내에서 하는 체육활동으로 정의할 수 있다. 지역사회는 지리적·자원적 배경의 물리적 영역과 공동연대 및 소속감을 지닌 주민, 그리고 지역사회의 사회적 상호작용을 유지하는 사회조직의 요인으로 구성된다. 따라서 지역생활체육은 일정 영역의 지리적 환경 내에서 지역적 소속감을 지닌 주민에 의해서 지역사회의 복지와 주민 상호간의 신속성 및 지역사회 형성의 의식강화, 그리고 개인적 삶의 질 향상을 위해 행해지는 놀이·게임·스포츠 및 레크리에이션 활동이라고 볼 수 있다.

한편 지역생활체육은 지역사회의 유형과 특징을 반영하고 있기 때문에 지역생활체육의 실천은 지역에 따라 차이가 발생한다. 특히 지역생활체육은 지역사회의 특성을 반영함은 물론, 주민 개개인의 여건과 요구에 부응하여 이루어지는 체육활동이라는 점에서 지역주민의 생활과 밀접한 관계를 지니고 있다. 다시 말해서 주민의 개별적 체육활동(상업적으로 제공된 스포츠나 비공식적인 개인 여가활동으로서의 스포츠)이 아닌 지역의 공동성을 계기로 체육시설을 소유한다는 조건하에서 자발적 체육활동을 통하여 '우리'라는 의식을 가지고 어떤 형태로든 긍정적인 지역사회 형성에 도움을 주고, 주민의 집단화를 강화(지향)하는 요소가 내포되어 있을 때 지역생활체육이라고 볼 수 있다.

지방화시대를 지향하는 오늘날 지역생활체육의 정의는 정체적 의미보다는 발전적 의미에 입각하여 살펴보는 것이 타당하다. 왜냐하면, 지역생활체육은 지역주민의 단순한 여가선용이나 레크리에이션활동의 차원을 넘어서, 자발적이고 적극적인 체육활동 참여를 통하여 지역주민 상호간의 공동체의식·향토애·단결심·협동심 등의 함양에 기여함으로써 지역사회발전이라는 공동목표 달성을 위한 원동력이 되기 때문이다.

지역생활체육의 기본이념과 목표

지역생활체육의 기본이념

횡적으로 결합된 인간관계의 창조

지역사회가 자발성과 자비주의를 토대로 집단활동에 관계하는 시스템이라면, 거기에서 전개되는 체육활동 역시 체육 및 스포츠라는 공통된 의지로 맺어진 동등한 사람들의 집합체에서 계층과 지위를 막론하고 수평으로 작용하는 것에 그 특징이 있다.

스포츠는 원래 본질적으로 지니고 있는 종적인 질서감각과는 다른 조직원리와 활동원리를 기본으로 운영되어야 한다. 다시 말해서 규칙을 기본으로 한 공평한 활동, 승패에 대한 평등한 기회보장 등 스포츠에 내재되어 있는 사회적 관계에서 긍정적 기능을 살리고, 횡적으로 결합된 집단운영방식의 학습 등을 통해서 지역사회에서 횡적으로 맺어진 새로운 사회관계와 생활의식을 창조하는 활동으로 성장시키는 것이 필요하다.

자발적 활동과 신체적·경제적인 자기부담 활동

지역생활체육은 개인의 거주지를 기반으로 하여 스스로 선택한 집단활동이므로 스스로 가입하는 자발적 결합에 의한 활동에 가깝다. 활동의 참가와 탈퇴는 자유이지만, 참가하는 한 자주·자립정신을 익힐 것이 요구된다. 즉 연습과 클럽활동의 계획작성·서클과 클럽의 조직과 운영능력, 스포츠활동의 조건을 갖추어 어려움을 극복하는 능력, 동료와의 알력과 다른 스포츠집단과의 문제를 스스로 해결해가는 능력 등을 향상시키면서 자발적으로 행동해야 비로소 가치있는 지역생활체육활동이 될 수 있다.

한편 이것은 종래의 행정주도형과 지도자의존형의 체육활동과는 근본적으로 다른 활동임을 스스로 인정해야 한다. 또, 지역생활체육은 어느 정도 여유를 전제로 한 생활행위이므로 시간·노력·경제적인 여건 등을 고려하여 자신에게 적합하다고 선택한 활동에 대한 비용의 자기부담을 원칙으로 하는 것이 중요하다. 예를 들어 유니폼·여비·도시락 등의 비용을 행정기관이 전부 부담해주는 체육활동으로는 자립적인 지역생활체육을 탄생시킬 수 없다.

같이 즐기는 스포츠에서 같이 성장하는 스포츠

회원 개개인의 생활체육활동욕구를 충족시키고, 스포츠에 내재되어 있는 즐거움을 공유하며 같이 즐기는 관계의 성립이 스포츠조직과 집단을 구성하는 중심적 과제가 된다. 따라서 스포츠집단은 자신들의 활동목표인 즐거운 스포츠활동이 실현되면 1차적인 목표는 달성되겠지만, 생활집단과 정치집단과는 달리 지역성 등과 같은 한계성이 있다.

그러나 같이 즐기는 활동을 계속해가는 가운데 인간의 다양한 관심을 수렴할 수 있는 지역사회집단으로 성장시켜 같이 움직이고 같이 배우는 활동으로 발전시키려는 방향성이 지역생활체육에서 기대된다. 즉 체육 및 스포츠를 매개로 한 집단형성과정이나 조직과정 및 조건정비를 둘러 싼 각종 활동을 통해서 각자가 자기변혁과 내적 갈등을 반복해

가면서 함께 성장하고, 함께 이해하고, 함께 감동하는 등의 지역사회의식을 육성하는 것이 중요하다.

지역사회에 뿌리내린 건강하고 풍요로운 계속적인 활동

운동부족과 고령화사회를 맞이하여 건강증진과 체력육성을 위해 스포츠활동을 하는 사람들이 크게 증가하고 있다. 건강증진과 체력육성을 위해 스포츠활동을 하는 사람은 적어도 주 2회 이상 활동에 참가하여 계속적으로 실시하지 않으면 그 효과는 기대할 수 없다.

일상생활권에서 마음이 맞는 친구를 찾고, 쉽게 이용할 수 있는 스포츠시설을 확보하고, 매력 넘치는 스포츠 프로그램을 기획하고, 거기에 참여함으로써 스스로 건강과 체력을 유지·향상시키고, 지역사회 전체에 체육 및 스포츠를 매개로 한 건강생활(health life)의 울타리를 확대하는 집단활동으로 발전시키는 것이 필요하다.

한편 스트레스와 인간소외시대를 맞아 체육 및 스포츠에 내재된 즐거움과 기쁨, 신체활동을 매개로 한 자기표현과 의사소통 등의 가치를 발견하면서 활동하는 사람들도 점점 증가하고 있다. 특히 일상생활 공간을 무대로 '관계성의 욕구'를 추구하려는 경향이 현저하므로 이들 욕구를 지역사회 스포츠·문화시설을 기반으로 흡수하고 조직화하는 것은 앞으로 지역생활체육의 중요과제가 될 것이다.

지역생활체육의 목표

지역생활체육의 실천을 위한 구체적인 계획을 세우려면 무엇보다 기본적인 목표를 설정해야 하는데, 이때 고려할 사항은 다음과 같다. 즉 지역생활체육의 목표설정에 앞서 지역생활체육은 특정 계층인에게만 봉사하는 평생체육이 아니고, 일반대중의 스포츠활동에 중점을 둔 방법론을 설정해야 한다. 특히 노인·주부·근로청소년 등 스포츠활동의 혜택이 부여되지 않는 사람들에 대한 대책이 고려되어야 한다. 또한 스포츠는 자유롭고 자발적인 활동이므로 자주적인 활동이 될 수 있도록 노력함으로써 스포츠의 생활화란 관점에서도 체육집단의 육성이 중심적인 목표설정에서 고려되어야 할 점이다.

그 구체적인 목표는 다음과 같이 설정할 필요가 있다.

◆ 주민의 건강·체력 유지 및 향상……사회의 변화에 따라 자연적으로 신체활동이 감

퇴·편중되는 것은 사회적 조건에 의해 여러 가지 차이가 있으나, 모든 지역사회가 공통적으로 직면하고 있는 문제이다.

- 청소년의 건전한 육성……현대사회에서는 건전한 여가활동을 위한 시설이나 상담해 주는 상대가 부족하기 때문에 청소년의 탈선행위가 증가하고 있다. 이와 같은 문제를 해결하기 위하여 지역생활체육의 활성화가 필요하다.
- 지역의 재조직화……지역공동체가 무너져가는 현실을 극복하기 위한 새로운 지역사회 의식 및 인간성 회복의 수단으로 지역생활체육의 중요성이 강조되고 있다.
- 삶의 질 향상……운동으로 얻는 즐거움과 평안함으로 주민들의 삶의 질을 향상시키는 것은 지역생활체육에 부과된 크나 큰 역할이다.

지역생활체육활동의 전개

아침 일찍 걷기운동을 하는 중년여성, 동료와 테니스를 즐기는 남성, 게이트볼을 하는 노인, 에어로빅댄스를 하며 땀을 흘리는 젊은 여성 등 다양한 계층의 사람들이 다양한 운동을 하고 있다. 여기에는 운동부족을 해소하기 위해서, 건강을 위해서, 생활에 긴장을 주기 위해서 등과 같은 여러 가지 이유가 있다.

운동을 일부 젊은 사람만이 즐기던 과거와는 달리 현재는 남녀노소 모든 계층의 사람들에게 운동이 널리 퍼지게 되면서 운동을 하는 목적도 다양화되고 있다. 이러한 상황에 맞춰 행정도 지역생활체육의 진흥, 평생스포츠의 충실화 등에 힘을 기울이고 있다. 충분하다고는 할 수 없지만 시설의 정비, 스포츠교실의 개최, 클럽육성, 지도자 양성 등과 같은 여러 가지 시도가 구체적으로 실현되고 있다. 한편 민간 수영장이나 클럽도 곳곳에 생겨나고 있다.

이렇게 스포츠에 대한 관심이 높아지고, 지역사회에서 많은 사람이 스포츠에 참가하게 되었지만, 양적인 성장만을 했을 뿐 그 실속을 들여다보면 그다지 만족스럽지 못한 결과를 볼 수 있다. 지역생활체육이 지역사회의 구심점 역할을 하지 못하고, 단지 운동을 하는 사람들의 숫자만 늘어났을 뿐이라면 이는 지역생활체육 지도자에게도 책임이 있는 문제이다. 스포츠가 갖고 있는 즐거움을 지역사회에서 공유하는 것이 중요하다. 단순히 스포츠를 하는 사람이 늘어나고 스포츠클럽이 증가하는 양적인 추구가 지역생활체육의 발전을 뜻하는 것은 아니다.

지역생활체육활동이 뿌리내리고 지역사회에서 스포츠활동이 풍요로워지기 위한 조건은 다음과 같다.

스포츠의 즐거움 보장

스포츠를 하는 큰 이유 중 하나는 '스포츠가 즐겁기 때문'이다. 누구나 스포츠에 참가하고 지역사회에서 체육활동이 널리 퍼지기 위해서는 스포츠가 갖고 있는 즐거움을 모두에게 보장하는 것이 중요하다. 운동을 잘하는 사람만이 즐거움을 느끼고, 운동을 못하는 사람은 즐거움을 느낄 수 없는 체육활동은 결국 일부 사람만의 것이 될 수밖에 없다.

여러 가지 기술연습도 스포츠를 즐기기 위한 것이다. 초보자는 불완전하더라도 스포츠를 할 수 있다는 달성감은 큰 기쁨이 된다. 스포츠는 혼자서도 즐길 수 있지만, 동료와 경쟁하거나 협력함으로써 한층 더 즐거움의 폭이 넓어지고 모두가 협동하여 활동하였다는 체험을 통해 기쁨도 느낄 수 있다. 따라서 초보자든 상급자든 누구나가 스포츠의 즐거움을 느낄 수 있는 활동을 보장하는 것이 중요하다.

스스로 활동할 수 있는 능력배양

스포츠는 자주직·자발적 활농이 기본이며, 다른 사람으로부터 강제되거나 억지로 하는 활동이 아니다. 초보자도 처음에는 지도자나 주위사람의 도움으로 활동을 하게 된다. 그러나 언제까지나 주위사람의 도움을 받을 수는 없다. 어느 정도의 수준에 이른다면 혼자서 해야 할 필요가 있다. 또한 클럽활동도 클럽멤버의 자주적인 활동이 되는 것이 가장 이상적이다.

하지만 클럽멤버가 지혜를 모아 활동을 전개하면서 문제를 해결해나가는 자세가 점점 옅어지고 있는 추세이다. 스포츠는 개인적인 즐거움이 참가동기가 되는 경우가 많지만, 그 활동이 보다 풍부해지기 위해서는 스포츠를 실시하는 각 개인이 스포츠의 주인공이 되어 스스로 스포츠를 할 수 있는 역량을 몸에 익히는 것이 중요하다. 지도자도 이러한 스포츠애호가를 양성하는 데 노력을 기울여야 한다.

함께 즐기는
활동

모두 함께 즐기기 위해 시작한 스포츠활동도 시간의 경과와 함께 기술차이가 나기 시작한다. 스포츠에 대한 대처나 의식에 차이가 있으면 대립이 일어나는 경우도 많다. 자신과 친한 동료하고만 어울리거나 같은 기술수준의 사람하고만 모이면 점점 집단이 작아지는 경향이 있다.

클럽은 '가입이 자유롭다'는 개방성이 원칙이다. 지역사회에서 클럽을 통해 풍요로운 활동을 전개하기 위해서는 가입희망자를 받아들여 많은 지역주민과 함께 활동하는 것이 중요하다. 스포츠가 일부의 젊은 사람들에서부터 시작하여 모든 사람이 즐길 수 있도록 하는 과정을 밟아나갈 필요가 있다.

문제의 극복

지역사회의 많은 사람들과 함께 활동을 전개하면서 활동범위가 커질수록 여러 가지 문제가 발생한다. 그것은 클럽 내부문제일 수도 있고, 외부문제일 수도 있다. 그러한 문제가 발생하면 모두가 나서 해결해야 한다. 스포츠를 통해 이루어진 작은 모임에 문제가 생겼을 때가 그대로 주저앉을지, 아니면 조금이라도 진보할지를 결정하는 중요한 분기점이 된다.

클럽멤버의 수준차이에 의한 대립과 같은 스포츠의 내적 조건·시설 등 스포츠활동을 둘러싼 외적 조건에 의한 여러 가지 문제를 하나하나 해결하는 것이 누구나 즐길 수 있는 활동을 만들어가는 것이며, 그것이 지역사회 스포츠클럽을 발전시키는 원동력이 된다.

지역생활체육의
추진방법

지역생활체육활동은 대부분 자신이 살고 있는 일상생활권을 중심으로 전개되는 활동으로, 거주지에 기반을 둔 자발적 집단활동이다. 이는 지방자치단체가 제공하는 공적 서비스를 공유하면서 전개되는 경우가 많다.

본래 스포츠는 개인의 즐거움을 위한 활동이기 때문에 행정의 관여는 최소한으로 한정시켜야 한다는 견해도 강하지만, 시설정비·지도자 양성·친구 사귀기의 동기가 되는 프로그램 서비스 등과 같은 조건의 정비는 주민들의 노력만으로는 한계가 있어서 개별적으로 해결·처리할 수 없는 문제도 많다. 따라서 이들에 대한 조건정비와 지역주민 상호간의 교류가 깊어지게 할 수 있는 환경정비는 지방자치단체에서 하는 스포츠행정시책의 중심적 과제이다.

또한 지역생활체육의 실태와 발전단계에서 공적 서비스의 내용과 지방자치단체가 관여할 수 있는 영역은 차이가 있으므로 실시방법과 운영상의 융통성이 요구된다. 단순한 행정주도형의 사업·교실·프로그램 서비스, 예산지원, 지도자양성 등에 그치지 말고, 지역주민의 주체성과 자발적인 활동을 중심으로 하면서 각종 관련단체와 공적·사적인 스포츠시설·클럽 등과 협력하여 기존 행정조직의 테두리와 담당범위를 초월한 공·사 공동조직과 유연한 추진체제 육성이 오늘날의 과제이다.

이상과 같은 관점에서 지속적인 지역생활체육활동의 진흥과 관련된 지역생활체육 및 스포츠행정은 다음과 같다.

스포츠시설의 정비 및 네트워크화와 이용촉진

지역사회에 있는 체육시설의 배치상황과 이용현황을 모두 점검하고, 시설정비계획을 작성하여 주민에게 제시한다. 그리고 시설이용단체의 파악과 이용의 효율화를 도모하기 위한 운영조직의 개선, 그리고 시설을 중심으로 한 지역생활체육의 수준파악과 이용자 상호간의 교류촉진을 위한 프로그램 서비스를 충실하게 하는 것이 행정의 중요한 역할이라고 할 수 있다.

또한 지역사회에 있는 체육시설의 관리와 운영에 관해서는 주민의 참가를 촉진시키면서 점차 이용자와 이용단체 대표자를 중심으로 하는 자주적인 관리방식으로 이행시킴과 동시에 일상생활권 시설, 행정구 수준의 시설 및 전체 시 수준의 시설 상호간의 체계적 정비와 네트워크화를 도모하는 것이 긴급과제이다.

지역생활체육 지도자 및 클럽 육성

지역생활체육 진흥의 원동력은 유능한 지도자와 집단의 존재이다. 지도자와 동기집단이 활동을 잘못하면 독선적·폐쇄적·반사회적 활동에 빠지기 쉬운데, 이 때문에 지금까지 지역생활체육의 발전을 저해하거나 운영을 곤란하게 하는 경우가 많이 있었다.

이제부터는 지역생활체육이란 무엇인가를 잘 이해하고, 스포츠집단의 개방된 운영방식을 분별할 수 있는 우수한 지도자의 양성과 동시에 지역생활체육 활동의 토대가 되는 스포츠클럽의 육성이 시급하다.

표 4-1. 체육지도자 데이터베이스 구축현황

구 분	1급	2급	3급	4급
생활체육지도자	1,051	9,065	194,739	204,855
경기지도자	1,150	31,827	-	32,977

출처 : 한국스포츠개발원(2014)

지역생활체육 활동과 건강상태 점검

집에 머무는 시간이 많아서 지역사회에서 많은 활동을 할 수 있는 고령자·주부·유아·아동 등에게는 지역사회를 기반으로 한 친구사귀기의 기회를 제공할 필요가 있다. 이때 건강·체력육성 프로그램 서비스, 스포츠정보 서비스, 놀이·스포츠공간의 정비 등은 빠질 수 없는 조건이다.

이를 위해서 실태와 서비스 수준이 어느 정도인가를 끊임없이 평가하고 점검하는 구체적인 시책이 강구되어야 한다. 또한 스포츠활동을 지탱하는 건강·체력 진단과 상담 등의 서비스사업도 의료기관이나 보건소와 연결하여 정기적으로 개최할 필요가 있다. 특히 고령화사회에 접어든 오늘날에는 고령자의 생활기반이 지역사회에 있기 때문에 지역사회의 중요성 및 지역주민의 건강유지와 증진을 위한 스포츠활동의 필요성은 높아지고 있다.

따라서 지역생활체육 활동참여자 스스로 정기적인 건강진단을 습관화할 수 있는 건강진단시스템의 확립하고 지역사회 전체의 건강수준 및 스포츠실시 상황을 정확히 파악하여 건강·스포츠에 관련된 진단과 정보를 정기적으로 주민에게 제공하는 것이 앞으로 지역생활체육행정의 중요과제이다.

지역생활체육추진체제의 정비

지역생활체육 진흥을 위한 추진체제를 정비하려면 시·구·학군 등의 수준에서 자치단체 체육회와 학군 스포츠진흥회 등의 조직편성과 체질개선이 시급하다. 그리고 지역주민의 체육 및 스포츠욕구를 흡수할 수 있는 조직인 '지역생활체육추진협의회(가칭)'를 편성하여 지역생활체육시설 상호간의 네트워크 설정과 자발적 관리운영조직의 편성 등 공·사의 공동적이며 복합적인 시스템 설정이 필요하다.

한편 주민의 자주적 스포츠조직인 스포츠관계단체, 체육지도위원, 사회교육단체, 클럽대표자 등으로 구성되는 '지역사회스포츠추진협의회(가칭)'를 광역자치단체와 각 자치구 수준으로 조직하여 주민의 스포츠에 대한 욕구를 흡수·반영하여 지역사회단체나 스포츠종목단체 간의 연락과 조정기능을 발휘하게 한다.

지역생활체육활동 프로그램

지역주민들이 스포츠활동을 즐기기 위해서는 여러 가지 프로그램이 필요하다. 스포츠클럽 등에서 활동하는 사람에게는 발표 및 교류를 위한 프로그램, 모든 지역주민이 즐길 수 있는 프로그램 등 각각의 목적에 맞는 프로그램이 필요하다. 이러한 프로그램은 지역주민이 자주적으로 실시할 수도 있지만, 일반적으로는 행정기관 도움으로 실시되는 경우가 대부분이다. 지역주민이 다양한 형태로 참가할 수 있는 프로그램을 준비하는 것도 지역생활체육활동을 풍요롭게 하는 데 중요하다.

지역생활체육 프로그램은 주민들에게 체육활동참여를 위한 동기를 부여하고, 효과적이며 합리적인 체육활동의 방법을 제시하는 구체적 수단이다. 지역주민을 위한 지역생활체육 프로그램은 활동의 주체인 주민들로 하여금 흥미·활동수준 등에 따라 다양하게 참여하도록 할 뿐만 아니라, 활동장소인 지역생활체육시설의 활용가치를 높일 수 있다. 따라서 지역생활체육 프로그램은 지역사회의 환경과 여건을 바탕으로 지역주민 전체를 대상으로 폭넓게 보급되어야 한다.

한편 대부분의 지역사회에서 하고 있는 체육활동은 소수 종목에 편중되어 있는데, 이와 같은 현상은 희망 운동종목이나 동호인클럽의 운동종목과 유사하다. 이러한 편중현상은 주민의 흥미, 시간적·경제적 여건, 운동능력, 건강상태, 시설 등을 고려한 다양한 프로그램이 개발·보급되지 못한 데 기인한다고 볼 수 있다.

지역생활체육활동의 활성화를 위한 프로그램의 개발과 보급을 위해서는 광역체육시설을 이용한 오리엔티어링·체력단련·초청하이킹·자전거하이킹 프로그램, 교육기관 및 근린체육시설을 이용한 만남의 장소, 스포츠캠프 프로그램, 공공체육시설을 활용한 민속경기대회, 지역생활체육대회, 지역사회 동호인조직 대항 체육대회, 생활체육교실, 노인을 위한 평생체육교실, 종목별 강습회 등과 같은 현실성 있는 프로그램은 개발하고, 그 운영 및 실시방법을 구체적으로 제시할 필요가 있다.

또한 지역주민들의 체육활동 참여를 유도하고, 기존 동호인조직의 체육활동을 활성화하기 위해서는 학교체육시설의 개방과 이를 이용한 프로그램의 개발·보급이 현실적으로 중요한 문제라 할 수 있다.

지역주민의 체육활동은 대부분 학교체육시설을 이용하여 이루어지고 있으나, 학교측에서는 시설개방이라는 소극적인 입장만 취하고 있을 뿐, 시설 이외의 체육활동 여건조성을 위한 지원은 전무한 실정이다. 따라서 학교체육시설을 이용한 다양한 프로그램을 개발·보급하면 학교체육시설 이용자의 운동효과를 극대화시키고, 지역주민의 체육활동 참여를 효율적으로 유도할 수 있을 것이다.

스포츠강습

스포츠강습은 지역주민의 지속적인 체육활동을 촉진한다는 의미에서 대표적인 생활체육 프로그램이다. 스포츠강습은 주민에게 스포츠기회를 제공하는 장인데, 특히 스포츠를 하고 싶었지만 여건이 안 되어 할 수 없었던 주민에게는 절호의 기회가 된다. 따라서 지역생활체육행정기관에서도 주민의 스포츠욕구를 만족시키는 사업으로서 수많은 스포츠강습을 실시하고 있다. 탁구와 테니스 등의 스포츠강습에서부터 사교댄스나 에어로빅스 강습까지 여러 가지 강습을 실시하고 있다.

이처럼 스포츠강습은 스포츠 기회제공에 중요한 역할을 하고 있다. 그러나 강습을 얼마나 많이 실시하는지, 참가자가 얼마나 많은지 등 양적인 평가만을 하거나 이전에 했던 방식만을 따라 하는 매너리즘에 빠진 기획을 하기 쉽다.

스포츠강습에 지역주민이 참가하고, 그것이 풍요로운 활동으로 전개되기 위해서는 다음과 같은 것이 중요하다.

- 강습의 목적을 명확히 설정한다.
- 목적에 맞는 대상자가 참가할 수 있도록 홍보한다.
- 목적에 맞는 지도가 전개될 수 있도록 충분한 준비를 한다.
- 가능한 한 강습 후에도 활동이 지속될 수 있도록 운영·지도면에서 주의한다.

스포츠대회

스포츠강습회는 평소에 스포츠를 하지 않는 사람의 스포츠참가를 유도하는 중요한 프로그램이지만, 스포츠대회는 이미 활동을 실시하고 있는 사람이 '평소의 성과를 발표하면서 다른 참가자와 교류를 하는 장'으로서 중요한 역할을 갖는 프로그램이다. 그리하여 이들 대회는 전통도 있고, 대회운영방법도 확립되어 있다.

스포츠대회는 지방자치단체에서 실시하는 것과 각 경기단체·연맹 등이 실시하는 것이 대부분이다. 지금까지의 대회는 경기력이 높은 선수를 대상으로 한 경기대회가 주를 이루었다. 현재는 스포츠활동에 여러 층의 시민이 참가하게 되고, 다양한 활동을 하는 오늘날의 스포츠대회는 한 명의 챔피언을 결정하는 것만으로는 충분한 역할을 했다고 할 수 없다. 따라서 여러 가지 종목의 챔피언을 결정하면서도, 지역주민이 여러 가지 방법으로 대회에 참가할 수 있도록 하는 것이 필요하다.

그러기 위해서는 다음과 같은 사항을 배려하여야 대회를 의미있게 할 수 있을 것이다.

- 대회의 목적을 확실히 할 것(예 : 챔피언을 결정하는 대회, 교류를 돈독히 하기위한 대회, 게임을 즐기기 위한 대회 등)
- 수준 급수별로 분류하거나, 초보자를 위한 파트를 별도로 설치함으로써 수준에 맞는 사람들과 게임을 즐길 수 있게 할 것
- 단지 게임에 참가하는 것만이 아니고, 운영면에도 참가하여 자주적 운영이 될 수 있도록 할 것
- 리그전이나 패자부활전 등을 넣어 될 수 있는 대로 많은 게임을 즐길 수 있도록 한 것
- 대회를 원활하게 운영하기 위해서 사전에 심판강습회 개최 등 대회를 위한 폭넓은 대응책을 고려할 것
- 평상시의 활동이 활발해지는 대회가 되도록 할 것

표 4-2. 생활체육대회 지원 현황

구분\연도	2004	2005	2006	2007	2008	2009	2010	2011	2012	2013	2014
대회 종목 수	42	43	43	45	46	46	50	48	46	49	54
대회 수	124	123	128	129	124	133	122	127	130	130	134
참가규모	87,031	99,547	118,789	125,113	132,754	110,635	124,520	122,613	127,022	141,588	111,040

출처 : 국민생활체육회(2014)

스포츠행사

스포츠대회가 승부를 중심으로 이루어지는 데 반해 스포츠행사는 즐거움을 중심으로 이루어진다고 할 수 있다. 최근 운동회, 레크리에이션대회, 스포츠박람회 등과 같은 스포츠행사가 늘어나고 있다. 스포츠행사는 단발적으로 행해지는 것이지만, 강습과 마찬가지로 스포츠 기회와 동기를 제공하는 장으로서 중요하다. 스포츠행사는 스포츠에 관한 의식전환, 동기부여의 장으로서 지역생활체육 활동을 풍요롭게 만드는 수단으로서 커다란 역할을 하고 있다.

그 역할을 충분히 다하기 위해서는 다음과 같은 점에 유의하여야 한다.

- 스포츠의 목적을 확실히 정한다.
- 많은 사람이 참가할 수 있도록 홍보를 충분히 한다.
- 불특정 다수의 참가자가 안심하고 활동할 수 있도록 종목설정, 실시방법, 스포츠상해발생 시의 대응방법 등을 충분히 고려한다.
- 실행위원회와 준비위원회를 설치하여 지역사회의 여러 사람과 관계를 맺으며 구체화시켜간다.
- 행사 후 그 행사의 내용이 일상생활로 연결될 수 있도록 준비한다.

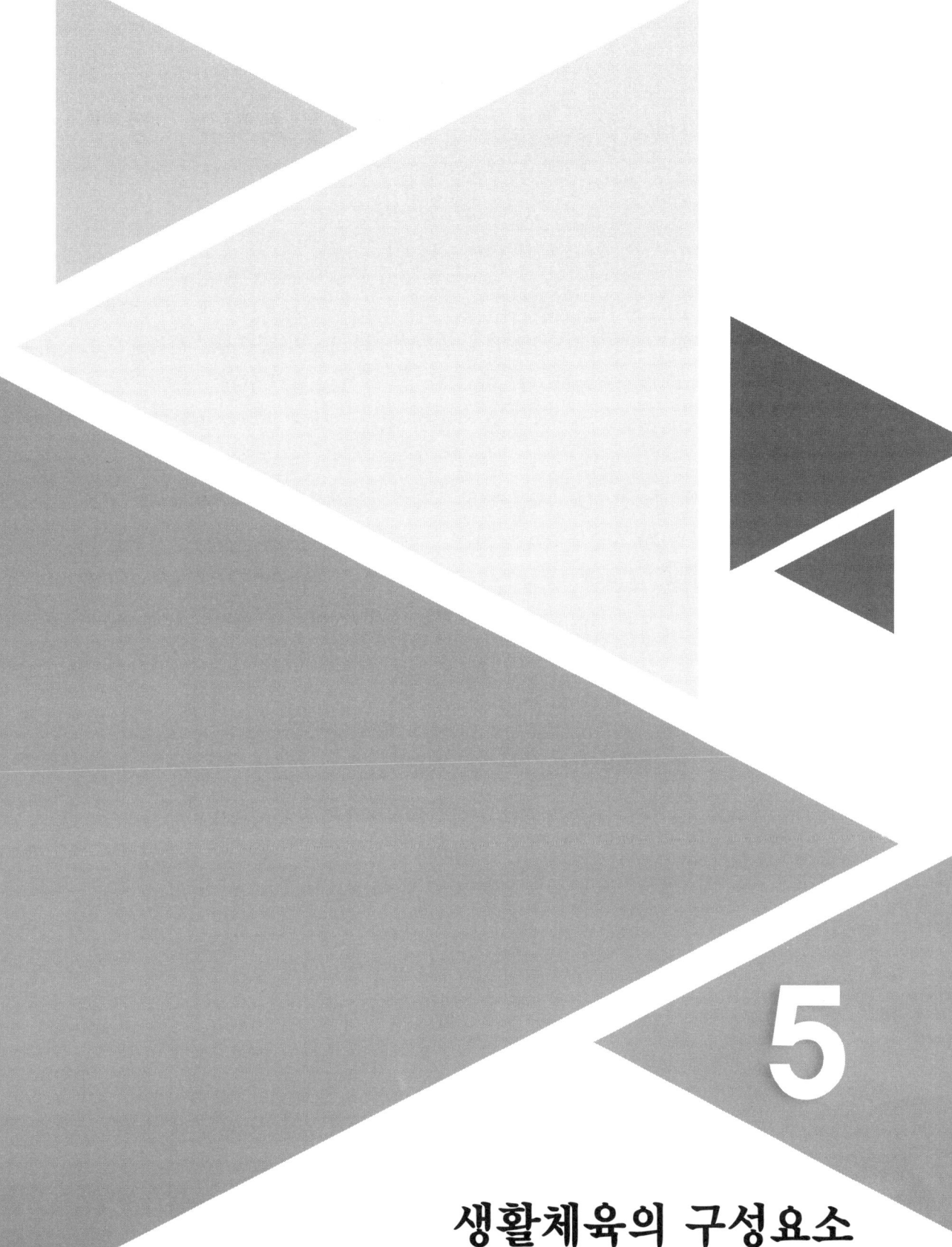

5

생활체육의 구성요소

생활체육 조직과 정책

생활체육조직의 개념

　　　　현대사회에서 조직은 사회적으로 매우 중요한 요소이다. 오늘날 사람들은 조직을 떠나서 살아갈 수 없으며, 어느 조직에 속해 있든지 조직 속의 인간, 즉 조직인으로서 살아가게 된다. 공동생활을 영위하게 된 이래로 인간은 사회적 목적을 달성하기 위한 관리의 도구였다.

　더욱이 현대사회는 급속한 변동과 복잡성이 증폭되고 있으며, 이러한 사회에서는 사회 구성요소의 분화와 다양화가 촉진되고, 분화된 요소들 사이의 상호의존성과 연계성이 높아진다. 그리고 사회 각 부문의 규모와 구조가 거대화되고 고도화되면서 한정된 자원과 인력, 예측 불가능한 상황을 관리하기 위한 조직화의 필요성이 더욱 중시된다. 여기에서 조직화(organized)란 혼돈된 상황에 질서를 부여하는 과정을 의미하며, 그 과정의 결과를 조직(organization)이라 할 수 있다.

　그러나 조직의 의미는 하나로 단정하기 어려우며, 그 정의는 학자에 따라 강조하는 점이 다르기 때문에 매우 다양하다. Weber(1947)는 조직을 협동집단이라 부르고, 이것은 폐쇄되어 있거나 규칙에 의하여 외부인의 가입이 제한되어 있는 사회관계이며, 특정인들에 의하여 질서가 유지되는 관계라고 규정하였다.

　Barnard(1938)는 '조직이란 어떤 목적을 달성하기 위하여 2인 이상의 사람들이 협동하는 시스템'이며, 또한 협동하면서 사람들이 의식적으로 조정하는 시스템이라고 말하고, 조직의 요소로서 의사전달, 공동목적에 봉사하려는 의욕, 공동목적 등을 들고 있다.

　Etzioni(1964)는 조직을 특정한 목적의 추구를 위하여 의식적으로 구성되고 또 재구성되는 사회적 단위로 정의하였다. 그는 회사·군대·학교·교회·교도소 등은 조직이며, 종족·사회계급·친구들의 모임·가족 등은 조직이 아니라고 하였다. 조직의 요건은 ① 노동, 권한 및 의사전달 책임의 분리, ② 조직의 공동노력을 통제하고 이를 조직의 목적에 지향시키는 세력중심의 존재, ③ 구성원의 대체라고 하였다.

　Hall(1982)은 조직이란 대체로 확인이 가능한 경계, 규범적인 질서, 권한의 계층, 의사전달 체제 및 구성원을 조정하는 체제를 가진 집합체로 보았다. 이러한 집합체는 비교적 지속적으로 환경 속에 존재하며, 대개 하나의 목적 및 일련의 목적에 관련된 활동에 종사한다.

　　Katz와 Kahn(1966)은 조직이란 어떤 목표에 따른 결과를 산출하는 개방체제라 강조한다. 이 목표는 반드시 조직참여자의 목표와 그 조직의 지도자나 설립자의 목표와 일치하지는 않는다. 개방체제란 조직생존에 필수적인 외부환경에 상당히 의존적이라는 뜻을 내포한다.

　　이와 같이 학자들은 관점에 따라 조직을 다양하게 정의하고 있으나, 각 정의를 종합하면 다음과 같다. 즉 조직이란 특정목적을 달성하기 위한 인간들의 협동체로서 규범적인 질서, 계층제적 구조, 의사결정체제를 이루고 있는 개방체제이다.

생활체육조직의 구성요소

조직현상을 하나의 체제로 파악할 때 그 구성요소는 목표, 인간, 구조, 기술, 관리, 환경 등이다(Kast & Rosenzwing, 1979).

목표

목표는 인간의 집합체인 조직이 달성하려는 장래의 상태이다. 조직의 목표에 따라 조직 내의 질서가 유지되며, 조직구성원들의 행동이 규제된다.

　　조직 자체가 사람들의 협동체계와 구체적 수단을 좀더 능률적이고 유효하게 활용하여 조직의 목표를 달성하려는 속성을 가지고 있다. 따라서 조직의 목표란 실현하려는 과업의 바람직한 상태를 의미하는데, 이것은 절대적인 것이 아니라 상황과 해석의 차이, 혹은 기존목표의 달성 여부에 따라 다양화되거나 변화될 수 있는 상대적인 의미이다.

인간

조직의 가장 기본적인 구성요소는 인간이다. 인간은 욕구충족에 대한 기대, 협동적 노력의 달성, 상호작용기회의 증대 등을 위하여 조직에 참여하게 된다. 또한 이러한 인간은 동기와 태도와 관련된 심리구조를 가지고 있다. 그리고 조직 속의 인간은 공동목표를 달성하기 위한 노력을 무작위적으로 수행하는 것이 아니라 조직 구성원 모두에게 부여되는 공통적 가치와 목적, 즉 규범에 의하여 수행한다.

그러나 각 개인의 목표와 조직의 목표가 완전하게 일치되고, 조직이 제시하는 규범이 개인에게 내면화되는 것은 현실적으로 어려우며, 인간 자체에 대한 이해와 판단, 예측을 위한 지식을 필요로 한다.

구조

구조는 조직구성원의 유형화된 상호작용을 의미하는 것으로, 비교적 안정적이고 지속적인 형태를 지닌다. 이것은 조직의 지배구조와 역할구조를 포함한 공식구조와 비공식구조를 포괄한다. 구조의 형성은 조직 구성원들의 행동을 유형화시키는 조직의 지배구조와 역할구조가 기본요인이다.

또한 조직의 특성을 나타내는 구조적 변수는 ① 과업의 분화, ② 권한의 배분, ③ 공식화, ④ 통합·조정 등이며, 그 성격과 강도에 따라 조직구조의 설계에 영향을 미친다. 그리고 조직구조에 영향을 미치는 상황적 변수는 기술·일반환경·규모 등이다.

기술

기술은 생산방법 또는 과정, 즉 어떤 대상을 변형하여 산출하는 방법이나 과정 또는 지식이라고 할 수 있다. 기술의 활용수준에 따라 조직 내부에서 실제 활용하는 기술과, 환경의 투입요소로서 조직 외부에 존재하는 기술로 나뉜다. 이러한 의미에서 협의의 기술은 조직의 주요한 도구로서 작용한다.

관리

관리는 조직의 목표를 달성하기 위한 수단이라 할 수 있다. 광의의 관리는 계획·통제·조정, 조직화, 사람의 충원·지도를 포함하는 개념이며, 협의의 관리는 기본과정과 통합과정으로 나뉜다. 기본과정은 주로 계획과 통제가 포함되며, 통합과정에는 의사결정과 의사소통 등이 내포되어 있다.

조직에서 개인 간의 상호작용과 개인과 조직 간의 상호작용이 이루어지는 것처럼, 조직도 그 자체가 하나의 유기체가 되어 외부환경, 예컨대 협의로는 지역사회·금융기관·민간기업 등과 같은 다른 집단이나 조직들과 상호작용을 하게 되며, 광의로는 정치적·경제적·사회적·문화적·법적·기술적 환경과 상호작용을 하게 된다.

생활체육조직의 구분

생활체육조직은 생활체육의 사회적 구조요건의 하나로서 '생활체육의 목표를 달성하기 위해 의도적·계획적으로 만들어진 지속적이고 안정된 지위와 역할의 시스템'이라고 정의할 수 있다. 이러한 의미에서 보면 생활체육조직의 전형은 생활체육의 행정조직일 것이다. 생활체육의 행정조직은 생활체육의 목표실현을 위해 의도적·계획적으로 만들어지고, 그 활동은 법적인 근거에 의해 정당화되며, 공적 권한과 책임, 또 그것에 대응하는 명확한 지위와 역할시스템을 갖춘 것이라고 할 수 있다.

생활체육조직은 생활체육의 목표를 달성하기 위하여 업무를 합리적으로 분배하고, 전문화하여 기능에 따라 적재적소에 인원을 배치하는 협동적 체계이다. 따라서 생활체육조직은 조직의 목표, 전문화수준, 업무한계 등에 따라 다양하게 분류된다.

공식조직과 비공식조직

행정조직에 있어서 조직이란 행정기관이나 보조기관의 단위를 모두 지칭하는 것으로, 공식적인 것을 특징으로 한다.

공식조직

공식조직은 계층적으로 직무를 담당하는 조직으로, 기구표나 업무분장표에 나타나 있는 업무관장계통을 의미한다. 공식조직은 의존과 복종, 상벌관계가 뚜렷이 구분되며, 공식적인 규정하에서 각 조직원에게 책임과 의무가 부과되고, 조직원은 생산의 도구가 되어야 하며, 엄격한 권위주의체제를 특징으로 한다. 체육행정조직에는 문화체육관광부, 대한체육회, 국민체육진흥공단, 국민생활체육회, 한국체육과학연구원, 각급 자치단체의 체육담당부서 등이 있다.

비공식조직

비공식조직은 자연발생된 자생집단으로, 형식적인 조직체 안에 있는 구성원 간의 상호작용으로 형성되는 인간관계를 말한다. 이는 공식조직의 범주 외에 학연, 지연, 혈연, 취미활동 등과 같은 인간관계에 의해 이루어지는 집단으로 구성원의 단결을 확고히 다지는 규범과 제재가 존재한다.

비공식조직은 자발적인 참여로 형성되므로 명문화된 행동규범이나 규칙에 의하여 운영되기보다는 즉흥적이고 감성적인 의사결정에 의존하므로 공식조직에 비하여 비합리적인 성향이 짙다. 체육조직에서는 조기축구회, 배드민턴회, 조깅회, 등산회, 테니스회 등과 같은 동호인 집단이 이에 속한다. 이들은 행정 차원에서 간과하기 쉬운 대상이지만, 실제로 생활체육이 수행되는 기초단위이다.

계선조직과 참모조직

계선조직은 분할된 업무체계와 수직적 상하관계가 특징인데, 이런 조직에서 한 분야를 담당하는 사람은 그 조직의 목표달성을 위하여 직접적인 책임과 권위를 갖는다. 예를 들어 담당과장은 국장이 지시한 업무에 대하여 직접적인 책임을 진다. 즉 과장은 담당업무의 진행사항이나 결과를 직접 국장에게 보고해야 한다. 대부분 단체의 실무담당부서는 계선조직으로 구성되어 있다.

참모조직에서 각 담당자는 조직의 목표달성에 간접적으로 관여하게 된다. 참모조직은 계선조직을 위하여 정책목표에 관한 자문·권고·건의를 행하며, 아울러 협의·정보판단·조사 등의 활동을 실행한다. 참모조직 내의 구성원은 계선조직이 그 기능을 원활히 수행될 수 있도록 이를 지원·조성·촉진해줌으로써 행정조직의 목표달성을 위해 간접적인 공헌을 하게 된다.

중앙조직과 지방자치조직

중앙조직 중앙조직이란 행정기관의 행정업무를 분담·수행하기 위하여 직접적인 지휘·통제권을 행사하는 독립적 행정조직을 말한다. 이러한 형태의 조직은 사무처리가 신속하고, 책임소재가 명백하며, 기밀보장 및 유지가 쉽고, 비용을 절약할 수 있다는 장점이 있다.

체육에 관한 정부 차원의 중앙조직인 문화체육관광부 체육국은 국가체육정책이 가장 효율적으로 실현되고, 국민에게 최대한 봉사행정을 시행한다는 목적하에 시·도 문화체육과 및 대한체육회, 국민체육진흥공단, 한국체육과학연구원, 국민생활체육회 등 체육관련 산하기관과 유기적인 연대를 도모하는 창구역할을 하고 있다.

지방자치조직

지방자치는 일정한 지역의 주민이 해당 지역 내의 행정업무를 중앙정부의 간섭을 받지 않고, 자율적으로 처리하는 것을 말한다. 즉 중앙의 행정사무를 지역적으로 분담하여 중앙기관의 정책 및 방침을 현지 지역의 실정에 맞추어 시행할 수 있도록 지방자치조직에게 권한을 부여한 조직형태이다.

체육관련 행정업무에서 지방자치는 그 성격상 생활체육과 유사한 측면을 지니고 있다. 생활체육은 학교체육이나 엘리트체육과 달리 지역사회 주민 스스로의 자발적인 참여를 통하여 개인 및 지역사회 복지에 이바지하며 계층 간의 화합, 직장 또는 지역주민의 친화감을 조성하여 지역사회 개발 및 발전에 기여한다. 이러한 일련의 과정은 지방자치의 복지정책과 매우 밀접한 관련을 지니고 있다.

우리나라의 체육관련 행정업무에는 중앙행정기관이 지방 및 하위 체육기관이나 단체에 대하여 지나치게 간섭 및 통제하는 중앙집권화로 인하여 지방의 하부구조가 부실하다. 그러므로 지방자치단체의 체육행정기능 강화를 위하여 각 행정단위에 체육·스포츠 전담부서가 설치되어야 할 것이다.

생활체육조직의 역할

생활체육조직은 생활체육의 목표를 달성하기 위해 자발적인 운동참가를 조성하는 역할을 수행하여야 한다. 이러한 역할의 중심이 되는 것은 운동욕구를 구체적인 운동문화와 연결시키는 것인데, 지도나 교육활동이 여기에 해당된다.

생활체육조직에서 먼저 해야 할 일은 생활체육지도자 양성과 지도활동이다. 지도활동은 단지 운동기술이나 규칙의 지도만을 의미하지 않는다. 참여유도나 시설이용, 또는 스포츠에 대해서 생각하는 방법이나 태도·에티켓 등 스포츠문화에 관해서도 지도해야 한다. 또한 운동욕구를 높이기 위해 운동의 의의나 필요성, 실시방법 등에 관한 정보의 서비스, 스포츠 교실이나 운동행사의 개최에 관한 프로그램 서비스도 중요하다.

우리나라의 생활체육행정조직

우리나라에서 체육을 관장하는 중앙행정조직은 해방 이후 많은 변화를 거듭하여 왔다. 해방 이후부터 1980년 초까지는 문교부 산하의 일개 과 또는 국 단위였으나 1982년에 체육부가 발족되었고, 1990년에는 청소년 업무를 포함하여 체육청소년부로 명칭을 변경하였다. 1993년에는 체육청소년부와 문화부를 포함하여 문화체육부로 개칭하였다.

표 5-1. 정부체육기구의 변천 약사

일자	내용
1982. 03. 20	체육부 신설(1실 3국 10과 3관 4담당관 187명) – 기획관리실, 체육진흥국, 체육과학국, 국제체육국
1990. 02. 12	골프장 업무 인수
1992. 01. 01	한국마사회 운영의 지도·감독업무 인수
1993. 03. 06	문화체육부 발족, 3국 9과 98명 – 체육정책국, 체육지원국, 국제체육국
1994. 12. 23	3국 9과 98명 ⇒ 2국 7과 77명, 체육지원국 폐지
1998. 02. 28	문화관광부 발족, 2국 7과 77명 ⇒ 1국 4과 56명, 국제체육국 폐지
1999. 05. 24	1국 4과 56명 ⇒ 1국 3과 40명
2001. 01. 29	한국마사회 업무 농림부 이관
2002. 03. 09	생활체육과 신설, 1국 4과 45명
2004. 11. 07	스포츠여가산업과 신설, 체육진흥과 폐지
2005. 12. 15	장애인체육과 신설, 1국 5과 52명
2006. 07. 25	'과' 명칭이 '팀'제로 변경, 1국 5팀
2008. 02. 29	문화체육관광부 신설, '팀'제가 '과'제로 변경, 1국 5과 50명
2008. 12. 31	생활체육과 ⇒ 체육진흥과, 장애인체육과 ⇒ 장애인문화체육과로 명칭 변경
2009. 05. 01	직제 개편(1국 3과 1팀 50명), 체육진흥과와 스포츠산업과 ⇒ 체육진흥과로 통합, 장애인문화체육과 ⇒ 장애인문화체육팀으로 명칭 변경
2010. 07. 01	장애인문화체육팀을 장애인문화체육과로 개편, 1국 4과 52명
2013. 03. 23	장애인문화체육과를 장애인체육과로 개편, 1국 4과 51명
2013. 12. 13	스포츠산업과 신설, 1국 5과 55명
2014. 10. 23	체육국 ⇒ 관광체육레저정책실 내 체육정책관으로 개칭, 1정책관 5과 52명

1998년에 정부조직법을 개정하면서 이전의 문화체육부를 문화관광부로 개칭하고 체육관련기구는 체육정책국과 국제체육국을 통폐합하여 체육국으로 단일화시켰다. 그 후 2008년 문화체육관광부로 개칭되면서 체육국은 현재 체육정책과, 체육진흥과, 국제체육과, 장애인문화체육팀으로 조직되어 있으며, 생활체육관련업무는 체육진흥과에서 담당하였다. 2013년 3월 23일 장애인문화체육과를 장애인체육과로 개칭하고, 12월 13일 스포츠산업과를 신설하였다. 2014년에는 체육국을 관광체육레저정책실 내 체육정책관으로 체육정책관실은 1정책관 5과 52명으로 구성되어 운영되고 있다.

제5장_ 생활체육의 구성요소

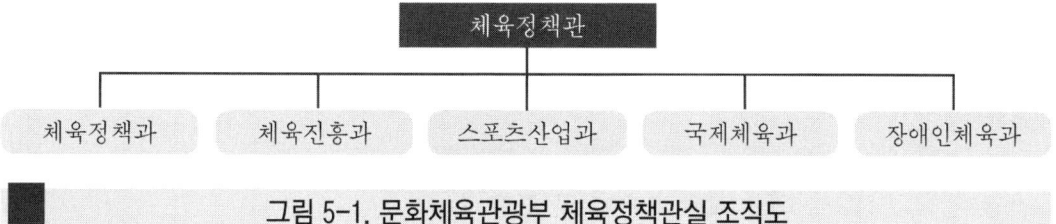

그림 5-1. 문화체육관광부 체육정책관실 조직도

이들 부서는 각각 다음과 같은 역할을 하고 있다.

체육정책과

- 체육진흥정책에 관한 장·단기종합계획의 수립
- 체육종합계획의 추진상황 분석 및 평가
- 체육관련 통계자료의 수집·분석 및 체육지표 개발
- 체육정보화에 관한 사항
- 국민체육진흥기금의 조성 및 운용
- 체육진흥투표권 및 경륜·경정사업에 관한 사항
- 체육과학의 진흥 및 체육과학 연구기관의 육성·지원
- 체육주간 및 체육의 날 행사에 관한 사항
- 대한민국체육상 등 우수체육인 포상 및 체육유공자의 보호·육성
- 서울올림픽기념국민체육진흥공단에 관련된 업무
- 체육인재육성재단 및 서울평화상문화재단에 관련된 업무
- 후보선수·운동경기부 및 체육계 학교의 육성·지원
- 전국체육대회, 전국소년체육대회 및 종목별 국내경기대회의 개최 지원
- 전문체육진흥을 위한 계획의 수립 및 시행
- 전문체육 관련단체의 설립 및 육성·지원에 관한 사항
- 국가대표선수의 육성·지원에 관한 사항
- 국가대표선수 훈련시설의 확충 및 운영에 관한 사항
- 대한체육회 및 각종 경기단체와 관련된 업무
- 축구·양궁·테니스·배드민턴·체조·탁구·사격·핸드볼·하키·럭비·세팍타크로·바둑·산악·정구 종목에 관련된 업무

◗ 그밖에 국내 다른 과·팀의 주관에 속하지 아니하는 사항

체육진흥과

◗ 생활체육 진흥을 위한 계획의 수립 및 시행
◗ 생활체육 관련단체의 설립 및 육성·지원에 관한 사항
◗ 체육지도자의 양성·배치에 관한 사항
◗ 직장 및 지역생활체육의 진흥에 관한 사항
◗ 생활체육종목의 육성에 관한 사항
◗ 전통민속경기의 진흥 및 한민족축전에 관한 사항
◗ 스포츠 클럽의 육성·지원에 관한 사항
◗ 공공체육시설 확충계획의 수립 및 추진
◗ 생활체육과 관련된 국제교류에 관한 사항
◗ 국민체력증진에 관련된 사항
◗ 스포츠산업진흥을 위한 계획의 수립 및 시행
◗ 스포츠산업진흥을 위한 조사·연구
◗ 스포츠산업관련 업체 그밖의 단체 및 기구의 육성·지원
◗ 스포츠산업기술 개발에 관한 사항
◗ 스포츠산업관련 전문인력 양성에 관한 사항
◗ 스포츠마케팅 활성화 및 국제교류·협력에 관한 사항
◗ 스포츠산업진흥의 기반 조성에 관한 사항
◗ 민간체육시설의 설치·이용 활성화에 관한 사항
◗ 스포츠용품·용구·기자재의 생산지원 및 장려
◗ 스포츠산업 국제교류·협력에 관한 사항
◗ 프로운동경기의 진흥 및 관련단체의 육성·지원에 관한 사항
◗ 레저스포츠 진흥을 위한 계획 수립 및 시행, 관련 단체의 육성·지원
◗ 전통무예 진흥에 관한 사항
◗ 농구·배구·근대5종·역도·펜싱·사이클·승마·트라이애슬론·야구·씨름·골프·궁도·택견·공수도·우슈·검도 종목에 관련된 업무

스포츠산업과

- 스포츠산업 진흥을 위한 계획의 수립 및 시행
- 스포츠산업 진흥을 위한 조사·연구계획의 수립 및 추진
- 스포츠산업 관련 업체와 단체 및 기구의 육성·지원
- 스포츠산업 진흥재원의 조성 및 운용
- 스포츠산업 기술개발, 기술이전 및 사업화촉진지원에 관한 사항
- 스포츠산업정보망 구축 및 전자상거래 육성에 관한 사항
- 체감형 가상스포츠 등 융·복합형 스포츠산업 육성에 관한 사항
- 스포츠 용품·시설·서비스의 품질 비교 정보 제공에 관한 사항
- 스포츠산업진흥시설의 지정에 관한 사항
- 스포츠산업의 경쟁력 강화에 관한 사항
- 스포츠산업 전문인력 양성 및 일자리 창출에 관한 사항
- 스포츠산업 활성화를 위한 기반조성에 관한 사항
- 민간체육시설의 설치·이용 활성화
- 스포츠 관련 용품·용구·기자재의 생산지원 및 장려
- 스포츠산업 관련 국제 교류·협력에 관한 사항
- 프로운동경기의 진흥 및 관련단체의 육성·지원에 관한 사항
- 지역 스포츠산업 진흥을 위한 정책개발 및 지원

국제체육과

- 국제체육교류 진흥을 위한 계획의 수립 및 시행
- 국제경기대회 유치·개최 및 참가지원에 관한 사항
- 국제체육교류협정 체결 및 교류에 관한 사항
- 남북한 체육교류 및 협력에 관한 사항
- 국제체육관련 정보 및 자료의 수집·보급
- 국제체육기구와의 교류·협력 및 국제체육회의에 관한 사항
- 선수의 금지약물 투여 방지에 관한 정책 수립 및 그 시행의 지원에 관한 사항
- 태권도 등 전통스포츠의 세계보급에 관한 사항

- 국제 스포츠 교류 및 협력에 관한 사항
- 국내 체육단체의 국제 스포츠 경쟁력 강화에 관한 사항
- 국제산악스포츠활동의 지원에 관한 사항
- 대한올림픽위원회와 관련된 업무
- 태권도공원 조성 및 운영에 관한 사항
- 태권도진흥재단 및 국기원에 관련된 업무
- 육상 · 태권도 · 복싱 · 레슬링 · 유도 · 수영 · 요트 · 카누 · 조정 · 보디빌딩 · 당구 · 볼링 · 수상스키 · 수중종목에 관련된 업무
- 우수체육인 포상 및 체육유공자의 보호 · 육성

장애인체육과

- 장애인 체육진흥을 위한 장 · 단기 발전계획의 수립
- 장애인 체육환경의 조성 및 지원체계 개선 등에 관한 사항
- 장애인 체육활동 프로그램의 개발 및 스포츠클럽 육성 · 지원에 관한 사항
- 장애인체육지도자의 양성 · 배치 및 장애인체육 관련 전문 인력의 양성
- 전국장애인체육대회 · 종목별 경기대회 등 장애인 체육활동의 지원
- 국가대표 장애인선수의 육성 · 지원에 관한 사항
- 장애인 체육교류의 활성화 및 전문인력의 양성
- 찾아가는 생활체육서비스 등 장애인 생활체육에 관한 사항
- 대한장애인올림픽위원회 및 대한장애인체육회에 관련된 업무

우리나라의 생활체육정책

우리나라에서는 1962년 국민체육진흥법 제정으로 생활체육 발전의 기틀은 마련되었으나 경제성장에 주력하는 사회풍토, 국위 선양을 위한 엘리트 체육에 치중하는 편향적 체육정책으로 인하여 생활체육은 사실상 침체되어 있다가, 1982년 체육부 탄생 이후 1980년대 후반에 들어서야 비로소 활기를 띠기 시작했다.

정부 차원에서 수립된 종합적인 생활체육진흥정책은 1986년에 수립된 국민체육진흥

장기계획과 1990년에 수립된 국민생활체육진흥종합계획(호돌이계획)이 대표적이며, 문화체육부 설치 직후인 1993년에 수립된 국민체육진흥5개년계획이 우리나라의 생활체육을 체계적으로 발전시키는데 크게 기여하였다.

우리나라 생활체육정책의 기본방향은 생활체육활동에 국민들의 적극적인 참여를 유도함으로써 생활체육의 활성화를 도모하고, 이를 통한 국민 개개인의 삶의 질 향상을 추구하는 데 있다. 이를 위하여 정부는 생활체육활동 참가율 제고, 생활체육시설 및 공간의 확충, 생활체육 프로그램의 개발 및 보급, 생활체육 지도자의 양성 및 배치, 생활체육 조직의 확산 및 지원, 그리고 행정 및 재정의 지원과 같은 중점과제를 적극적으로 추진하고 있다.

생활체육활동 참가율 제고

정부는 서울올림픽 이후 높아진 국민의 체육에 대한 관심과 열기를 생활체육으로 전환시키기 위하여 다양한 전략을 추진하였다. 즉 생활체육활동 참가율 제고를 위한 TV 공익광고 제작·방영, 중앙일간지의 생활체육 홍보전담사 지정 운영, 홍보용 영상물 및 소책자 제작·배포, 생활체육 범국민 참여 캠페인 전개 등과 같은 다양한 정책을 추진하였다.

이러한 정부의 적극적인 노력으로 국민의 생활체육활동 참여율른 지속적으로 증가하였다. 2008년 실태조사에 의하면 국민생활체육참여율은 34.2%로 2006년에 비해 9.9% 감소하였는데, 이는 전 세계적인 경제위기감 고조, 고용불안, 실업율 증가, 실태조사연령대의 하향조정 등이 복합적으로 작용한 결과로 판단된다. 하지만 2008년 실태조사에서 주목할만한 결과는 생활체육활동 참여자 중에서 일주일에 2~3회 이상 생활체육에 참여하는 빈도가 2006년(61.82%)에 비해 11.3%증가한 73.1%로 나타났다. 이와 같은 결과는 생활체육의 유용함에 대해 국민들이 인식하고 다양한 시설의 확충과 프로그램의 보급 등이 생활체육의 생활화를 더욱 촉진시키는 것으로 볼 수 있다.

생활체육 참가인구의 저변확대를 위해서는 다음과 같은 노력이 이루어져야 한다. 즉 범국민적 체육생활화운동을 대대적으로 전개해야 한다. 생활체육활동 참가인구의 저변확대를 이룩하려면 정부가 '건강한 국민, 건전한 사회건설'을 위해 모두가 참여할 수 있는 여건을 조성하며, 부녀자·노인 등 체육활동 소외계층의 참가를 적극적으로 권장하고 쉽게 활용할 수 있는 프로그램을 집중적으로 보급하여 체육활동을 일상화하도록 권장해야 한다. 또한 체육주간(4월 마지막 주)과 체육의 날(10월 15일) 행사를 내실화하고 대중매체와 협조체제를 구축하여 생활체육활동 참가홍보를 강화하고 생활체육활동 참가캠페인을 전개해야 한다. 이를 위하여 다양한 홍보물을 제작·배포하여 생활체육활동이 일상생활의 일부분이 될 수 있도록 하여야 한다.

그리고 각종 생활체육대회를 개최하여 누구나 참가할 수 있는 기회를 제공하여 건강 및 화합의 마당을 이룰 수 있는 장을 마련해 주어야 한다. 즉 국민에게 친근감을 주는 대회명칭을 사용하고, 성별·연령별·기능별로 구분하여 구기, 민속놀이, 육상, 수영, 씨름 등 종목별 대회가 행정구역별로 개최되도록 한다.

한편 체육동호인 조직의 육성 및 생활체육교실을 상설 운영하여야 한다. 체육동호인 조직은 생활체육의 근간을 이루고 있는 구심체이다. 따라서 이들 활동의 활성화가 생활체육 진흥의 핵심과제인 것이다. 체육동호인 조직을 육성하기 위해서는 새로운 체육동호인 조직이 결성될 수 있도록 신문·방송 등의 대중매체를 활용하여 체육관련 정보 및 자료를 제공하여야 한다.

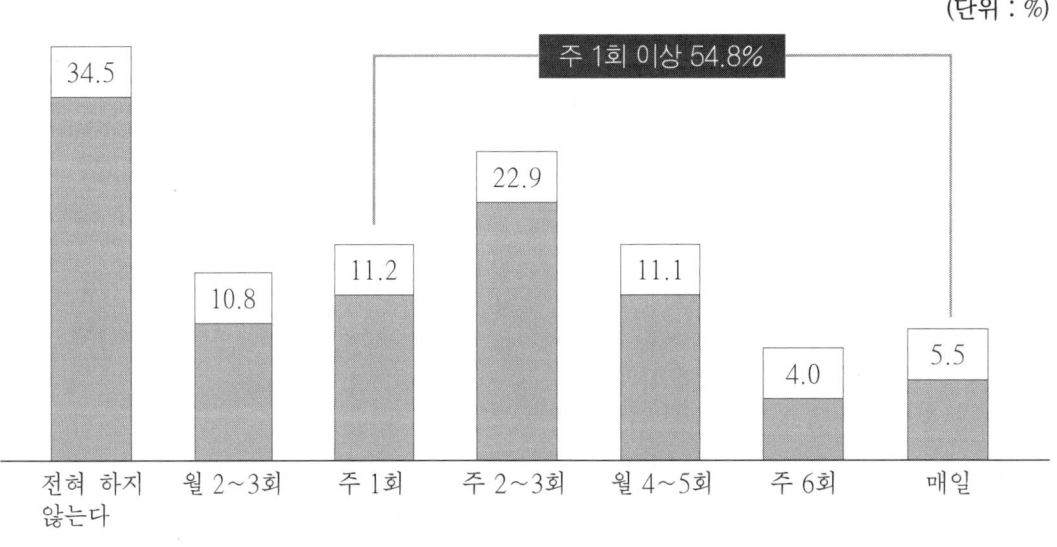

※ 주 : '주 1회 이상' 규칙적 체육활동 참여의 경우 모수 추정 결과 54.8%로 나타남
　　　단, 추정 후 소수점 이하 2째 자리에서 반올림되어 표현된 개발 응답치의 합과는 일치하지 않을 수 있음

그림 5-2. 규칙적 체육활동 참여 여부 및 빈도

시설의 건립 및 확충

우리나라의 생활체육정책은 국민의 삶의 질 향상을 위하여 체육활동과 관련된 제도적·물리적 환경을 최대한 조성하는 데 역점을 두고 있다. 특히 생활체육활성화정책은 시·군 단위 지역 기본체육시설 확보를 통한 지역생활체육 진흥에 두고, 이를 위하여 지방체육시설 확충에 주력해 오고 있다.

이를 위하여 정부는 2007년까지 국민체육센터 53개, 농어민문화체육센터 28개, 다목적 생활체육공원 196개, 잔디·우레탄 체육시설 29개를 건립하고, 마을 단위 생활체육시설 확충 및 학교체육시설 개방을 지원할 예정이다(문화관광부, 2003).

한편 정부는 민간체육시설 육성을 위하여 노후된 체육시설의 개·보수비와 시설설치비 일부를 융자·지원하고 있는데, 국민체육진흥법에 의한 부가금 과징대상시설인 수영장, 볼링장, 실외골프연습장, 종합체육시설, 골프장, 스키장 등 6개 체육시설에 한하여 2억 원 이내로 융자하고 있다. 또한 복지증진 차원에서 운영되는 지역사회스포츠센터의 역할은 전국민의 삶의 질 제고라는 차원에서 양적인 측면과 질적인 측면에서 다른 시설의 표준이 되어야 하며, 이를 위하여 공공체육시설은 지역주민을 위하여 적극적으로 개방·활용하여야 한다.

이와 함께 앞으로 체육시설은 그 시설을 이용하는 주민의 다양한 요구에 부응하여 단순한 경기용이나 행사용만이 아닌 다목적 기능을 갖춘 시설을 건립해 주민의 평생체육의 장이 되도록 계획해야 한다.

프로그램의 개발 및 보급

생활체육 프로그램은 국민에게 체육활동의 방법을 다양하고 구체적으로 제시하여 효율적이고 합리적 체육활동의 근간이 되어야 한다. 정부는 생활체육 참가의 다각화를 도모하기 위하여 참가자 개인의 특성이나 제반 여건에 맞는 다양한 형태의 생활체육 프로그램을 개발하여 누구나 시간·장소·상황에 적합한 프로그램을 선택·활용할 수 있도록 하여야 한다.

생활체육활동 참가자의 욕구를 골고루 수용함으로써 호기심을 가지고 지속적으로 참가하도록 한다. 또한 생활체육활동의 장인 시설의 활용가치를 제고하기 위해서는 변화하는 사회의 새로운 수요와 국민의 요구에 적합한 새로운 형태의 다양한 프로그램을 개발하고 보급하여야 한다.

이러한 프로그램의 다양화는 다음과 같은 원칙에 의해 이루어져야 한다.
- 지역주민 모두에게 생활체육활동 참가기회를 균등하게 제공한다.
- 연중 언제든지 실시할 수 있어야 한다.
- 기존 시설의 활용도를 극대화시켜야 한다.
- 운동량이 많은 고난도의 프로그램에서부터 운동량이 적은 저난도의 프로그램에 이르기까지 다양한 활동내용을 포함하여야 한다.
- 지역주민의 복지를 위한 다른 프로그램과 연계성도 고려한다.
- 참가자의 경제적 부담을 최소화시켜야 한다.
- 기술수준이나 운동능력 등의 개인차를 고려하여야 한다.

지도자의 양성 및 배치

생활체육 지도자는 참가자들의 운동효과를 극대화시키고 능률적이고 체계적인 생활체육활동 참가를 유도한다. 현재 정부에서는 생활체육활동 참가의 합리성을 제고하기 위하여 매년 수천 명의 생활체육 지도자를 양성·배출하고 있으며, 각급 체육시설에 생활체육 지도자배치를 의무화하여 배출된 지도자를 활용토록 하고 있다. 또한 직원이 500명 이상인 직장에는 체육진흥관리위원회를 설치하고 생활체육 지도자를 배치할 것을 국민체육진흥법에 명시하고 있다.

조직의 확산 및 지원

시설 건립 및 확충, 프로그램의 개발 및 보급, 지도자 양성 및 배치 등을 통하여 국민의 생활체육활동 참가를 유도한 후에는 이들이 지속적으로 체육활동에 참가할 수 있도록 지원할 필요가 있다. 생활체육 동호인조직은 공동체활동을 통하여 지속적으로 특정 체육활동을 즐기는 데 중요한 역할을 담당한다.

현재 우리나라의 생활체육 동호인조직은 독일이나 스위스 등에 비하면 30~50% 수준에 불과하지만 꾸준히 성장하고 있다. 2007년 생활체육클럽은 114개 종목 92,525의 클럽이 있으며, 동호인수는 2,907,656명이 등록되어 활동하고 있다.

행정 및 재정의 지원

생활체육정책을 담당하고 있는 정부의 주무부서는 문화체육관광부 체육국 체육진흥과 및 체육정책팀이며, 이 외에 행정자치부 산하의 각시도생활체육과, 국민체육진흥공단, 국민생활체육회 등이 있다.

한편 우리나라의 생활체육재정은 주로 공공투자에 의해 운영되고 있다. 특히 국민체육진흥법은 체육진흥에 소요되는 시설비용 및 기타 경비를 지원하기 위하여 국민체육진흥기금을 조성하도록 명시하고 있으며, 그 관리 및 운용은 국민체육진흥공단에서 담당하게 되어 있다. 2009년에는 약 8,800억의 기금을 조성하여 체육비로 지출하였는데, 이 중에서 일정액이 생활체육예산으로 할당된다.

생활체육시설

생활체육시설의 개념

생활체육시설은 참가자와 지도자가 모여서 프로그램에 따라 상호 유기적 관계를 이루며 생활체육의 장을 구성하는 생활체육의 한 요소이다. 생활체육시설은 생활체육 참가자의 목적달성을 위한 기능을 정상적으로 수행하는 데 필요한 환경을 말한다. 즉, 생활체육시설은 생활체육 참가자가 적극적이고 건전한 체육활동을 즐기기 위한 필수적 환경요인이다.

현실적으로 생활체육시설은 생활체육의 목적을 효율적으로 달성하기 위하여 공공 및 민간 단체가 설치한 제반 물리적 환경이라 할 수 있다. 따라서 생활체육시설의 목적은 생활체육의 목표가 달성될 수 있도록 환경을 조성하여 생활체육활동을 최우선으로 지원해 주는 데 있으므로 생활체육시설은 이러한 기능을 원활히 수행할 수 있도록 구비되어야 한다. 결국 생활체육시설이란 생활체육활동을 위한 단순한 물리적 공간을 의미하는 것이 아니라, 생활체육의 목적이나 목표를 효율적으로 달성하고 보다 쾌적하고 안전하게 참가할 수 있도록 설치·관리되는 환경을 지칭한다. 나아가 생활체육활동 참가자가 체력과 건강을 유지·증진시키기 위하여 실행하는 신체활동에 필요한 인위적인 공간과 시설물을 의미한다.

결론적으로 생활체육시설이란 생활체육이념에 기초한 목적과 목표를 달성하고, 이를 위한 여러 기능의 원활한 수행에 요구되는 물리적 공간과 지속적인 생활체육활동을 제공하기 위하여 설비된 물적 조건을 총칭하는 개념이라 할 수 있다.

생활체육시설의 기능

생활체육시설의 운영방법은 설치목적에 따라 다르지만, 일반적으로 이용자에 대한 서비스 측면에서 다음과 같이 6가지로 분류할 수 있다.

시설대여 서비스

시설대여 서비스는 생활체육활동에 필요한 장소와 용기구를 양호한 상태로 정비하여 개인 또는 단체가 쉽고 안전하며 싼 값으로 이용하도록 하는 것이다. 시설대여는 경기대회와 일상적인 스포츠활동 시간대로 구분하여 이용자가 편리하게 이용하도록 해야 한다.

프로그램 서비스

프로그램 서비스란 생활체육시설 자체의 사업으로 스포츠교실, 경기대회, 지도자를 위한 강습회, 연수회 등을 개최하여 일반인의 스포츠 참여기회를 능동적으로 제공하거나 스포츠 지도자의 양성 및 자질향상의 기회를 제공하는 활동이다.

스포츠교실 등을 개발할 때에는 그 내용에 이끌려 많은 사람들이 이용할 수 있도록 하며 이용하고자 하는 사람들의 연령·성·직업·취미 등 여러 가지 특징을 분석하여 다양한 프로그램을 제공해야 한다.

동호인클럽결성 서비스

운동은 혼자서 하는 것보다 여러 명이 함께 하여야 흥미 있고 오랫동안 지속할 수 있다. 그리고 집단운동종목뿐만 아니라 개인운동종목도 일정한 구성원이 공통목표를 가지고 운동을 할 때 적극적으로 수행될 수 있다.

생활체육시설은 동일종목 혹은 비슷한 기능수준의 사람들을 모아 동호인조직이 결성되도록 하는 매개체의 기능을 수행한다. 따라서 체육시설은 일반인의 자주적이고 자발적인 체육동호인 조직활동을 위한 근거지로서 운동장, 클럽룸, 회의실, 식당 등을 제공하여 정기적이며 지속적으로 체육활동에 참여케 하는 매개체로서의 기능을 담당한다.

지도 서비스

지도 서비스는 체육시설에 따라 스포츠 지도자를 배치함으로써 이용자(개인, 단체, 동호인 클럽 등)의 요구에 부응하여 스포츠활동을 지도하는 것이다. 체육시설에서 지도자를 고용·위촉할 수 없는 경우에는 민간체육관련단체와 연계하여 지도자를 활용하는 방법도 가능하다.

상담 서비스

상담 서비스는 전문도서를 배치하거나 전문상담원을 배치함으로써 건강 및 체력상담이나 스포츠상담 등에 관련된 일반인의 요구에 부응하며 건강이나, 체력상태를 진단하고 운동처방 등을 행하는 것이다. 이 기능은 전문성 때문에 모든 체육시설에서 실시할 수 없으며, 종합체육관 등 일정 규모 이상의 시설에서 실시하는 것이 좋다.

안내 서비스

안내 서비스는 생활체육시설의 소재지, 이용신청방법, 사용요금, 지방공공단체나 민간체육 관련단체 등이 실시하는 스포츠교실, 경기대회 등의 안내와 스포츠에 관한 도서, 필름, 슬라이드 등의 정보를 제공하는 것이다. 이 기능은 전문성이나 정보의 일원화 등의 관점에서 스포츠진흥의 핵심적 시설에서 실시하는 것이 좋다.

생활체육시설의 종류

생활체육활동에서 시설이 가장 중요하다는 것은 사실이다. 생활체육시설은 이용자에게 편리하고, 문화적 의미도 갖도록 설치해야 한다. 따라서 자발적 운동참여를 촉진하고, 활동능률을 높이며, 보다 쾌적하고 즐거우며 안전성이 고려된 운동장소가 되어야 한다. 이러한 고려는 시설, 장소, 규모, 내부구조, 부속기구나 용구, 사용료나 시간 등 시설 운영 전체에 걸쳐서 행해져야 하고, 특히 자발적 참여를 촉진하고 일상적으로 사용할 수 있게 하는 것이 중요하다.

이런 의미에서 생활체육시설은 경기나 대회개최에 비중을 두는 것보다는 일반대중들의 일상적 운동생활에 중심을 두어야 하므로 정식 경기규칙이나 고도의 기술에 의한 시설보다는 사용자의 경제적 부담이 없고 유쾌하게 사용할 수 있는 다기능적인 것이 바람직하다. 생활체육시설은 그 목적으로 보아 공동시설이 중심이 되겠지만, 반드시 거기에 국한되지 않고 준공영시설은 물론 민간이나 상업시설에 대해서도 생활체육조직이 생활체육의 목표달성에 입각하여 사용하도록 하면 생활체육시설로 생각할 수도 있을 것이다.

일반적으로 생활체육활동과 유관한 체육시설은 설치목적에 따라 공공체육시설, 학교체육시설, 직장체육시설, 민간체육시설 등으로 구분할 수 있다.

공공체육시설

공공체육시설은 전국민의 적극적이고 건전한 생활체육활동을 권장하고, 특정집단이 아닌 일반대중을 위하여 국가 또는 지방자치단체의 예산으로 건설되고 운영·유지되는 체육·스포츠시설을 포괄적으로 지칭하는 말이다.

공공체육시설은 특정기관에 관계없이 일반대중이 이를 적극 활용할 수 있기 때문에 그 사용성이 다른 어떤 시설보다도 높다. 따라서 이 시설은 다른 시설보다도 국민의 요구에 부응하는 시설이 되어야 하며, 국민체육활동의 장으로서 지도적인 역할을 담당하여야 한다. 또한 공공성을 최대한 보장한다는 의미에서 일반대중에게 지역적·시간적으로 균등한 혜택을 부여하여야 한다.

체육공원

현재 일반시민들이 생활체육활동의 장으로서 활용할 수 있는 공공시설은 매우 부족한 실정이다. 이러한 실정을 어느 정도 해소할 수 있는 방안이 바로 체육공원의 설치인데, 1982년 내무부에서는 체육공원 조성계획을 세워 체육청소년부와 함께 프로그램을 개발하고 이에 따른 시설을 건설한 바 있다.

현재의 문화체육관광부에서는 국민체육진흥과 국민복지향상을 위한 체력증진 및 여가선용의 기회확대를 위한 시책의 일환으로 체육활동공간 확대 및 기반조성을 위해 운동장·체육관·수영장을 기본 체육시설로 정하여 전국 시·군·구에 이러한 시설을 확충해나갈 것을 목표로 연도별·단계적으로 하나씩 추진하고 있다.

체육은 운동경기·유희 및 야외활동 등 신체활동을 기본요소로 하고, 이를 통한 건전한 신체와 정신을 배양하고 있으므로 기본체육시설의 확충만으로는 국민생활 여건의 개선 및 여가활동시간의 증가, 도시화·산업화에 따른 국민의 정신적·신체적 건강유지와 늘어나는 국민의 체육활동욕구를 충족시킬 수 없다. 따라서 정부에서는 일반시민 누구나가 다양하고 손쉽게 체육활동을 즐길 수 있는 체육공원을 많이 설치하여야 하겠다는 판단을 하게 된 것이다.

여기에는 고도산업화정책에 밀려 등한시되어 온 인간성회복과 21세기의 복지사회실현의 주역이 될 청소년 및 명랑한 민주시민의 건전한 육성을 위한 활동공간을 제공한다는 뜻도 함축되어 있다. 체육공원 조성계획을 보면 설치장소는 국립·도립·도시공원 등 각종 공원지역 또는 국민들의 접근이 용이한 도시근교 및 고수부지, 햇빛·바람·물·숲 등 자연조건과 주위환경을 고려하여 입지를 선정할 예정이다. 이와 함께 단순한 장소제공의 한계를 극복하고 정부 차원의 적극적인 행정서비스를 실시하기 위해 체육공원 내에 설치해야 할 시설물유형을 분야별로 정해 동시에 펴나갈 방침이다.

시설물유형을 보면 다목적 운동장, 테니스장, 수영장, 인라인스케이트장, 각종 운동시설, 어린이 놀이터·놀이동산, 취사·야영장, 산책로·등산로 등 체련시설, 사이클도로, 보트장, 낚시터 등 유희·오락시설, 식수대·화장실·쓰레기 소각장 등 각종 편의시설, 관리시설 등을 설치해 나가게 된다.

기타 고려되고 있는 사항 중 시설물의 규모 결정은 설치지역의 지역적 특성과 재정여건을 감안하되, 일반 시민이 많이 모이는 공원이나 인근지역 및 인구 30만 이상의 중소도시에는 대규모 체육공원을 설치하며, 기타 시·군 단위에서는 시설물의 이용인구를 고려하여 소규모시설을 설치한다.

이런 시설들은 전문가나 주요 이용자들인 주민들의 의견을 폭넓게 수용해 체육공원이 글자 그대로 시민들의 공원이 되고, 체육과 여가활동을 할 수 있는 공원이 되도록 한다. 이 경우 재정적 부담은 따르겠지만, 도시형태에 맞추어 가급적 여러 곳에 공원을 조성하여 주이용자인 시민들이 편리하게 이용할 수 있도록 한다. 특히 공원 내에 보존되어 있는 유적보호에도 앞장서 고전성과 역사성도 보존해야 할 것이다.

근린체육시설

근린체육시설은 생활체육의 주요 기본시설로서 지역주민의 일상생활권에 위치한다. 이 시설은 지역주민이 일상생활 속에서 이용 가능하고, 시설과의 거리가 짧아 손쉽게 이용할 수 있는 시설이다.

일본은 1959년부터 공공체육시설에 대한 국고보조가 시작되었고, 1961년부터는 스포츠진흥법 제정과 함께 시설에 대한 국고보조대상의 폭을 확대하였을 뿐만 아니라, 1972년에는 체육시설의 정비기준을 마련하여 시설확충에 노력하고 있다. 독일은 1959년에 황금계획에 의해 공공체육시설의 확충이 15년간 실시되었으며, 1974년 제2차 황금계획을 구상하여 새로운 기준에 의하여 시설확충을 도모하였다.

우리나라에서는 제24회 서울올림픽이 개최된 1988년을 기점으로 엘리트 선수들의 경기력향상과 경기대회 중심의 공공체육시설 중심에서 탈피하여 1989년에 수립된 '국민생활체육종합계획(일명 호돌이계획)'과 1993년부터 시행된 제1차 국민체육진흥계획 등에 의거하여 근린체육시설인 서울올림픽 국민생활관, 동네 체육시설(등산로, 약수터, 둔치, 마을공터, 도시 및 자연공원) 등의 시설확충에 노력하고 있다.

막대한 건설비용이 소요되는 운동장이나 체육관같은 대규모 체육시설보다는 국민 누구나 저렴한 비용으로 손쉽게 생활체육활동에 참가할 수 있는 소규모 근린체육시설을 많이 설치할 필요가 있다. 지역주민이 여가를 효율적으로 활용할 수 있도록 공원·산림·유원지 등의 공간에 설치된 근린체육시설은 지역주민의 생활체육활성화에 기여함을 목적으로 한다.

광역체육시설

광역체육시설은 광역생활권시설로서 타지역 주민도 당일 왕복하면서 이용하거나 숙박을 하면서 이용 가능해야 한다. 시설과 거주지 간의 거리가 멀기는 하지만 자연과 친숙할 수 있는 기회를 제공하고, 근린체육시설에서 가질 수 없는 다양한 프로그램과 가치를 포함한다.

오늘날 생활체육의 전개양상은 종래의 놀이중심형 소극적 활동에서 스포츠 중심의 적극적 활동으로 변모하고 있다. 특히 해양·산악·창공 등 자연환경을 이용한 레저·스포츠형 관광위락활동이 점차 큰 비중을 차지하고 있으므로 이를 수용하기 위해서는 등산, 스키, 골프, 수렵, 행글라이딩, 패러글라이딩 등 항공 및 내륙성 레저·스포츠활동 공간과 스킨스쿠버다이빙, 낚시, 해수욕 등 해양성 레저·스포츠활동 공간을 대폭 개발·확충하여야 한다. 또한 각종 공원·산악·해안·문화재 등을 종합적으로 상호연계함으로써 사계절 모두 즐길 수 있는 광역체육시설을 적극 개발할 필요가 있다.

광역체육시설에는 심신수련장, 스키장, 골프장, 수렵장, 해수욕장, 윈드서핑장, 하이킹코스, 자연탐방로, 자전거도로, 야영장 등이 있다. 또한 시설의 적극적인 개발과 확충뿐만 아니라 유능한 생활체육 지도자도 배치하고, 다양하고 유익한 프로그램을 통한 생활체육활동을 적극 유도·권장해야 할 것이다.

직장체육시설

직장체육시설은 국가 및 지방자치단체의 기관, 국·공영 또는 투자관리기업체, 공공단체, 민간기업체 등 각급 직장에서 해당 직장인의 건강증진 및 여가선용을 위한 체육활동에 이용할 수 있도록 설치·운영하는 시설이다.

개정된 국민체육진흥법시행령은 "상시근무자 1,000명 이상의 직장의 장은 운동경기부 및 체육동호인조직의 활동을 위한 시설의 제공 및 필요한 경비를 지원하여야 하며, 연 1회 이상 직장체육대회 및 직장대항 경기대회를 개최하여야 한다"고 규정하고 있다.

민간체육시설

민간체육시설은 개인, 기업, 사회단체, 체육단체 등이 일반인을 대상으로 설치하는 체육시설로서 영리체육시설과 비영리체육시설로 구분할 수 있다. 영리체육시설은 개인 또는 영리단체에서 영리를 목적으로 설치한 사업용 체육시설을 의미하며, 비영리체육시설은 개인 또는 체육단체 등에서 일반인들의 체육활동을 위하여 설치·운영하는 영리목적이 아닌 체육시설을 말한다.

학교체육시설

생활체육시설의 활성화를 위한 선행조건으로 먼저 학교체육시설이 최대한 확충되어 각 학교시설이 지역사회의 스포츠센터로 활용되어야 할 것이며, 아울러 공공체육시설, 직장체육시설, 민간체육시설도 일부 특수층이나 선수들만이 이용하는 공간이 아니라, 국민이면 누구나 사용할 수 있는 제도적인 장치가 마련되어야 할 것이다.

학교체육활동의 수행에 가장 중요한 요소 중의 하나는 시설이다. 현재 학교체육의 시설과 용구는 학교시설설비기준령에 의해서 이루어지고 있는데, 기준령 자체가 획일화되어 있기 때문에 하루 속히 현실화되어야 한다. 그리고 시설·용구의 절대적인 양적 부족과 질적 낙후성 및 노후화가 크게 문제되고 있다. 특히 체육관·수영장 등은 많지도 않지만 대도시에 편중되어 있고, 그것도 선수들의 전용물로 되어 있는 것이 보통이다.

학교체육시설은 운동장, 테니스장, 각종 구기장, 체육관, 수영장 등 다양한 생활체육 프로그램을 수용하기에 적합하며, 누구나 쉽게 이용할 수 있도록 주거지역 내에 위치하고 있어 조직적인 운영만 가능하다면 생활체육시설로 보다 유용하게 이용할 수 있을 것이다.

그러나 우리나라에서는 각급 학교에서 생활체육시설로 제공하는 학교체육시설은 아직까지 크게 미흡하다고 할 수 있다. 문화체육관광부에서 실시한 학교운동장 개방실태를 살펴보면, 대부분의 학교가 운동장을 개방하고 있다고는 하나 이는 단지 평일에 3시간 정도 개방하는 실정에 불과하다. 따라서 학교체육시설의 단순한 개방에서 벗어나 이용자협의회 등을 활성화시키는 등 좀 더 적극적인 이용방안을 강구하고, 나아가 대학의 각종 체육시설까지도 학교의 수업과 다른 활동에 지장이 없는 범위 내에서 개방되어야 할 것이다.

생활체육시설의 관리

생활체육시설 관리의 영역

생활체육시설 관리의 영역에는 토지, 시설, 설비, 비품, 소모품 등의 물적 관리와 일반사무, 체육지도, 사업, 인사관리, 화재사고의 방지, 시설 및 설비의 안전점검, 시설이용자의 사고방지 등의 안전관리가 있다.

물적 관리

물적 관리의 대상에는 토지, 건물, 운동장, 설비, 비품, 소모품 등이 있다. 이들을 관리하기 위해서는 재산대장을 정비하고 재산의 취득, 배치장소, 수량 등을 명확하게 함과 동시에 정기점검이나 일상점검을 행하며, 상태에 따라서는 교체나 보수, 용도폐기를 함으로써 끊임없이 양호한 상태로 유지하여야 한다. 또, 이들 재산은 이용자의 요청에 따라 항상 개선시킬 필요가 있다.

물적 관리에서 특히 유의해야 할 사항은 다음과 같다.

- 시설용지의 경계가 명확하며, 울타리를 통하여 시설 밖에서 침입하지 못하도록 해야 한다.
- 각 재산은 재산대장과 일치하여야 한다.
- 시설, 설비, 용구 등은 정해진 절차에 따라 바르게 사용되도록 한다.
- 시설, 설비, 용구 등은 항상 정리정돈이 잘 되도록 한다.
- 시설에서의 잡음, 조명 등이 인근주민에게 피해를 주지 않도록 한다.
- 시설 내의 환경미화에 힘쓰도록 한다.

인사관리

인사관리는 소속직원이 상호의 인격을 서로 존중함과 동시에 직원의 능력과 적성에 따라 적재적소에 배치하는 것이 중요하다. 그리하여 모든 직원이 건강하고 활력에 넘치며 일할 의욕에 가득차 있어야 한다. 그리고 체육시설의 설치목적에 따라 행동목표를 명확히 하고, 각자의 책임소재를 분명히 하여야 한다.

생활체육시설관리부서의 직원은 일반사무담당직원, 체육지도담당직원, 사업담당직원, 기술담당직원 등 서로 다른 직종의 직원에 의해 그룹이 형성된다. 따라서 이들 직원이 폐쇄적 이어서는 시설의 원활한 관리·운영을 기대할 수 없다. 직종별 담당직원이 상호 이해하고 횡적으로 연계를 가짐으로써 시설의 원활한 관리·운영이 이루어질 수 있다.

인사관리에서 특히 배려해야 할 사항은 다음과 같다.

- 직원의 복무규정, 급여규정이 정비되어야 한다.
- 직원의 건강관리가 적절하게 시행되어야 한다.
- 복무규정에 근거하여 출근, 결근, 휴가 등이 적절하게 이루어져야 한다.
- 직원들은 시설이용자를 위한 봉사자로 자각하고 있어야 한다.
- 담당이나 직종간의 마찰 또는 불평불만이 없어야 한다.
- 모든 직원이 의욕적으로 직무에 임할 수 있어야 한다.
- 직원의 능력과 적성에 맞도록 적제적소에 배치하여야 한다.

안전관리

체육시설의 안전관리는 화재의 예방이나 시설이용 중의 사고 및 직원의 안전사고 예방 등을 생각할 수 있다. 화재의 예방을 위해서는 소방에 따라 체육시설의 규모와 종류에 따라 필요한 소방시설, 피난시설, 경보시설, 소방용수 등을 설치하고 화재시에 완전하게 기능을 발휘할 수 있도록 관리하여야 한다. 또한 다수의 인원을 수용하는 실내시설에 대해서는 수용인원의 적정화, 대피유도훈련 등이 이루어져야 한다. 그리고 시설, 용구 등에 대한 안전점검을 철저히 한다.

안전관리에서 특히 배려해야 할 사항은 다음과 같다.

- 시설 및 설비 등에 대한 정기 안전검사의 결과가 서류로 남겨지도록 한다.
- 안전검사의 결과 결함이 발견된 경우에는 신속하게 보수·개선하도록 한다.
- 시설이용에 대한 안전사항을 이용자에게 주지시키고 안전지도담당직원을 배치하여야 한다.
- 사고발생시의 응급처치, 관계기관과의 연락망이 철저히 준비되어야 한다.

생활체육시설의 운영

생활체육시설의 운영은 시설의 적절한 유지 및 관리를 기반으로 하여 시설의 설치목적과 이용자의 입장을 고려하여 최대한의 기능을 발휘하도록 하는 것이다. 이를 위해서 시설의 운영방침을 명확히 하고 운영조직을 설치하여 적극적인 사업을 추진하여야 한다. 또한 적절한 이용규칙이나 사용료 등을 정하여 시설의 원활한 운영을 도모하여야 한다.

운영방침

- 운영방침은 이용자의 입장에서 설정되어야 한다.
- 일부 이용자들의 전유물이 되지 않도록 한다.
- 시설의 기능이 충분히 발휘될 수 있도록 해야 한다.
- 평생체육의 장으로서 활용되어야 한다.
- 이용요금이 설정 및 개정은 적절하여야 한다.
- 이용일이나 이용시간이 적절하여야 한다.

운영조직

- 운영조직은 시설의 설치목적과 기능을 고려하여 적절하게 편성되어야 한다.
- 사업규모 및 특성에 맞는 담당직원을 배치하여야 한다.
- 일반인의 요구를 반영하기 위하여 운영위원회가 구성되어

적절한 기능을 수행하여 야 하다.

| 사업 | ◆ 사업은 체육진흥에 역점을 두고 적절히 계획해야 한다.
◆ 사업내용에 관한 적극적인 홍보가 이루어져야 한다.
◆ 참가자의 수준에 따른 적절한 지도자가 있어야 한다.
◆ 각종 사업은 스포츠클럽의 결성을 촉진한다고 활동에 기여하여야 한다.

생활체육시설현황의 주기적 파악

생활체육시설현황에 대한 자료의 빈곤과 부정확함은 장기적인 계획수립에 많은 어려움이 된다. 선진국에서는 체육활동을 통한 국민건강과 복지향상을 목적으로 체계적인 국민체육진흥정책을 수립하여 왔다. 대표적으로 독일에서는 1959년에 체육시설확충계획으로서 수십년간의 자료를 토대로 '황금계획'을 세워 추진하기 시작하였으며, 매년 체육시설의 증감내역, 종목별 체육활동인구의 증감현황을 조사하여 정책에 반영하고 있다. 그 외에도 영국, 일본, 캐나다, 싱가폴, 스웨덴 등이 5년, 10년 혹은 15년 장기계획을 세워 주기적으로 현황을 분석하여 정책에 반영하고 있다.

생활체육활동의 장인 생활체육시설에 대한 현황의 주기적 파악은 체육정책 수립을 위한 선결사업으로 다음과 같은 목적을 달성할 수 있다.

첫째, 체육시설의 현황을 파악하여 합리적이고 효율적인 체육정책을 수립하는데 이바지할 수 있다. 즉 통계자료를 통하여 정책수립에 필요한 수요를 정확히 산출할 수 있으며, 이를 바탕으로 미래를 전망하고 예측하여 장기체육진흥을 위한 방향설정의 기초자료를 활용함으로써 합리적인 체육행정을 펼 수 있다.

둘째, 국민체육진흥정책의 수립을 위한 경험적 자료로서 활용될 수 있다. 즉 조사연구가 일정한 주기로 계속 실시된다면 국민의 건강과 복지향상을 위한 체육진흥정책수립을 위한 중요한 지표로 활용될 수 있을 것이다.

생활체육시설의 발전방안

생활체육활동 참가율을 높이기 위해서는 생활체육시설의 활용도를 제고시켜야 한다. 우리나라는 생활체육시설의 규모나 갯수면에서 선진국과 비교하여 현저하게 뒤떨어지므로 이를 개선하기 위한 다각적인 방안이 요구된다.

생활체육시설의 확충

국유지·공유지·도시공간의 유휴지, 공원 및 하천부지 등을 생활체육시설 공간으로 활용하도록 유도하고, 기존 체육시설을 보완하여 활용도를 높이는 방안을 마련한다. 기존 시설의 경우 대부분 부대시설이 미비하므로 참가자의 욕구수준에 부합할 수 있도록 정비·보완함으로써 생활체육시설 활용도를 제고시킨다.

대단위 국토 조성이나 아파트 건립지역에서는 형식적인 체육시설 건립을 지양하고 현실적으로 이용 가능한 시설을 설치하도록 종합 계획을 수립한다. 특히 신도시 개발지역에는 적정 체육공간의 확보와 시설의 설치를 의무화하도록 규정을 강화하여야 한다. 이 경우 이미 해당 지역에 설치되어 있는 기존 체육시설에 대하여 용도변경을 규제함으로써 기존 체육시설의 보존 및 존속을 최대로 보장하여야 한다.

다목적 체육시설의 설치

가장 조직적이고 효율적인 체육시설은 다목적 복합시설이다. 미래 사회는 레저스포츠의 수요가 한층 다양화되고 대형화될 전망이므로 앞으로의 생활체육시설은 복합 스포츠센터와 같은 다목적 종합 체육시설이 건립되어야 한다.

다목적 복합시설은 한 가지 용도로만 사용되는 시설에 비하여 시설 투자비용 및 유지·관리비를 절감할 수 있으며, 다양한 시설 및 기구를 종합적으로 활용함으로써 참가자의 체육활동 욕구를 효과적으로 충족시킬 수 있다. 이를 위해서는 장소 선정의 세심한 배려와 다목적 이용 가능한 시설 및 설비를 도입·설치하도록 계획한다. 일례로 체육관바닥은 농구·배구·핸드볼·배드민턴 등 각종 구기활동이 모두 가능하도록 경기장 라인을 복수로 표시하고 그물 칸막이를 장치하여 둘레에는 육상트랙을 설치하는 방안이 그것이다.

체육관은 농구 · 배구 · 체조뿐만 아니라, 음악콘서트 · 미술전람회 같은 특별 행사를 개최할 수 있도록 설계되어야 한다. 실내 식당은 영사실, 집회실, 강의실로 활용 가능하도록 설계한다. 다양한 프로그램뿐만 아니라 각종 단체, 개인 및 가족 등 단체 이용이 가능하도록 설계되어야 한다.

이용시간의 극대화

연중 무휴로 이용이 가능한 체육시설이 되도록 설계한다. 실외 체육시설의 경우 사계 절 내내 이용이 가능하도록 설계한다. 또한 체육시설 운영시간을 참가자의 요구 시간대 에 부합되도록 조정한다. 예를 들면 조조 · 야간 · 심야에 이용이 가능하도록 운영 시간대 를 조정하여 연장 개장하는 경우가 있다.

우리나라 실외 체육시설은 대부분 특정 계절에 한하여 이용될 수 있도록 설치되어져 있는 경우가 많다. 그러나 스키장의 경우 최근 골프장, 수영장, 야외수련장, 자연학습장 등 부대시설을 설치하여 사계절 이용이 가능하도록 시설을 구비하는 경향이 두드러지고 있다.

시설 관리 · 운영의 합리화

생활체육공간이나 시설이용은 일반적으로 계획된 일정, 승인제, 회원제, 요금제, 예약제 등의 제도적 장치를 통하여 합리적으로 관리 · 운영함으로써 많은 참가가 이루어질 수 있도록 배려하여야 한다.

민간체육시설은 이용자 중심의 자생체육 동호인조직을 결성하여 자율적 통제가 가능하도록 유도한다. 일부 공공체육시설은 설비 및 시설의 유지 · 관리를 위하여, 상업체육시설은 이윤추구를 위하여 시설 이용자에게 적정사용요금을 부과하여야 한다. 지역주민의 이용률을 제고시키기 위해서는 저렴한 가격을 유지하도록 여건을 조성한다.

시설이용에 대한 예약제를 통하여 생활체육시설 이용의 효율성을 제고시킬 뿐만 아니라, 이용자의 불만과 갈등이 발생하지 않도록 사전에 예방한다. 공공체육 시설의 설치시에는 체육 및 건축 전문가에게 시설의 형태, 규격, 재료 및 부대시설에 대한 자문과 협력을 얻어 전문지식의 결여로 야기되는 각종 기술상의 문제점을 보완한다.

또한 시설이용의 활성화를 위하여 소극적 관리·운영방식에서 벗어나 적극적인 체육시설 사업운영체제로 전환하여야 한다. 그리하여 시설에 대한 계도 및 홍보활동을 강화하고 고객 유치를 위한 경영체제 도입을 적극 추진하여야 한다.

수상체육시설의 개발

우리나라는 3면이 바다로 둘러싸여 있어 해수면이 방대할 뿐만 아니라 다양한 하천이나 저수지 등 천혜의 수상체육환경을 가지고 있다. 따라서 바닷가, 주요 하천 및 저수지 수면과 주변 공간을 생활체육시설로 개발하면 생활체육공간을 더 많이 확보할 수 있을 것이다. 이를 위해서 간이수영장 건설과 해수욕장 및 낚시터의 개발을 추진함과 동시에 탈의실, 샤워장 및 기타 편의시설을 설치하도록 장려한다. 그리고 각종 수상 및 수중 스포츠를 활성화하기 위해서는 선박장을 설치하도록 한다.

선박장을 이용한 보트, 모터보트, 수상스키, 카누, 요트, 윈드서핑, 스킨스쿠버 다이빙, 낚시 등을 통해 자연과 접촉하면서 모험심과 자립심을 고취하고 건강증진 기회를 제공하면 생활체육의 새로운 영역이 개발·확보될 수 있을 것이다.

민간체육시설의 유치

민간체육시설은 비영리 민간체육시설과 영리 민간체육시설로 구분된다. 비영리 민간체육시설은 공공단체 구성원이나 기업체 피고용인을 위한 자생체육동호인조직 시설과 직장체육 시설을 의미하며 영리 민간체육 시설은 이윤추구를 목적으로 하는 상업체육 시설을 의미한다.

비영리 민간체육시설의 투자를 유도하기 위해서는 국민체육진흥법의 취지를 홍보·계몽하여 이를 준수하도록 행정 계도를 전개해나감과 동시에 지금까지의 운동 경기부 중심의 직장체육활동을 탈피하고 전체 직원 중심으로 방향을 전환하여 직장체육진흥관리 위원회의 기능을 강화한다. 아울러 각종 세제상의 혜택, 공과금의 경감, 시설부지 확보를 위한 지원 및 시설자금 등의 재정지원을 통하여 기업자본이나 공공자금을 체육시설투자로 유도한다. 이윤 추구를 목적으로 하는 민간 상업체육시설은 설치기준 완화와 조세감면 등 각종 세제혜택을 통하여 체육부문에 대한 투자를 확대해 나가도록 한다.

설치기준의 완화는 생활체육시설이 허가제에서 신고제 또는 자유업으로 법률이 개정되는 변화를 말한다. 세제혜택의 방안으로는 운영비 중 전기요금의 누진세율 인하, 상·하수도 요금의 공업용수 사용요금 적용, 체육시설 및 용구 구입시 특소세 면제, 골프장·스키장의 특소세 면제 등을 들 수 있다.

생활체육시설의 관한 문제

생활체육시설은 생활체육지도자가 참가자인 학습자에게 강습을 하고 학습자의 학습활동을 구체적으로 전개시키는 장소인데, 학교체육시설과 마찬가지로 생활체육에서도 빼 놓을 수 없는 조건이다. 학교체육에서는 내용이 획일화되어 있고 대상도 등질적이기 때문에 그 시설도 정해져 있지만, 생활체육에서는 내용의 다양성과 대상의 비특정성 때문에 시설이 문제가 된다.

생활체육의 대상은 학교체육의 대상과 달리 생활상황이 각기 다르기 때문에 거주지, 생활장소, 시간적 구조 등이 다양하다. 사람들의 생활환경차이는 생활체육시설의 지리적 위치와 분포상황에도 영향을 미친다. 시설을 설치할 장소를 정할 때 이러한 상황이 문제가 된다. 이러한 문제는 지역의 인구분포상황, 교통상황, 이동거리 등과 관련하여 검토되어야 한다. 생활시간적 구조의 다양성은 시설의 이용시간 및 개장시간에도 영향을 미친다.

다양한 생활시간이 지도자와 생활체육시설 사용료와 관련되면 더욱 해결하기 어려운 문제를 야기시킨다. 여기에 지도내용의 다양성이 더해지면 문제는 한층 복잡해진다. 생활체육 참가자의 그룹화문제도 시설과 다양한 생활시간적 구조와 관련하여 검토되어야 할 문제이다.

한편 시설에는 비용이 든다. 시설의 유지비는 물론 건설비도 막대하다. 이러한 거액의 시설 건설비를 국가나 지방자치단체 이외의 조직에게 요구할 수 있는 것이 가능할지도 앞으로의 검토과제라 할 수 있다. 또 시설의 건설계획과 관리·운영에 관해서도 문제가 있다. 이러한 문제를 해결하기 위해서도 지방채권의 발행을 통한 시설자금확보가 검토되어야 할 단계에 이르렀다.

생활체육 지도자

생활체육 지도자의 정의

생활체육 지도자는 일반국민의 체육활동참가를 생활화하여 체육의 가치를 경험하게 하고 삶의 질을 높일 수 있도록 도와주는 역할을 하는 사람이다. 일반적인 지도자는 참가자의 태도나 행동에 영향을 미치고 이의 활동방향을 안내하며 지시하는 사람이다. 따라서 생활체육 지도자는 생활체육참가자에 대한 안내자 · 지시자 · 영향력 행사자의 역할을 수행하는 사람이라고 할 수 있다.

결론적으로 생활체육 지도자란 참가자의 개인적 욕구와 흥미를 충족시켜줌과 동시에 다음과 같은 생활체육 주관 조직 · 단체의 목표를 성취하기 위해 노력하는 사람이라고 하겠다.

안내자

생활체육 지도자는 생활체육 참가자들의 활동이 바람직하게 이루어지도록 도와주는 역할을 한다. 생활체육 지도자는 생활체육 참가자에게 보다 접근이 용이한 생활체육 활동경로를 직 · 간접적으로 제시해줌으로써 참가자로 하여금 생활체육 활동욕구를 충족하게 하여 바람직한 활동결과를 얻을 수 있도록 도와주는 사람이다.

지시자

생활체육 지도자는 생활체육활동에 개입하는 참가자를 관리 · 감독한다. 구체적으로 생활체육 지도자는 어떠한 예를 제시하거나 지시 · 명령 형태로 참가자를 통제한다. 예를 들면 수상안전요원이 안전사고방지를 위하여 참가자에게 수영장 내에서 뛰지 말도록 요구하는 경우이다. 또한 생활체육 지도자는 체육활동과제를 설명하고 부과함으로써 참가자를 지도 · 관리한다.

영향력행사자

생활체육 지도자는 참가자 개개인이 생활체육활동에 몰입할 수 있도록 지도력을 최대한 발휘한다. 이와 같은 지도력은 현재의 활동을 촉진시킬 뿐만 아니라, 다양한 생활체육활동에 규칙적인 참가를 유도하는 동기유발요인으로 작용한다.

생활체육 지도자의 필요성

과거에 스포츠는 소질이 있고 강하며 능숙하고 부유한 사람들의 전유물처럼 여겨졌다. 그러나 경제성장으로 인한 국민소득의 증대와 함께 문화생활수준이 향상됨에 따라 최근 생활체육인구는 폭발적으로 늘어나 스포츠활동에 대한 국민의 관심고조 등으로 체육의 생활화 경향은 점차 심화되고 있다. 이로 인하여 스포츠활동 참가자들의 기대상승이 필연적으로 예견된다. 따라서 이러한 참가자들의 요구에 부응하면서, 나아가 시설활용의 극대화 및 프로그램 운영의 효율성을 도모할 수 있는 지도자의 양성 및 확보는 생활체육진흥 및 발전에서 무엇보다도 시급히 선결되어야 할 과제이다.

한편 생활체육은 성·연령·신체조건·직업 등에서 학교체육처럼 동일하거나 비슷한 대상을 상대로 하는 것이 아니고, 다양한 대상을 상대하는 것이기 때문에 그 지도가 결코 단순하지 않은 영역이다. 따라서 생활체육 지도는 상당한 수준의 전문성을 요구하고 있으며, 지도자 양성도 생활체육 운동의 확산과 실천을 위한 전문적 자질의 배양에 역점을 두고 이루어져야 하는데, 대학에서 생활체육 지도자양성을 목적으로 생활체육학과가 설립되고 있는 것은 그 중요성을 정확히 예견한 것으로 평가된다.

생활체육 지도자의 역할 및 기능

생활체육 지도자의 역할

생활체육의 안내·지도·상담·평가를 담당하는 생활체육 지도자의 가장 궁극적인 임무는 생활체육 저변확대를 통한 국민의 삶의 질 향상이다. 보다 많은 사람이 평생을 통하여 능동적이고 지속적인 체육활동 참가기회를 향유함으로써 삶의 질 향상을 도모하도록 촉구하는 노력과 책임이 바로 생활체육 지도자의 몫이다.

따라서 생활체육 지도자는 생활체육 프로그램의 개발과 지도뿐만 아니라, 생활체육활동에 대한 상담·홍보 등 생활체육 인구 저변 확대를 위한 다양한 역할을 수행하는 주체로서 자리매김하여야 한다. 이러한 생활체육 지도자의 역할은 다음과 같다.

- 생활체육활동 목표의 설정……생활체육활동의 지도방향과 목표를 제시하고 활동내용과 성취수준을 설명함으로써 생활체육 참가자가 프로그램의 활동목표를 이해하도록 돕는다.
- 효율적인 지도기법의 개발……생활체육활동 집단의 발전방향을 모색하고 참가자의 요구사항을 수용·해결하기 위하여 효율적인 지도기법을 지속적으로 연구·개발하여 적용한다.
- 생활체육 지도자간의 인간관계 유지……동료나 하급·상급 지도자의 인적·행정적 상황을 이해하고 지도자 간의 원만한 대인관계를 유지하며, 각 지도자의 업무를 철저히 조직화함으로써 효율적이고 체계적인 지도가 이루어지도록 연계한다.
- 생활체육 프로그램의 개발……생활체육 참가자의 다양한 욕구를 충족시키고 지속적인 활동을 유지할 수 있도록 기존 프로그램을 최대한 활용하고 필요시 개발하여야 한다.
- 생활체육 재정의 관리……생활체육 관련 재정의 수입 및 지출 계획과 효율적 관리, 그리고 자체 수익 사업의 개발 및 전개에 관심을 갖는다.
- 생활체육활동 기구의 효율적 운영……주변 환경 및 시설과 조화를 이루고 참가자의 개인적·사회적 특성과 흥미도를 고려하여 기구를 선정하고 운용한다.
- 생활체육활동에 대한 연구 활동……생활체육의 발전 및 활성화를 위하여 효율적인 피드백을 제공하고 참가자의 의문을 신속하게 해결할 수 있도록 꾸준하고 면밀한 연구활동을 수행한다.
- 지역사회와 유대관계 형성 및 강화……대부분의 참가자가 지역사회에 생활근거를 두고 있기 때문에 단순한 생활체육 지도자가 아닌 지역사회 봉사자 또는 지역사회 지도자로서의 품위와 교양을 갖춤으로써 지역사회와의 유대관계를 강화하도록 행동한다. 또한 직장체육을 지도할 경우에는 근로자와 고용주의 일체감 조성에 노력하는 자세로 임해야 한다.
- 안전사고 예방 및 시설관리……안전사고에 의한 상해는 참가자의 활동 욕구와 흥미 그리고 관심도를 저하시키기 때문에 신체적 접촉이나 시설물에 의한 상해가 발생하지 않도록 세심한 주의가 요구된다. 그리고 기구조작 방법을 숙지하고 보호장구를 완비하며 응급처치 요원을 상주시키고 사고 발생시 후송 장비를 구비하고 전문의와의

연계 방안을 수립하여 안전사고의 사전·사후 관리를 철저히 이행하도록 배려한다.
◆ 활동내용의 기록 및 문서 관리……프로그램 실시 이후의 활동 결과를 분석하고 프로그램 개발 정보를 제공하기 위하여 활동내용을 기록하고 문서보관을 철저히 한다.

생활체육 지도자의 기능

생활체육 지도자는 생활체육 참가자의 안내·조직, 시설에 따른 활동 프로그램 제공, 생활체육에 대한 기회와 정보의 홍보 및 관리이다. 이러한 생활체육 지도자의 기능은 활동양태적 측면과 지도과정적 측면으로 나누어 발휘된다.

활동양태에 따른 지도자의 기능은 참가자의 건강·체력 진단 및 처방, 생활체육활동의 기획·조직·시행, 생활체육시설의 운영 및 관리 등이다. 그리고 지도과정에 따른 기능은 생활체육 지도내용의 전달, 활동과제 제시, 동기유발, 활동에 대한 평가 등이다.

생활체육 지도자의 기능을 요약하면 다음과 같다.

◆ 동료 의식 및 응집성 조성……지도자는 각 참가자가 집단 구성원임을 느끼도록 유도함으로써 집단 전체를 하나의 통합된 분위기로 이끈다.
◆ 개인 및 집단의 목표를 확인·제시……지도자는 개인 및 집단의 목적과 목표를 명확히 확인·정의·인식시킴으로써 참가자가 자신의 목표달성은 물론 욕구충족을 위하여 수행해야 할 구체적인 행동을 이해하도록 돕는다.
◆ 목표달성을 위한 방법 및 절차의 개발·제시……지도자는 개인 및 집단이 자신의 목표를 효과적으로 달성하도록 활동방법 및 절차를 참가자에게 명확히 확인시켜야 한다. 일반적으로 참가자는 자신의 목표를 인식하지만 활동방법은 이해하지 못하는 경우가 많다.
◆ 생활체육활동을 조직……지도자의 주요 책무 중의 하나는 조직화 과정이다. 조직화 과정이란 행동 결과에 대한 보상체계뿐만 아니라, 집단의 구조와 역할의 창출 및 설정, 의사소통 체계의 확립을 의미한다.
◆ 참가자의 동기유발……지도자는 집단의 활력이나 집단활동의 동기를 촉발시킴으로써 참가자의 행동을 촉진하여 집단의 목표성취를 도모한다.
◆ 생활체육활동 과업평가……지도자는 실현 가능한 목표를 설정하는 주체로서 집단에 의하여 최초에 수립된 기준과 실제적인 활동수행과의 차이를 평가한 후 이를 수

정·보완한다. 그리고 최초의 기준과 실제행동 간에 불일치가 존재할 경우 지도자는 새로운 행동목표를 설정하도록 고려한다.

- ◆ 생활체육활동 집단 대표……지도자는 참가자를 대신하여 다른 집단에 대하여 소속 집단을 대표함과 동시에 이익과 요구를 대변한다.
- ◆ 생활체육 참가자의 성취도제고……지도자의 주된 책임은 집단 구성원의 발전을 위해 노력하는 것이다. 지도자가 참가자의 기능·지식·태도 등의 발전을 도모하는 것은 전문가로서의 지도철학이다. 이러한 지도철학을 바탕으로 하여 지도자는 참가자의 자발적 참가의지를 고무시키는 역할을 수행한다.
- ◆ 생활체육활동 집단의 긍정적 분위기 조성……지도자는 구성원의 화합 분위기 조성을 통하여 집단효율성을 제고시킨다.

생활체육 지도자의 조건 및 자질

생활체육 지도자의 조건

스포츠에 참가하는 동기는 사람에 따라 다르다. 즉 그 사람의 운동경험이나 건강상태, 연령, 가정환경, 직업, 경제적 사정 등에 따라 다르다. 어떤 사람은 기술을 추구하고 경기력을 향상시키고자 하고, 또 어떤 사람은 운동부족을 해소하고 건강을 증진시키고자 할 것이다. 이와 같이 실제 지도에서는 참가의 동기가 모두 같을 수 없다. 그러므로 지도의 방법은 참가한 사람들의 고유한 조건에 의하여 구체적인 형태와 방법을 생각해야 할 것 이다.

해를 거듭할수록 운동이나 스포츠에 참가하고자 하는 사람들이 증가하고 있으며, 실제로 스포츠를 행하고 있는 사람들도 증가되고 있다. 그러나 요구의 증가에 비해 요구를 실현하기 위한 여러 조건, 즉 스포츠 환경은 아직 미비된 상태이다. 특히 시설의 부족은 스포츠를 즐기고자 하는 사람들에게는 결정적 장애가 아닐 수 없다. 이와 같은 미흡한 스포츠 환경에서 지도자는 모범적인 지도방법을 모색해야 할 뿐만 아니라, 언제 어디서 누구라도 참가할 수 있도록 지도방향을 찾는 것이 보다 중요한 과제일 뿐 아니라, 지도자의 역할이라 하겠다.

생활체육 지도자에게 요구되는 조건은 집단의 목적달성에 있다. 즉, 지도자로서의 실행능력이 있어야 한다. Stogdill과 Gibb의 보고에 의하면 지도자에게 필요한 조건은 리더십 기능이다. 즉 지도자의 이상적인 상으로서는 사회적으로 신망이 있고 스포츠에 관한 깊은 관심과 이해를 가지고 그 직무를 수행할 때 열의와 능력을 지닌 자라야 한다.

생활체육 지도자의 자질

앞으로의 생활체육활동을 어떻게 구체화해야 할 것인가 하는 문제는 생활체육 지도자가 갖게 되는 막중한 책임이다. 새로운 생활체육을 만드는 주체는 주민이지만, 그 활동 주체를 육성하고 지도하는 사람은 생활체육 지도자이다. 따라서 생활체육진흥을 위하여 지도자의 양성은 물론 지도체제의 확립도 중요하다.

사회변화에 따라 운동의 요구와 수요가 증대되어 스포츠는 다양화될 뿐 아니라 체육인구는 양적으로 확대되고 질적으로 변화되고 있다. 이러한 사회변화에 부응하여 생활체육활동에 관심이 없는 사람까지도 관심을 가지고 참가할 수 있게 유도하기 위해서는 성실하고 체육을 사랑하며 봉사적인 유능한 생활체육 지도자가 나와야 한다.

'Sport for All'이라는 목표를 달성하기 위해서 지도자는 다음과 같은 자질을 갖추어야 한다.

의사전달 능력

생활체육 지도의 성패는 참가자와 지도자 간의 의사소통에 의해 좌우된다. 따라서 의사전달능력은 지도자의 선결요건이다. 효과적인 의사전달의 선행조건은 참가자의 관심유도 및 유지, 의사전달 내용의 상세한 설명, 성실한 청취분위기조성 등이다.

투철한 사명감

목표성취에 대해 진취적 자세를 갖춘 생활체육 지도자는 우수한 지도자가 되기 위해 자신의 모든 능력을 발휘하여 책임을 완수하려는 의지가 투철해야 한다. 이와 같이 투철한 사명감을 지닌 지도자는 참가자의 과도한 긴장이나 불안을 해소시켜 줌으로써 생산적 활동을 주도하고, 자발적 의지로 자신이나 집단의 목표성취를 돕는다.

| 활달하고 강인한 성격 | 생활체육 지도자는 활달하고 강인한 성격을 지녀야 한다. 이러한 성격은 생활체육 참가자로 하여금 지도자에 대한 친근감 및 신뢰감을 형성시켜주며 집단의 우호적 분위기 조성에 기여한다.

| 도덕적 품성 | 생활체육 지도자는 고매한 도덕적 품성을 지녀야 한다. 지도자의 도덕적 품성은 생활체육 참가자를 유인하는 하나의 매력으로 작용하며 참가자와 원만한 인간관계를 형성하도록 이끌어준다. 이는 생활체육활동에 대한 만족을 고조시켜 결과적으로 생활체육 참가자의 지속적인 참가에 긍정적인 영향을 미친다.

| 칭찬의 미덕 | 참가자의 행동 및 태도에 대한 지도자의 칭찬은 참가자의 과제수행에 대한 긍정적 동기유발을 촉진한다. 생활체육 지도자는 참가자에 대해 칭찬을 아끼지 않음으로써 참가자로부터 신뢰를 받을 수 있으며, 최상의 과제수행효과도 얻을 수 있다.

| 공정성 | 생활체육 지도자는 일반대중의 삶의 질 향상을 위해 참가자의 사회경제적 배경, 즉 성, 연령, 교육수준, 사회계층, 운동기능수준, 외모 등에 대한 편견 없이 모든 참가자를 평등하게 대우하고 균등하게 지도하여야 한다.

생활체육 지도자의 유형과 활동영역

생활체육 지도자의 유형

안내자, 지시자, 영향력행사자 등의 역할을 담당하는 생활체육 지도자는 지도방법의 유형에 따라 전제형 지도자·민주형 지도자·자유방임형 지도자로 나눌 수 있으며, 지도력의 범주에 따라 대인지도자·관리지도자·행정지도자·경영지도자로 구분할 수 있다.

전제형 지도자

전제형 지도자는 절대적 권위와 영향력을 소유한 전제군주적 지도자를 의미하며 권위와 권력지향적이다. 이러한 지도자는 지배욕구가 강하며 규율을 강조하고 참가자의 일시적 오류를 참가자의 나약함으로 간주할 뿐만 아니라, 타인의 창의력과 의견을 무시하고 행동과 사고에서 자기중심적이다. 생활체육을 지도하는 과정에서 참가자 개인보다는 집단의 목표달성이 중요시되며, 참가자와 지도자 간의 상호작용이 일방적으로 진행됨으로써 의사전달이 단절되어 효율적인 지도와 생활체육에 대한 지속적 관심을 기대하기 어렵다.

전제형 지도자에 의해 지도되는 생활체육활동은 활동과정에서 발생하는 문제점에 대한 책임소재가 불명확하고, 지도자가 자신의 시행착오를 인정하지 않는 권위주의적 태도로 인해 지도자로서의 위상을 유지하기 어렵다. 반대로 전제형 지도자는 과업지향적 성향을 지니고 신속한 문제해결을 강요하기 때문에 일정 수준의 기능학습이 비교적 단시일 내에 이루어지는 장점을 지니기도 한다.

민주형 지도자

민주형 지도자는 의사결정을 할 때에는 독단적 행동을 삼가하는 한편, 의사결정과 집단목표를 설정을 할 때에는 참가자의 창의성과 협동심을 유발시켜 참가자 개인의 잠재력을 계발하고 참가자의 의사결정에 도움을 준다. 이러한 지도자는 과제수행과 목표달성을 위한 행동을 할 때 참가자와 협조관계를 유지함으로써 지도과정에서 모든 문제해결을 참가자와 공동으로 대처하고 극복해 나간다.

민주형 지도자는 전제형 지도자와는 달리 권위나 권력을 지향·추구하지 않는 반면, 참가자가 최선을 다할 수 있도록 격려와 칭찬을 아끼지 않고 원만한 의사소통에 의한 인간관계 중심의 활동 분위기를 중시한다. 그러나 이러한 유형의 지도자는 전제형 지도자에 비해 과업수행 시에 생산성이 저조하여 과업완수시간이 비교적 장시간 소요되는 단점이 있다.

자유방임형 지도자

자유방임형 지도자는 모든 의사결정권한을 참가자에게 위임하여 지도자로서의 권한을 부분적으로 유보한다. 이러한 지도자는 전제형 지도자와 상반된 리더십을 행사하면서 참가자의 요구에 따라 생활체육의 물리적 환경이나 자원을 제공하는 등 최소한의 지도자적 임무를 수행할 뿐이다.

생활체육 지도자의 활동영역

생활체육영역에서 생활체육활동 참가자를 안내하고, 지도하며, 동기유발의 기능을 수행하는 지도자의 활동영역은 매우 다양하다. 예를 들면 생활체육 행정가, 생활체육시설 관리자, 생활체육 학자 및 교육자, 코치, 생활체육 상담원, 생활체육 프로그램 진행자 등 이 있다.

관리 지도자

관리지도자는 생활체육 조직 내 업무의 통제자 또는 중간관리자를 말한다. 관리지도는 생활체육과 관련된 다양한 사안에 대해 대책을 강구하며 생활체육조직의 목표를 원만히 성취하기 위해 대인지도자에게 임무를 부과하고 이를 관리·통제하는 역할을 담당한다.

관리지도자는 인간관계뿐 아니라 생활체육에 관한 전문지식을 갖추고 대인지도자를 촉진·격려·동기유발·평가할 능력을 지녀야 한다. 관리지도자는 부과된 임무를 성취할 때에는 대인지도자를 조력해야 하는 책임을 지니고 있다.

경영지도자

경영지도자는 생활체육조직 내의 최고위직 행정지도자이다. 경영지도자는 광의의 목표설정, 동기유발, 종합계획수립, 보수체계관리, 하급자관리·감독 등 생활체육조직의 전반적인 운영을 담당한다. 경영지도자는 생활체육서비스, 프로그램, 활동과정을 이해하여야 한다.

이러한 의미에서 경영지도자는 일반대중에게 효과적인 생활체육서비스를 제공하기 위하여 조직공동체의 노력을 유도하는 임무를 띠고 있다. 경영지도자는 본질적으로 대인지도자나 관리지도자보다 총괄적인 업무를 담당하는 지도자이다.

행정지도자

행정지도자는 일반대중의 생활체육참가를 장려·촉진하며 일반대중을 생활체육 서비스 및 프로그램의 운영·통제 안으로 유도하기 위해 노력하는 지도자이다. 이러한 유형의 지도자는 일반대중의 관심을 대변하는 정책입안자로 활동하는 경우도 있다. 또한 행정지도자는 지역사회주민의 욕구를 이해할 뿐만 아니라, 생활체육조직의 자원배분에 관한 정보를 제공한다.

실기지도자

실기 지도자는 정부지원 조직 및 단체, 공공체육시설, 상업체육시설, 직장체육시설 등에서 실제 생활체육활동에 참가하는 사람들에게 직접 해당 종목의 기술을 지도·관리하는 지도자이다. 스포츠 활동에 참여하는 사람들의 동기와 목적이 다양하기 때문에 기대에 부응하도록 지도하려면, 실기지도자는 단지 기술지도에 멈추지 말고 한 사람 한 사람의 스포츠 욕구에 부응할 수 있는 폭넓은 지식을 갖는 것이 중요하며, 또 거기에 맞는 지도력도 필요하다.

대상별 전문지도자

생활체육은 전국민을 대상으로 이루어지는 체육활동으로서, 개인의 삶의 질 향상과 복지사회구현을 목적으로 이루어지는 체육활동이다. 그러므로 유아체육 지도자, 아동체육 지도자, 청소년체육 지도자, 성인체육 지도자, 여성체육 지도자, 노인체육 지도자, 특수체육 지도자, 여가활동 지도자 등 대상별 특성에 맞는 지도자양성이 필요하다.

건강관리 지도자

생활체육의 활성화와 스포츠활동의 확산으로 여가를 위한 스포츠 참가율이 높아지고 있다. 그러나 운동 참여에서 주의해야 할 점도 있으며, 무조건 운동을 한다고 해서 건강 해지고 모든 사람에게 좋은 것만은 아니다.

과학과 문명의 발달로 현대인의 건강을 저해하고 질병을 유발시키는 요인으로는 운동부족, 불규칙한 식생활, 스트레스, 환경오염 등이 있다. 이러한 요인들은 성인병과 순환기계통, 관절의 퇴행성질환을 일으킨다.

운동은 단지 체력단련에 국한된 것만이 아니라 질병을 예방하거나 치료하는 목적도 가지고 있으므로 건강과학관리 지도자(임상운동사, 운동처방사, 카이로프락터, 스포츠마사지사, 체력관리사)의 활동영역은 개인의 성별·연령·환경·건강상태 및 체력특성에 맞는 운동처방 및 처치 프로그램을 실시하여 질병을 예방하고 건강을 유지·증진시키는 것이다.

최근 일반인들의 건강 및 체력단련, 신체미용 등에 대한 관심이 고조되면서 종합병원의 스포츠의학센터, 중소병원의 스포츠(비만)클리닉, 스포츠센터, 헬스클럽 등에서 건강과학관리 지도자들이 많이 활동하고 있다.

여가 · 스포츠산업 종사자

현대사회는 스포츠활동이 생활화됨으로써 인간생활의 새로운 패러다임 형성과 삶의 질 향상으로 스포츠산업에서 보다 전문적인 인력을 요구하게 되었으며, 이러한 사회적 현상과 요구에 따라 스포츠산업 종사자의 활동영역은 다양하게 확대되고 있다.

스포츠산업 영역은 스포츠관련 정보분석, 스포츠마케팅, 이벤트, 에이전트, 스포츠 용품의 개발 및 유통업, 각종 스포츠 시설업, 교육업, 클럽업, 대여업, 관광여행업, 관련서비스업 및 저널리즘 등을 총망라하는 것이다. 이는 이미 그 상품성이 충분히 인정되고 있을 뿐만 아니라, 미래의 유망산업으로 각광받고 있는 영역이다.

21세기의 후기산업사회에서는 스포츠관련 분야가 중요한 산업으로 부상되어 있고, 삶의 질 향상에 지대한 영향을 미치는 훌륭한 도구가 되고 있으므로 여가 · 스포츠산업 영역은 더욱 다양하게 확대되고, 그 중요성은 날로 더해지고 있다.

기타

학교와 각종 연구소에서 생활체육의 이론적 · 학문적 발전을 위한 연구활동에 종사하거나, 언론매체를 통한 생활체육의 보급과 발전을 위하여 활동하는 생활체육 지도자들이 있다. 특히 이들의 활동영역은 많은 대중을 상대로 정확하고 신속하며 유익한 정보를 전달하는 매스컴의 속성상 생활체육의 발전에 가장 크게 영향을 미친다.

그러나 이 분야 종사자들도 역시 전문성이 갖추어지지 않은 실정이므로 생활체육과 관련된 전문적인 지도자의 양성 및 유치가 시급하다. 한편 생활체육의 학문분야도 인간을 대상으로 하기 때문에 점차 세분화되어 발전하기 위해서는 유능한 인재를 양성하고 우수한 인력을 확보하기 위한 노력이 필요하다.

생활체육지도의 원리

생활체육지도란 스포츠 또는 신체적 활동을 매개로 하여 참여자가 지도내용과 방법을 효과적으로 터득하여 지도이념과 목적에 도달할 수 있도록 도와주고 가르치는 행위이다. 생활체육 지도자는 참여자 스스로 생활체육활동 참여의 주체임을 자각하여 참여동기, 흥미, 요구, 개성, 능력, 활동자세 등을 존중하도록 지도해야 한다. 또한 참여자의 자기활동과 자기표현능력 향상을 지도의 중요한 요건으로 참여자 스스로 인식하면 보다 생동감있고 창의적인 지도효과를 얻을 수 있을 것이다.

생활체육 지도자는 다음과 같은 원리를 정확하게 이해한 다음 최선을 다해 지도해야 한다.

목적의 원리

활동의 지도는 명확한 목적이 수립되어야 그에 따른 구체적 계획이 수립될 수 있다. 이를 지도자와 참여자가 모두 자각하여야 참여의욕이 고취되고 그 목표를 달성하기 위한 활동자세를 미리 준비할 수 있다. 목적과 목표를 참여자가 명확히 인식할 때 지도의 요령과 방법이 효율적으로 전달되며, 참여자의 의견이 거기에 반영되어 보다 창의성있는 지도방법이 모색될 수 있을 것이다.

이러한 목표의 도달은 지도자의 입장보다는 참여자에게 근거를 두고 있으므로, 참여자들에게 도달해야 할 목표를 명백히 인식시키는 일이 중요하다.

자발성의 원리

활동기술의 지도성과는 자발적이고 자주적인 활동을 존중하는 참여자들의 욕구를 만족시켜야 나타나는 것이다. 생활체육활동은 타인으로부터 강요됨 없이 자신의 즐거움에서부터 시작되어야 한다. 따라서 생활체육에 참가하는 사람들은 자유롭게 선택하고 무엇에든 구속받아서는 안된다. 그러므로 생활체육지도의 가장 큰 관건은 각자의 흥미를 알고, 그 흥미를 어떻게 유발하고 유지해나가느냐에 달려있다고 하겠다. 참여자의 흥미를 무시한 지도는 능률적인 효과를 올리기는 어렵다. 따라서 지도자는 참여자에게 내재된 진실한 흥미를 발견하고 그것을 활동지도에 잘 이용하지 않으면 안된다.

참여자들의 흥미는 연령, 성별, 가정, 지역사회 등의 실정에 따라 다를 수 있다. 그러므로 지도자는 이러한 흥미를 조정하여 일관된 지도원리에 부합되도록 유도하는 기술을 가지고 있어야 한다. 참여자들의 활동의욕을 고취시키기 위해서는 그 활동에 대한 동기화(motivation)가 필요하다. 일반적으로 동기화는 행동에 추진력을 부여하고, 일정한 것을 선택하도록 하고, 행동방향을 제시해주는 역할을 한다.

활동지도에서 동기화방법에는 다음과 같은 것이 있다.

◈ 참여자의 준비태도에 맞는 연습방법을 제공한다.

- 연습활동의 구체적 목표나 방향을 잘 알게 한다.
- 지도방법에 대해 참여자가 잘 이해하도록 한다.
- 연습활동이나 시합에서 평가를 객관적으로 하여 알려준다.
- 경쟁적인 장, 협동적인 장을 부여한다.
- 칭찬이나 질책, 상과 벌을 적절하게 구사한다.
- 집단의 분위기, 구성원의 성격적 특성을 고려하여 경쟁을 통해 동기를 부여한다.
- 지도환경을 정비한다.

개성화의 원리

모든 사람은 저마다의 개성과 개인차를 가지고 있다. 이러한 점을 무시하고 획일적인 지도를 한다면 그 효과는 반감되고 말 것이다. 집단의 능력은 그것을 이루는 구성원 각자의 능력이 자신의 개성에 맞는 역할을 담당할 때 배가될 수 있다. 그러므로 활동을 지도할 때에는 그러한 개성을 최대한 신장시키기 위한 방법으로 하여야 하며, 그러기 위해서 생활체육 지도자는 참여자의 능력을 자세히 파악해야 한다.

사회화의 원리

이것은 생활체육활동을 할 때 공동연습, 소그룹활동 등을 통해 지도효율을 높이기 위한 방법이다. 혼자서 연습하는 것보다는 집단 내에서 서로 자극하면서 연습을 하면 그 효과가 잘 오르는 경우가 있다. 또 공통문제를 상호협력하여 해결하려고 하는 집단적인 연습은 활동참여욕구를 배가시키고, 그 가운데 자연스럽게 지역사회 내에서 연대감과 인간교류를 형성하는 계기가 된다. 이론적으로 모든 기술습득은 개인적으로 이루어지는 것이 일반적이지만, 실제로 스포츠활동은 집단적으로 행하는 경우가 많고, 또 이것이 효과적인 측면도 있다. 따라서 참여자들은 집단활동을 통하여 서로 비판하여 협력하고 격려함으로써 능률을 올릴 수 있는 것이다.

창조의 원리

창조란 새로운 것을 구성하는 일이지만, 본질적으로는 재구성의 심리적 과정이다. 스포츠에서 새로운 운동기능을 체득하여 새로운 경지를 개척하는 정신이나 성공의 기쁨을 얻는다는 것은 활동을 본질적인 것으로 하게 하는 관건이다.

먼저 참여자로 하여금 실시하게 하면 왜 안되며, 또 어떻게 하면 될 것인가 등을 생각하게 하며 성공을 위한 방법을 스스로 창의·연구하도록 유도하고, 필요에 따라서 지도해주는 것이 중요하다. 이렇게 하는 것이 바로 창조의 원리를 적용한 지도이다.

반복연습의 원리

생활체육 지도자가 목표를 세울 때에는 참여자들의 능력을 고려하여 그 능력의 범위 내에서 알맞은 연습이 이루어지도록 해야 한다. 참여자들의 능력을 무시한 지도는 효율적인 성과를 기대할 수 없다. 또한 연습에 의한 기술습득수단은 동작의 반복연습을 필수적인 조건으로 한다. 그러나 너무 오랜 시간 일정한 방법으로 동일한 기술연습을 되풀이하도록 하면 참여자가 싫증을 느끼게 되고, 또 연습시간을 단축하면 그 효과는 줄어들 것이다. 그러므로 연습목표를 세우고 연습에 필요한 기술동작과 관련된 근육의 적정 운동량을 결정한 다음, 면밀한 기술분석을 통해 각 개인에 맞는 연습요령과 합리적 지도방법을 수립하여야 한다.

계통성의 원리

모든 스포츠 기술은 계통성을 가지고 있으므로 그 기술을 지도할 때에는 계통에 따라 점진적인 습득이 이루어지도록 지도해야 한다. 이 계통을 무시하고 지도할 때는 참여자에게 혼란을 가중시키고, 기술적 퇴보나 효율저하를 가져올 수 있다. 즉 지도내용이 너무 쉬우면 참여자의 흥미가 감소되고, 너무 어려우면 주위가 산만해서 그 활동에 대한 의욕과 용기가 좌절되기 쉽다. 그러므로 스포츠 지도는 쉬운 것에서 어려운 것으로, 아는 것에서 모르는 것으로, 구체적인 것에서 추상적인 것으로 연속된 지도내용이 계통에 따라 이루어져야 한다.

평가의 원리

생활체육지도에서 평가는 참여자에 대한 정보의 제공, 피드백형성이라는 서비스적 성격을 더욱 크게 띠어야 한다. 이는 결과의 제시만을 의미하는 것이 아니라, 지도과정에서 대상자의 부단한 각성과 동기유발을 목적으로 하고, 다음 단계를 지도하기 위한 분석자료로 활용되는 것이다.

평가를 할 때에는 참여자 스스로 기록이나 성적을 처음에 세웠던 목표와 비교하여 수

정할 수 있도록 결과와 함께 제시하여야 한다. 만약 그 결과가 목표에 미달되었다면 그 원인, 잘못된 연습방법, 동작의 미숙 등을 분석하여 좀 더 개선해야 할 부분에 대한 지적사항과 함께 제시하면 더욱 효과적인 방법이다.

이러한 평가에는 어디까지나 객관적인 측정자료를 바탕으로 하여 지도자의 주관적 판단이 가미될 수 있어야 한다. 그 결과에 대한 칭찬이나 질책은 되도록 자제하고, 필요하다면 타인에 대한 비교가 아니라 자신의 과거기록과 비교가 이루어질 수 있도록 해야 한다. 즉 평가를 통해서 자신의 진보 정도를 알고 자발적으로 연습하려는 의욕을 고취하며, 정체되거나 퇴보되었다면 그것에 대해 실망하지 않고 그 원인에 대해서 냉정히 분석하는 자세를 갖도록 지도해야 할 것이다.

생활체육 지도자 양성 문제

사회변화에 따라 생활체육활동에 대한 관심과 참여가 날로 증가되어 생활체육 지도자의 필요성도 점차 강조되고 있다. 생활체육시설이나 조직, 프로그램들이 완벽하게 준비되어 있어도 그것을 지도하고 관리할 우수한 지도자가 없다면, 생활체육의 발전을 기대하기는 어렵다. 생활체육 지도자는 가르치는 기능뿐만 아니라 경험, 지능, 지식, 교양, 인격, 협동심, 지도력, 열성적인 봉사정신을 고루 갖추어야 한다. 생활체육 지도자의 양성은 스포츠 참가자들의 요구사항에 부응할 수 있어야 하며, 또한 시설활용의 극대화 및 프로그램 운영의 효율성도 도모할 수 있어야 한다.

생활체육 지도자의 필요성은 다음과 같다.

- 경제성장, 여가증대, 운동부족에 따르는 건강생활, 그리고 체육활동의 생활화 등으로 체육인구가 급격히 증가하고 있다.
- 생활수준의 향상에 따라 스포츠에 대한 이해가 높아지고, 체육활동의 내용과 방법이 다양화·전문화되어가고 있다.
- 지도자와 생활체육시설의 활용가치뿐만 아니라 완전성을 확보한다.
- 전문지도자는 체육 프로그램의 운영을 효율적으로 한다.
- 체육활동에 참가하는 모든 사람의 운동효과를 극대화하고, 생활의 합리성을 높일 수 있으며, 때로는 운동처방의 조언자로서의 역할도 하여야 한다.

체육지도자

정부에서는 2015년 국민체육진흥법을 개정하여 종전의 경기지도자 및 생활체육지도자 제도를 개정하여 체육지도자로 변경하여 첫 시험을 2015년 5월 21일에 실시하였다.

자격증 및 시험제도

	현 행	종 전
자격종류	스포츠지도사, 건강운동관리사, 장애인스포츠지도사, 유소년스포츠지도사, 노인스포츠지도사	경기지도자, 생활체육지도자
양성과정	필기시험→실기·구술시험→실무연수	실기·구술시험→이론연수→필기시험
합격결정	☞ 필기시험 : 각 과목 만점의 40% 이상 득점, 전과목 평균 60% 이상 득점 ☞ 실기 및 구술시험 : 각각 만점의 70% 이상 득점 - 실기시험 불합격자는 구술시험 응시 불가	이론연수 후 각 과목 만점의 40% 이상 득점, 전과목 평균 60% 이상 득점

자격체계

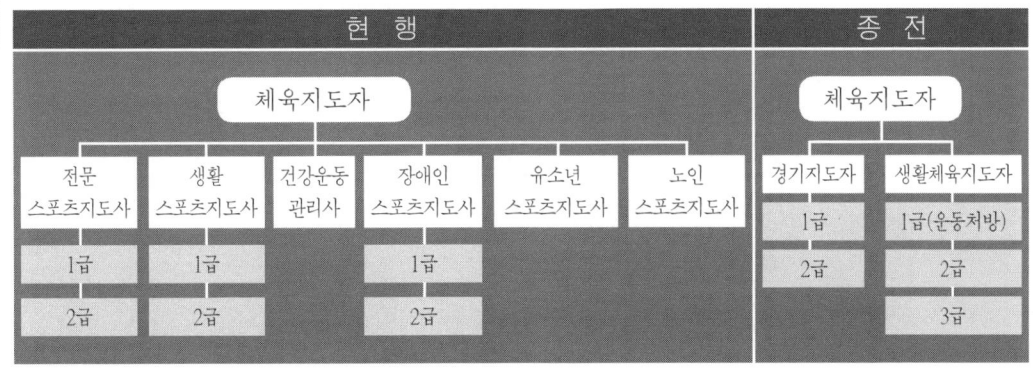

지도대상 및 분야

지도내용	대상		분야	자격등급·종류	
스포츠 종목	비장애인	유소년 (만3세~초등학생)	체육	유소년스포츠지도사	
		청소년 성인	전문 체육	1급 전문스포츠지도사	※종전의 1급 경기지도자
				2급 전문스포츠지도사	※종전의 2급 경기지도자
			생활 체육	1급 생활스포츠지도사	※종전의 2급 생활체육지도자
				2급 생활스포츠지도사	※종전의 3급 생활체육지도자
		노인 (만65세 이상)	생활 체육	노인스포츠지도사	
	장애인			1급 장애인스포츠지도사	
				2급 장애인스포츠지도사	
운동수행방법의 지도 및 관리				건강운동관리사	※종전의 1급 생활체육지도자

자격의 정의

자 격	정 의
스포츠지도사	◉ 자격종목에 대하여 전문체육이나 생활체육 지도
건강운동관리사	◉ 개인의 체력적 특성에 적합한 운동형태, 강도, 빈도 및 시간 등 운동수행 방법에 대한 지도·관리
장애인스포츠지도사	◉ 장애유형에 따른 운동방법 등에 대한 지식을 갖추고 자격종목에 대하여 장애인을 대상으로 전문체육이나 생활체육 지도
유소년스포츠지도사	◉ 유소년(만3세부터 중학교 취학 전까지를 말함)의 행동양식·신체발달 등에 대한 지식을 갖추고 자격종목에 대하여 유소년을 대상으로 체육을 지도
노인스포츠지도사	◉ 노인의 신체적·정신적 변화 등에 대한 지식을 갖추고 자격종목에 대하여 노인을 대상으로 생활체육 지도

자격 요건

자격 요건	
1급 전문스포츠지도사	▶ 해당종목 2급 전문 취득후 해당종목 경기지도경력 3년 이상
2급 전문스포츠지도사	▶ 해당종목 경기경력 4년 이상 ▶ 다음 각 호에 해당하는 사람은 수업연한을 경기경력으로 인정 　- 고등교육법 제2조에 따른 학교에서 체육분야에 관한 학문을 전공하고 졸업한 사람(졸업예정자 포함) 　- 문체부 장관이 인정하는 외국의 학교에서 체육 분야에 관한 학문을 전공하고 졸업한 사람
1급 생활스포츠지도사	▶ 해당종목 2급 생활 취득 후 해당종목 지도경력 3년 이상
2급 생활스포츠지도사	▶ 18세 이상
건강운동관리사	▶ 고등교육법 제2조에 따른 학교에서 체육분야에 관한 학문을 전공하고 졸업한 사람(졸업예정자 포함) ▶ 문체부 장관이 인정하는 외국의 학교에서 체육 분야에 관한 학문을 전공하고 졸업한 사람
1급 장애인스포츠지도사	▶ 해당종목 2급 장애인 취득후 해당종목 지도경력 3년 이상
2급 장애인스포츠지도사	▶ 18세 이상
유소년스포츠지도사	▶ 18세 이상
노인스포츠지도사	▶ 18세 이상

자격 종목

자격 종목	
전문 스포츠(54)	▶ 검도, 골프, 궁도, 근대5종, 농구, 당구, 럭비, 레슬링, 루지, 봅슬레이스켈레톤, 바이애슬론, 배구, 배드민턴, 보디빌딩, 복싱, 볼링, 빙상, 사격, 사이클, 산악, 세팍타크로, 소프트볼, 수상스키, 수영, 수중, 스쿼시, 스키, 승마, 씨름, 아이스하키, 야구, 양궁, 역도, 요트, 우슈, 유도, 육상, 인라인롤러, 정구, 조정, 체조, 축구, 카누, 컬링, 탁구, 태권도, 테니스, 트라이애슬론, 펜싱, 하키, 핸드볼, 뭉 수도, 댄스스포츠, 택견 ▶ 그밖에 문체부 장관이 고시하는 종목
생활 스포츠(42)	▶ 검도, 게이트볼, 골프, 복싱, 농구, 당구, 라켓볼, 럭비, 레슬링, 레크리에이션, 리듬체조, 배구, 배드민턴, 보디빌딩, 볼링, 빙상, 자전거, 등산, 세팍타크로, 수상스키, 수영, 스킨스쿠버, 스쿼시, 스키, 승마, 씨름, 야구, 에어로빅, 오리엔티어링, 요트, 우슈, 윈드서핑, 유도, 인라인스케이트, 정구, 조정, 축구, 카누, 탁구, 태권도, 테니스, 행글라이딩, 궁도, 댄스스포츠, 사격, 아이스하키, 육상, 족구, 철인3종, 패러글라이딩, 하키, 핸드볼, 풋살, 파크골프 ▶ 그밖에 문체부 장관이 고시하는 종목
장애인 스포츠(34)	▶ 공수도, 골볼, 농구, 레슬링, 론볼, 배구, 배드민턴, 보치아, 볼링, 사격, 사이클, 수영, 승마, 양궁, 역도, 오리엔티어링, 요트, 유도, 육상, 조정, 축구, 카누, 탁구, 태권도, 테니스, 트라이애슬론, 핸드볼, 댄스스포츠, 럭비, 펜싱, 스노우보드, 아이스하키, 알파인 스키·바이애슬론·크로스컨트리, 컬링 ▶ 그밖에 문체부 장관이 고시하는 종목
유소년 스포츠(57)	▶ 생활스포츠 종목(54) + 줄넘기, 플라잉디스크, 피구 ▶ 그밖에 문체부 장관이 고시하는 종목
노인 스포츠(55)	▶ 생활스포츠 종목(54) + 그라운드 골프 ▶ 그밖에 문체부 장관이 고시하는 종목

자격검정 시험과목

	시험과목
1급 전문	◉ 필기 : 4과목 - 운동상해, 체육측정평가론, 트레이닝론, 스포츠영양학
2급 전문	◉ 필기 : 5과목 - 스포츠심리학, 운동생리학, 스포츠사회학, 운동역학, 스포츠교육학, 스포츠윤리, 한국체육사(7과목 중 5과목 선택) ◉ 실기 및 구술시험
1급 생활	◉ 필기 : 4과목 - 운동상해, 체육측정평가론, 트레이닝론, 건강교육론 ◉ 실기 및 구술시험
2급 생활	◉ 필기 : 5과목 - 스포츠심리학, 운동생리학, 스포츠사회학, 운동역학, 스포츠교육학, 스포츠윤리, 한국체육사(7과목 중 5과목 선택) ◉ 실기 및 구술시험
건강 운동	◉ 필기 : 8과목 - 기능해부학(운동역학 포함), 운동생리학, 스포츠심리학, 건강·체력평가, 운동처방론, 병태생리학, 운동상해, 운동부하검사 ◉ 실기 및 구술시험 - 심폐소생술(CPR)/응급처치, 건강/체력측정평가, 운동트레이닝방법, 운동손상 평가 및 재활
1급 장애인	◉ 필기 : 4과목 - 장애인스포츠론, 운동상해, 체육측정평가론, 트레이닝론 ◉ 실기 및 구술시험, 장애유형에 따른 지도방법
2급 장애인	◉ 필기 : 5과목 - 필수(1) : 특수체육론 - 선택(4) : 스포츠심리학, 운동생리학, 스포츠사회학, 운동역학, 스포츠교육학, 스포츠윤리, 한국체육사 ◉ 실기 및 구술시험, 장애유형에 따른 지도방법
유소년	◉ 필기 : 5과목 - 필수(1) : 유아체육론 - 선택(4) : 스포츠심리학, 운동생리학, 스포츠사회학, 운동역학, 스포츠교육학, 스포츠윤리, 한국체육사 ◉ 실기 및 구술시험, 유소년 발육·발달 단계에 따른 지도방법
노인	◉ 필기 : 5과목 - 필수(1) : 노인체육론 - 선택(4) : 스포츠심리학, 운동생리학, 스포츠사회학, 운동역학, 스포츠교육학, 스포츠윤리, 한국체육사 ◉ 실기 및 구술시험, 노인의 신체적·정신적 변화에 따른 지도방법

특례 및 경과조치

종전의 체육지도자에 관한 경과조치

- 종전의 1급 경기지도자 자격을 취득한 사람은 1급 전문스포츠지도사 자격을 취득한 것으로 본다.
- 종전의 2급 경기지도자 자격을 취득한 사람은 2급 전문스포츠지도사 자격을 취득한 것으로 본다.
- 종전의 1급 생활체육지도자 자격을 취득한 사람은 1급 생활스포츠지도사 자격을 취득한 것으로 본다.
- 종전의 2급 생활체육지도자 자격을 취득한 사람은 1급 생활스포츠지도사 자격을 취득한 것으로 본다.
- 종전의 3급 생활체육지도자 자격을 취득한 사람은 2급 생활스포츠지도사 자격을 취득한 것으로 본다.

1급 전문스포츠지도사 자격요건에 관한 경과조치

- 2급 경가+경기지도경력 1년 이상, 체육분야 식사 이상+경기경력, 체육분야 석사 이상+지도경력 1년 이상인 사람은 2016.12.31 까지(2015.1.1 이후 군 복무를 마친 경우 2019.12.31 까지) 1급 전문스포츠지도사 시험에 응시할 수 있다.
  - ☞ 체육분야 석사 : 2015.1.1 당시 대학원의 체육관련 학과 석사과정에 재학 중인 사람은 2017.12.31 까지(2015.1.1 이후 군 복무를 마친 경우 2020.12.31 까지) 응시할 수 있다.

1급 생활스포츠지도사 자격요건에 관한 경과조치

- 3급 생체+선수경력, 3급 생체+체육분야 행정·연구·지도경력 3년 이상, 체육분야 학사 취득자, 대학교 또는 전문대학 체육관련 학과 졸업+선수 경력 또는 체육분야행

정·연구·지도경력 2년 이상인 사람은 2017.12.31(2015.1.1 이후 군 복무를 마친 경우 2020.12.31 까지) 1급 생활스포츠지도사 시험에 응시할 수 있다.

☞ 체육분야 석사 : 2015.1.1 당시 대학교(학사)의 체육관련 학과에 재학 중인 사람은 2018.12.31 까지(2015.1.1 이후 군 복무를 마친 경우 2021.12.31 까지) 응시할 수 있다.

건강운동관리사 자격요건에 관한 경과조치

◆ 2급 생체+선수경력, 2급 생체+체육분야 행정·연구·지도경력 3년 이상인 사람은 2017.12.31 까지(2015.1.1 이후 군 복무를 마친 경우 2020.12.31 까지) 건강운동관리사 시험에 응시할 수 있다.

장애인스포츠지도사 신설에 따른 특례

◆ 2008년부터 2011년까지 대한장애인체육회의 장애인스포츠지도사 연수를 수료한 후 장애인을 대상으로 2년간 체육을 지도한 경력이 있는 사람이 2급 장애인스포츠지도사 자격을 취득한 경우에는 필기시험·실기시험·연수과정을 면제한다.

학교운동부지도자 및 스포츠강사에 대한 특례

◆ 학교체육진흥법 제2조제6호의 학교운동부지도자가 2급 전문스포츠지도사 자격을 취득한 경우에는 2016.12.31 까지 필기시험 및 연수과정을 면제한다.

◆ 학교체육진흥법 제2조 제7호의 스포츠강사가 유소년스포츠지도사 자격을 취득한 경우에는 2016.12.31 까지 필기시험 및 연수과정을 면제한다.

생활체육 프로그램

일반적으로 프로그램이란 특정활동의 내용이나 교과목, 교육과정, 활동계획 등을 지칭하는 폭넓고 융통성 있는 의미로 쓰이는 용어이다. 또한 프로그램은 앞으로 전개하고자 하는 활동을 순서대로 나열해 놓은 계획과 거의 같은 뜻으로 사용되기도 한다.

생활체육 프로그램은 생활체육의 궁극적인 목적달성을 위하여 이루어지는 실천적 내용의 총체이다. 왜냐하면 체육활동의 구체적 실천을 위해선 동기와 방법이 포함된 내용 구성뿐만 아니라, 시설·지도자·체육현장의 참가자 등 생활체육과 관련된 전반적인 조건을 고려하지 않으면 안되기 때문이다.

이러한 생활체육 프로그램의 중요성은 모든 사람들의 합리적이고 효과적인 신체활동을 보장해주는 구체적 수단이라는 데 있다. 이것은 생활체육의 저변확대와 적극적인 참여유도를 위한 필수요소이기도 하다. 생활체육 프로그램은 국민 개개인이 체육활동을 실천할 수 있는 동기와 방법을 제시해주는 내용으로 구성하여야 일반국민들의 합리적·효과적인 체육활동을 보장할 수 있으며, 생활체육 참여도를 높일 수 있다.

생활체육을 범국민운동으로 추진하기 위하여 행정기관은 기존 프로그램 운용을 활성화하고, 나아가 변화하는 사회의 수요 및 국민적 요구에 부응하는 새로운 프로그램의 개발과 보급을 위해 노력하여야 할 것이다.

생활체육 프로그램의 정의

생활체육 프로그램이란 모든 연령과 집단을 위한 광범위한 체육활동 일체를 의미한다. 기능적으로 프로그램은 생활체육의 장에서 참여자에게 제공하는 체육활동의 총체이다(Kraus, 1966). 프로그램은 구체적으로 참가를 유도하기 위해 제공되는 자원과 활동, 시설, 리더십 등을 의미한다(Farrell & Luntegren, 1978).

따라서 생활체육 프로그램은 체육활동에 관련되는 모든 자원을 조직·행정·안내·지도 또는 제안하는 여러 활동이라고 정의할 수 있다. 다시 말하면 생활체육 프로그램은 생활체육의 장에서 일어날 수 있는 계획되고 조직된 스포츠문화활동의 총체를 의미한다.

생활체육 프로그램은 협의의 개념으로는 특정게임이나 스포츠활동이 성·연령·직업·교육수준·소득 등의 사회경제적 준거에 따라 진행되는 방법 및 절차를 의미하며, 광의의 개념으로는 생활체육이 시간적·공간적 조건을 극복하고 체육의 생활화를 지향하는 데 수반되는 모든 수단과 방법을 의미한다. 생활체육 프로그램의 사전적 의미는 생활체육을 실시하는 데 관련된 일련의 진행절차를 뜻한다(Reynold and Homacha, 1976).

그러나 생활체육 프로그램의 개념을 논할 때 중요한 것은 어의에 따른 개념보다는 실제생활에서 사용되는 실제적 개념을 파악하는 일이다.

생활체육 프로그램이란 생활체육의 목표를 달성하기 위한 작업의 총체적 개념으로서 단일 운동종목 그 자체, 단일 운동종목을 수행하는 데 따른 제반 내용이나 방법 및 진행절차, 다양한 운동종목을 하나의 활동단위로 수행하는 데 따른 계획과 진행절차 등을 포함하는 복합적 개념이라고 할 수 있다.

생활체육 프로그램의 목적

생활체육의 목적은 모든 계층의 개인 및 집단에게 활발한 신체활동의 기회를 제공하고 일상생활에 체육활동을 정착시킴으로써 궁극적으로 삶의 질을 향상시키는 데 있다.

생활체육 프로그램의 목적은 생활체육의 목적에서 비롯되는데, 구체적인 내용은 다음과 같다.

- 신체적·정서적 건강의 증진……건전하고 활발하며 창의적인 활동을 통하여 건강한 신체와 건전한 정신을 연마시킨다.
- 건전한 품성개발……창조적이며 만족스러운 충분한 신체활동을 통하여 사회적 역할이 수행되도록 바람직한 태도·습관·가치를 형성한다.
- 흥미의 확대……생활체육 프로그램은 개인의 욕구와 만족감을 충족할 수 있는 새로운 흥미거리를 제공한다.
- 시민정신의 함양……민주적 행동양식에 대한 신념과 개인의 존엄성과 가치에 대한 경외심을 갖는다.
- 운동기능의 습득……개인의 행복감과 순화, 그리고 문화적 수준을 향상시킬 수 있는

다양한 여가활동종목에 대한 기능을 습득하고 계발한다.
◆ 사회적 관계의 개선……생활체육에 의한 밀착된 집단활동과 활동적인 참여를 통하여 가족 및 지역사회 내에서의 사회적 관계를 강화하고 발전시킨다.
◆ 경제적 가치의 배가……생활체육활동을 통하여 사회의 경쟁원리를 체험케 하고, 성취수준을 제고시킴으로써 생산성향상에 기여하여 지역사회의 경제적 효율성과 사기진작에 이바지한다.
◆ 사회적 안정도모……건전한 가족 및 지역사회생활을 위한 환경을 제공하고 가족 및 지역사회 구성원의 화합을 조장하여 사회적 안정을 도모한다.
◆ 삶의 즐거움추구……전생애주기에 걸쳐 수행할 수 있는 다양한 활동종목을 즐길 수 있는 기회를 제공하여 생활만족감을 향상시킨다.

생활체육 프로그램의 목표

생활체육 프로그램이 지향하는 구체적 목표는 다음과 같다.

첫째, 생활체육 프로그램의 목표는 참여자의 요구와 운동능력수준에 따라 설정되어야 한다. 생활체육은 모든 계층의 남녀와 전연령층을 대상으로 하기 때문에 그 요구와 흥미는 다양하며 운동능력수준도 매우 다른 것이 특징이다. 따라서 체육·스포츠 활동 참여자의 다양한 요구와 능력수준을 고려하여 프로그램 목표를 탄력적으로 설정하는 것이 바람직하다.

둘째, 생활체육 프로그램의 목표는 학교체육과 수직적으로 통합되어 단계적으로 설정되어야 한다. 즉 프로그램의 목표는 평생체육의 측면에서 개인의 발달 단계에 따라 다르게 설정되어야 한다.

셋째, 생활체육 프로그램의 목표는 가정과 학교에서 이루어지는 체육활동과 수평적으로 통합되어 설정되어야 한다. 다시 말해서 생활체육이 추구하는 목표는 학교체육의 목표와 상호 모순이나 갈등없이 일관성있게 보완적으로 구성되어야 한다.

넷째, 생활체육 프로그램의 목표는 개인의 운동잠재능력이 평생 동안에 걸쳐서 계발되고 신장될 수 있도록 설정되어야 한다. 전통적으로 운동능력계발은 학교체육에서 그 역할을 담당해 왔다. 그러나 운동잠재능력은 취학 전이나 졸업 후에도 항시 계발될 수 있기 때문에 전생애에 걸쳐 그 기회가 제공될 수 있도록 계획되어야 한다.

다섯째, 생활체육 프로그램의 목표는 사회의 급격한 변화에 적응하고 여러 문제에 대처할 수 있도록 설정되어야 한다. 고도산업화에 따른 비인간화경향과 인간소외현상은 현대생활의 심각한 병리현상 중의 하나이다. 따라서 체육활동을 통하여 이러한 문제를 극복하고 인간성을 함양할 수 있도록 목표가 설정되어야 한다.

여섯째, 생활체육 프로그램의 목표는 여가선용의 측면에서 고려되어야 한다. 현대사회는 인구의 도시집중으로 인하여 활동공간이 협소해지고, 노동시간의 단축 및 교통수단의 발달로 인한 운동부족현상이 심각해지는 반면, 여가시간은 증가하고 있다. 이와 같이 증가하는 여가시간에 부족한 신체활동의 욕구는 물론 다양한 인간의 욕구를 충족시킬 수 있도록 목표가 설정되어야 한다.

생활체육 프로그램의 유형

생활체육 프로그램은 성별·연령별·지역별·인구통계학적 요인에 따라 다양하게 구 분할 수 있으나, 대상별 프로그램과 운동형태별 프로그램으로 크게 나눌 수 있다.

대상별 프로그램

- ◆ 유아체육 프로그램······1~4세 이하의 유아를 대상으로 하는 근력 및 지구력 강화, 유연성 강화, 균형성 강화를 목적으로 제공되는 신체활동 프로그램이다. 걷기·달리기·뛰기·오르기·한발뛰기·뜀뛰기·동적 및 정적 균형잡기·축운동·던지기·손으로 받기·발로 차기 등과 같은 프로그램이 여기에 속한다.
- ◆ 아동체육 프로그램······5~12세 사이의 아동을 대상으로 하여 신체의 성장발달, 최적의 신체적응능력 발달 및 유지, 유용한 신체기능 발달, 사회적 적응력 발달을 목적으로 제공되는 신체활동 프로그램이다. 달리기·매달리기·밀기·체조·게임·릴레이·수영·기구놀이·단체운동 놀이·음악 및 율동 놀이·발레·캠핑 등이 여기에 속한다.
- ◆ 청소년체육 프로그램······청소년들이 자발적으로 신체활동에 참여하도록 유도함으

로써 운동부족의 해소와 체력향상, 신체활동을 통한 인간관계의 유대강화, 긍정적이고 진취적인 태도함양, 여가의 건전한 활용을 목적으로 제공되는 신체활동 및 과외 자율체육 활동 프로그램이다. 속보 · 건강달리기 · 줄넘기 · 자전거 타기 · 수영 · 복싱 · 맨손체조 · 탁구 · 배드민턴 · 테니스 · 라운드 테니스 · 씨름 · 발야구 · 간이배구 · 트라이존 사커 · 소프트볼 · 게이트볼 · 스트레칭 · 요가 · 등산 · 캠핑 등과 같이 조직적이고 강도 높은 체육 및 스포츠 활동이 여기에 속한다.

◆ 성인체육 프로그램……가정이나 직장 혹은 지역사회에서 체력 및 건강유지, 스트레스 및 긴장의 해소, 삶의 질적 향상을 목적으로 성인들에게 제공되는 프로그램이다. 신체활동 프로그램으로서 스트레칭 · 미용체조 · 바이오메트릭 운동 · 웨이트 트레이닝 · 걷기 · 조깅 · 순환 연속운동 · 체조 등이 여기에 속한다.

◆ 노인체육 프로그램……노인들이 즐거움 속에서 건강증진 내지 여가활동을 위하여 부담없이 실시할 수 있는 체육 및 스포츠 활동을 중심으로 한 프로그램이다. 건강체조 · 조깅 · 걷기 · 미니골프 · 링테니스 · 배드민턴 · 게이트볼 · 음악 및 율동놀이 · 하이킹 등이 이에 속한다.

◆ 직장체육 프로그램……직장인 개개인의 건강을 향상시키고 직장생활에서 오는 스트레스를 해소시킬 뿐만 아니라, 대인관계도 원만하게 유지할 수 있도록 즐겁고 보람있는 직장생활을 할 수 있게 유도하는 프로그램이다. 걷기 · 조깅 · 줄넘기 · 수영 · 테니스 · 에어로빅 등과 같은 온몸운동과 특정 부위의 운동을 병행 실시하여 심폐지구력과 근력을 동시에 실시하는 운동 프로그램 등이 여기에 속한다.

운동형태별 프로그램

◆ 개인운동 프로그램……걷기, 맨손체조, 수영, 조깅, 줄넘기, 자전거타기 등
◆ 대인운동 프로그램……배드민턴, 탁구, 테니스, 라운드 테니스, 씨름 등
◆ 집단운동 프로그램……발야구, 소프트볼, 축구, 게이트볼, 야구, 피구 등
◆ 긴장해소 운동 프로그램……스트레칭, 요가, 율동운동(무용, 발레)
◆ 야외활동 프로그램……하이킹, 등산, 캠핑, 오리엔티어링 등
◆ 계절운동 프로그램……수영, 스키, 스노보드, 스케이트, 수상스키, 요트 등

생활체육 프로그램의 기본방향

과거에 우리는 가난으로 인한 고통에 찌들렸기 때문에 전반적으로 젊은이들의 놀이문화가 없었다. 그러나 이제는 국민소득과 생활수준향상으로 의·식·주라는 생리적 욕구가 충족됨으로써 자연적으로 사회적인 여가생활, 특히 스포츠 활동에 대한 욕구가 증대되고 있다. 따라서 많은 생활체육 프로그램이 개발·보급되어야 하며, 그것은 남녀노소가 언제 어디서나 다함께 참여해서 즐길 수 있는 내용이 되어야 한다. 생활체육 프로그램은 내용이 단순하면서도 시행하면 인체는 매우 합리적인 효과를 얻을 수 있어야 한다.

이러한 프로그램의 개발·보급은 전문성을 띠고 있기 때문에 국가적인 차원에서 추진되어야 한다. 따라서 생활체육 프로그램의 개발·보급을 전담하는 상설기구의 설립이 바람직하다.

생활체육의 기본방향은 자발적인 운동참가에 따른 개인적 복지와 사회적 복지의 통합적 발전, 즉 밝고 명랑한 국민생활을 형성하는 데 기본목적이 있다. 이러한 목적은 다음과 같은 생활체육 목표를 달성하여야 이루어질 수 있다.

- 정서적 안정과 심신의 건강증진
- 인격의 완성
- 민주적 시민정신함양
- 공동체적 인간관계형성

생활체육 프로그램은 이러한 과정을 통해 모든 사람들에게 정신적, 육체적, 사회적, 정서적으로 좋은 변화를 길러준다. 다시 말해서 완전한 인간을 육성하는 것이다.

생활체육 프로그램의 기획과정

생활체육 프로그램을 체계화하고 그에 따른 이론모형을 구성하여 실제활동에 적용할 때에는 다음과 같은 두 가지 측면을 고려하여야 한다.

첫째, 생활체육 지도자는 다양한 프로그램을 생활체육현장에 적용하기 위하여 전문적이고 다양한 프로그램이론을 활용해야 한다.

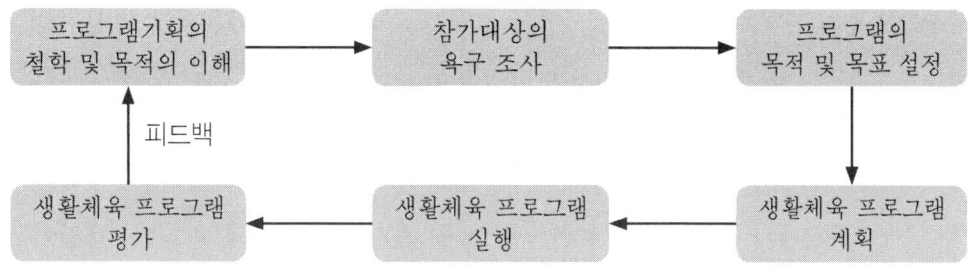

그림 5-3. 생활체육 프로그램 기획모형

둘째, 프로그램의 어떠한 이론이나 모형도 실제상황에 완전하게 적용되지는 못하지만, 프로그램기획의 준거를 마련하고 다양한 유형의 프로그램을 창안한다는 측면에서 프로그램기획에 대한 이론적 모형이 수립되어야 한다. 특히 생활체육 프로그램의 이론적 모형은 운동학습과정과 운동수행의 양식에 기초하여 개발되어야 한다.

생활체육 프로그램은 생활체육 프로그램 기획의 철학 및 목적의 이해, 참여자의 욕구조사, 프로그램 목표설정, 프로그램계획, 프로그램실행, 프로그램평가 등의 과정을 통하여 기획된다. 이러한 과정은 선형적 방식이 아닌 순환적·주기적 방식으로 전개하여야 하는데, 이를 도식화하면 〈그림 5-3〉과 같다.

프로그램기획의 철학과 목적 이해

생활체육 프로그램기획은 프로그램기획의 철학과 목적의 이해에서 출발한다. 관련 기관 및 조직의 철학은 프로그램 전개에 대한 일반지침을 제공하고 기관이 전개할 프로그램을 구체화한다. 또한 생활체육 프로그램기획은 조직의 철학에 기초해서 이루어지므로 생활체육 프로그램기획자는 현행 프로그램이 기관의 철학 및 목적에 부합되는지, 기관의 철학을 구현하는 데 프로그램이 기여하고 있는지 등을 살펴보아야 한다.

프로그램기획의 철학은 생활체육 담당기관에 따라 다르다. 생활체육 담당기관은 각각 다른 목적하에서 서비스를 제공하기 때문에 프로그램기획의 철학 역시 다를 수밖에 없다. 예를 들어 선교활동을 목적으로 하는 종교단체의 생활체육 프로그램의 철학은 이윤추구를 목적으로 하는 상업체육 프로그램의 철학과는 다른 양상을 띨 것이다.

기관의 철학은 개인, 지역사회, 조직체의 요구를 통해서 확립된다. 성공적인 서비스를 위해서는 개인의 요구뿐만 아니라, 지역사회에 및 조직체 자체의 요구를 만족시켜야 한다. 그러나 어떠한 기관도 자원이 무한정하거나 모든 요구를 충족시킬 수 없으므로 우선순위를 결정해야 하는데, 일반적으로 개인의 요구를 가장 먼저 다루게 된다. 이는 지역사회의 요구, 조직체의 요구, 기관의 철학에 매우 결정적인 영향을 미친다. 개인의 요구는 기관의 철학에 반영되기 이전에 지역사회의 요구 및 생활체육 담당기관의 장단점에 의해 조정되고 그 영향을 받는다.

그리고 생활체육 담당기관의 철학은 실현 가능해야 한다. 기관은 지도자에게 현재의 기술과 자원으로는 얻기 어려운 결과를 강요해서는 안되며, 철학을 확고히 정립함으로써 지도자가 수행해야 할 내용에 대해 분명한 방향을 제시함으로써 지도자의 동기를 유발해야 한다. 해당기관은 자신의 철학과 유사한 서비스를 제공하는 다른 기관의 철학과 구별할 수 있도록 차별화전략을 수립하여야 한다. Kotler는 기관의 철학은 "실현가능하고, 동기유발을 유도하며, 차별적이어야 한다"고 하였다.

일단 기관의 철학이 확립되면 기관의 목적 및 목표를 설정한다. 철학은 측정 불가능한 용어로 진술되어 있으므로 일련의 목적 및 목표는 해당 기관이 지향하는 철학의 측정수단을 제공할 수 있도록 개발되어야 한다. 이 목적 및 목표는 기관이 성취하려는 바에 따라 위계적·체계적인 양식으로 설정된다.

목적은 행동방침에 대한 철학적인 진술로 정의되며, 그 자체로서 기관의 기본적 존재이유를 나타낸다. 예를 들면 특정 기관의 생활체육 프로그램의 목적은 성별·연령에 관계없이 모든 집단에게 서비스를 제공하는 것으로 설정할 수 있다.

목표는 목적에 대한 구체적 진술로 정의되면 양적으로 기술된다. 목표를 설정할 때 전문가는 보통 무엇을 어떻게 언제 실행할 것이며, 어떻게 목표를 측정할 것인가를 염두에 두고 추진한다. 목적이 철학을 보다 구체적으로 표현하는 것처럼 목표는 목적이 어떻게 달성되고 측정될 수 있는가를 구체적이고 현실적으로 기술한다.

참가대상자의 욕구조사

프로그램이 성공하기 위해서는 참가자에게 새롭고 즐거운 경험 및 만족감을 제공할 수 있어야 하므로 새로운 프로그램을 기회할 때 참가자의 욕구를 반영하는 절차를 거쳐야 한다. 이와 같이 참가자가 요구하는 내용을 구체화하기 위한 작업 일체를 욕구조사라고 한다.

　욕구조사는 참가자들의 개인적·집단적 행동을 이해하는 데 중점을 두며, 이를 통해 지도자는 생활체육활동 프로그램에 대한 사람들의 관심, 의견, 태도, 습관, 희망, 지식 등을 알게 된다. 이 단계의 목표는 참가자의 욕구를 파악하여 프로그램 서비스가 참가대상자의 욕구를 충족시킬 수 있도록 반영하는 데 있다. 욕구조사를 실시하려면 생활체육 프로그램 기획자는 반드시 모든 사람의 공통적 관심사항을 체계적인 정보수집, 분석기법 및 도구를 활용하여 이해하여야 한다.

　대부분의 프로그램 기획자는 욕구조사를 단순히 완성된 프로그램을 확인하는 과정으로 오해하기도 한다. 그러나 이 단계의 목적은 각기 다른 이해 및 관심 사이에서 한정된 자원을 보다 절실히 필요로 하는 활동에 투자할 수 있도록 참가자에 대한 부분적 정보, 생리적·심리적·사회적 욕구, 실행가능 서비스, 이용가능 자원 등 다양한 형태의 정보를 제공한다.

　욕구조사를 통하여 얻어진 정보는 프로그램 서비스 향상의 토대가 되므로 프로그램 기획자는 수집된 정보를 정확히 분석하고 해석하여야 한다. 따라서 욕구조사 자료에 대한 수집·분류·해석을 통하여 프로그램에 포함될 내용을 결정하는 것은 생활체육 전문가의 능력이다. 그러나 프로그램 기획자가 제대로 그 역할을 수행하지 못하는 경우가 허다하다. 이러한 문제를 해결하기 위해서 프로그램 기획자는 사회과학조사방법론은 물론 생활체육행동에 대해 심도깊게 연구해야 한다.

프로그램의 목적 및 목표 설정

　생활체육 프로그램을 기획할 때에는 프로그램의 기획 및 실행을 이끌어갈 목적이 설정 되어야 한다. 생활체육 프로그램의 목적설정은 프로그램기획의 전 과정에서 추진하여야 할 방향을 제시한다는 점에서 매우 중요한 의의를 지닌다.

　생활체육 프로그램의 목적은 수집된 욕구조사 자료의 분석을 통해 방향이 설정되며, 어떠한 프로그램이 전개될 것인가를 부분적으로 제시해 준다. 예를 들어 수집된 자료의 분석을 통해 기간을 어느 정도로 할 것인지, 또는 어느 집단 및 지역에서 해당 프로그램을 필요로 하는가를 알아낼 수 있다. 이 단계에서는 기존 프로그램 욕구조사에서 파악된 내용을 통합하여 향후 진행될 프로그램에 적용함으로써 기관이 전개할 프로그램의 운영 방향을 제시한다.

생활체육 프로그램이 추구하는 궁극적인 목적을 달성하기 위해서는 구체적으로 성취하여야 할 실천 내용을 수반하여야 하는데, 이것이 바로 생활체육 프로그램의 목표이다. 따라서 목표는 목적에 비해 보다 구체적 진술로 이루어지며, 목적이 어떻게 달성되고 이루어지는가를 측정할 수 있는 방법을 제시한다.

일반적으로 목표의 기능은 다음과 같다.

◆ 프로그램 참가 이후에 도달하고자 하는 참가자의 상태 및 능력을 제시한다.
◆ 프로그램을 구성하는 구체적인 활동내용을 세부적으로 명확하게 진술한다.
◆ 프로그램을 전개하는 과정에 있어서 일관된 기본행동의 지침을 제시한다.
◆ 프로그램 실행 이후 목표달성 정도를 평가할 수 있는 기준이 된다.

생활체육 프로그램의 계획

프로그램의 설계

프로그램 설계란 프로그램 구성요소를 확인하고 단계별 활동 시나리오를 계획하는 것으로, 프로그램운영에 필요한 활동시나리오를 개념화하고 우선 순위를 결정하는 데 목적이 있다. 프로그램 설계는 욕구조사와 실행의 중간단계이다.

이 단계에서 프로그램 기획자는 다양한 설계기법을 이용하여 프로그램을 실행하기 전에 참가자의 입장이 되어 프로그램을 대신 경험함으로써 참가자들이 만족할 수 있는 방식으로 설계해야 한다. 프로그램 기획자는 기관의 철학을 벗어나지 않는 범위 내에서 욕구조사를 통해 확인된 참가자의 욕구를 충족시킬 수 있도록 설계해야 하며, 기관의 자원 및 운영 가능성을 고려하여 실현가능한 프로그램이 설계되도록 입안해야 한다.

프로그램 계획서

프로그램 기획자 단독으로 생활체육 프로그램을 계획하는 것은 바람직하지 못하다. 즉 동료 프로그래머와의 협력이 매우 중요하며, 계획에 참가하는 모든 사람들은 설계의 세부사항을 상세하게 파악하고 있어야 한다. 이러한 과정은 프로그램 계획서를 통하여 이루어진다. 생활체육 프로그램의 성공적인 실행을 위해서는 관련자 모두가 프로그램 계획서에 제시된 업무내용을 분명히 이해하고 있어야 한다.

프로그램 계획서는 건물의 청사진이라 할 수 있다. 건축가는 청사진을 통하여 건물의 역할과 기능을 알리고 자기가 설계한 바대로 건물을 완성시킨다. 생활체육 프로그램 기획자 역시 생활체육 프로그램 계획서를 통하여 프로그램 운영에 관련된 모든 사람에게 소관 업무를 정확히 전달함으로써 설계자가 의도한 대로 참가자들이 활동할 수 있도록 배려한다. 프로그램 계획서는 미래 프로그램 운영의 지침으로 이용되며 설계단계에서 발견되는 문제점을 실행 전에 바르게 교정하는 역할을 한다.

프로그램 계획서는 프로그램의 현재상태에 관한 정보, 프로그램 운영에 투여되는 자원, 향후 프로그램 운영에서 이용할 참고자료 등을 제공한다. 프로그램 기획자는 프로그램을 만드는 데 필요한 방법과 기법을 자세히 설명함으로써 프로그램 실행 및 운영 관계자와 프로그램을 어떻게 만들 것인가에 대하여 의견을 나누어야 한다.

생활체육 프로그램의 실행

일정한 구성원리에 의하여 생활체육 프로그램의 내용과 유형이 결정되면 이를 실행하고 운영할 때에도 일관된 원리와 기본방향에 따라야 한다. 특히 생활체육 프로그램의 실행과정에서 주목해야 할 점은 생활체육이 참가자 중심의 활동이며, 활동을 구성하는 지 도자와 참가자 간에 인간적인 상호작용이 유지되어야 하고, 개인적·사회적으로 의미있는 활동이 되어야 한다는 점이다.

프로그램 실행에는 물리적 공간확보와 배열, 프로그램 광고, 참가자 등록, 프로그램 관련 지도자 구성 등 주의를 기울여야 할 요건이 많다. 프로그램 기획자가 대부분의 시간을 소비하는 단계가 바로 실행단계이다.

생활체육 프로그램의 평가

생활체육 프로그램의 평가란 좁은 의미에서 보면 이미 제시된 활동목표에 대한 체험효과를 측정하는 과정이며, 넓은 의미에서 보면 프로그램 활동을 통하여 참가자와 지도자의 생활체육에 대한 변화된 가치, 태도 및 운동기능수준을 판별

하는 것이다.

  생활체육 프로그램의 평가목적은 생활체육 주관단체 및 지도자의 목표달성에 대한 기여도를 판단하고 활동내용에 대한 참가자와 지도자의 만족도를 검증하며, 후속 프로그램 실행에 필요한 정보를 획득하는 데 있다.

  생활체육 프로그램 평가는 다음과 같은 기능을 지니고 있다.

- 프로그램지도의 기초자료를 제공한다.
- 활동지침에 관한 구체적인 근거를 제시한다.
- 참가자의 동기유발을 촉진한다.
- 지도방법에 대한 판단기준을 확보한다.
- 지도방법, 지도교재, 시설, 용구 등의 효율성을 검증한다.

생활체육 프로그램 개발 및 보급 문제

  프로그램이란 조직이나 단체의 효율적인 운영의 기초가 되는 일련의 기본운영계획으로서 기획·수행·평가 등을 내용으로 한다. 즉 시설·공간이 아무리 잘 갖추어져 있다하여도 프로그램이 빈약하거나 이용자들에게 적합하지 않으면 유명무실한 것이다.

  생활체육 프로그램은 넓은 관점에서 보면 생활체육 전체의 진행방향을 설정하는 것부터 각 경기종목, 야외활동, 스포츠교실 등과 같은 행사에 이르기까지 포괄적인 내용과 유관성을 갖고 있기도 하다. 또한 개개의 스포츠종목에는 전체내용의 구성이나 진행방법의 구체화가 중요한 것이 되기도 한다.

  생활체육 프로그램이란 사회단체나 각종 민간시설, 공공기관 등에서 조직적으로 계획하고 실시하는 모든 스포츠활동이라고 할 수 있다. 이러한 생활체육 프로그램은 모든 사람들에게 합리적이고 효과적인 신체활동을 보장해주는 구체적인 수단이 되며, 생활체육의 저변확대와 적극적인 참여유도를 위한 필수요건이기도 하다.

  또한 이러한 프로그램은 국민 개개인이 스포츠활동을 실천할 수 있는 동기와 방법을 제시해주는 내용으로서, 일반 국민들의 합리적이고 효과적인 생활체육활동을 보장해 주기 위한 구체적 수단이며, 생활체육이나 생활체육활동의 참여증대를 위한 필수적 요인이 되기도 한다. 따라서 다양한 생활체육과 생활체육 프로그램 개발 및 보급은 생활체육

진흥을 위한 실제적 과제라고 할 수 있다.

생활체육 프로그램 개발에 앞서 생활체육 프로그램의 내용을 구성할 때 우선 고려되어야 할 원칙은 다음과 같다.

첫째, 생활체육 프로그램의 내용은 설정된 생활체육의 목표와 관련지어 선정·조직되고 운영되어야 한다. 운동기능의 터득, 여가선용, 사회성함양 등과 같은 생활체육의 기본 목표를 성취하기 위하여 이에 적합한 활동내용을 포함시켜 구성하여야 한다.

둘째, 생활체육 프로그램 구성에서 중요시되어야 할 사항 중 하나는 참가자에 대한 특성의 고려이다. 특수한 경우를 제외하고는 생활체육 프로그램의 내용은 인식된 활동주체자의 흥미와 필요에 그 바탕을 두어야 한다. 따라서 가능하면 참가자에 대한 필요한 조사를 실시하고, 그 결과를 기초로 하여 프로그램이 구성되어야 한다. 예를 들어 여성을 위한 생활체육 프로그램 개발에서는 여성들의 신체적인 특성뿐만 아니라 여성들이 생활체육활동 참여 시 당면하는 문제와 필요한 것이 무엇인지 알아보고, 이를 기초로 하여 프로그램을 구성하여야 한다.

이처럼 생활체육 프로그램은 계층별, 성별, 연령별, 관심분야별로 나누어서 구성하여야 할 뿐만 아니라 이들의 통합된 체계적인 프로그램도 구성되어야 한다. 따라서 생활체육 지도자는 항상 참가자들이 어떠한 활동을 원하고 있는지를 파악하여야 하며, 그들 스스로가 새로운 욕구를 느낄 수 있도록 참신하고 진일보된 프로그램을 제시하여야 한다. 결국 프로그램의 개선은 참가자들의 발전된 요구와 흥미를 의미한다고 볼 수 있다.

셋째, 아무리 좋은 프로그램이 선정되었다 하더라도 지도 가능성이 없으면, 그것은 프로그램으로서 별로 쓸모가 없게 된다. 즉 이상적 견지에서 구성된 프로그램이 현실적으로 지도가 가능한지에 대한 문제를 고려하여야 할 것이다. 지도 가능성은 여러가지 측면에서 검토되어야 하겠지만, 생활체육 시설 및 참가자의 능력과 밀접한 관계가 있다.

즉 생활체육 프로그램은 프로그램 유형, 참여대상 및 수준을 고려하여 탄력있게 계획되고 운영되어야 한다.

넷째, 생활체육 프로그램을 구성할 때에는 지역성을 고려하여야 한다. 생활체육활동은 지역사회에 따른 참가자들의 필요, 능력, 흥미 등에 큰 차이가 있다. 따라서 효과적인 생활체육 프로그램을 보급하기 위해서는 각 지역사회가 지니는 다양한 문화적 특성과 주민들의 요구와 흥미를 고려하여 구성하여야 한다.

생활체육이나 생활체육 프로그램의 개발 및 보급은 전문성을 띠고 있기 때문에 쉬운 것이 아니다. 생활체육 프로그램의 개발과 보급에 따른 기본방향은 다음과 같은 내용으로 이루어져야 할 것이다.

- 국민의 신체활동 및 건강관리에 대한 요구를 최대한 수용하여야 한다.
- 클럽별 동호인 및 개인별로 손쉽게 즐길 수 있도록 내용의 다양화가 필요하며, 여가선용에 적합한 것이어야 한다.
- 과학적·체계적으로 구성되어져 성별·연령별 신체적 특성에 적합하도록 더욱 세분화되고 구체화된 것으로, 모든 사람에게 효과적인 신체활동을 보장해야 한다.
- 프로그램은 모든 지역의 관련시설을 최대한 가장 효과적으로 이용할 수 있도록 입안되어야 하며, 프로그램 입안 및 실행에 있어서 지역사회주민이나 수혜대상자들을 참여시킴으로써 타당성을 찾아야 한다.

위와 같이 개발된 프로그램이 효율적으로 관리·운영되기 위해서는 다음과 같은 내용들이 우선되어야 한다.

- 생활체육 프로그램은 자격을 갖춘 전문가에 의하여 감독·운영되어야 한다.
- 프로그램에 대한 규칙적이고, 체계적인 평가와 피드백이 이루어져야 한다.
- 일단 개발된 프로그램은 다양화된 일정, 새로운 위치, 신선한 지도력 등을 이용함으로써 지속적인 변화를 주어야 한다.
- 개발된 프로그램의 활용을 극대화시킬 수 있도록 각종 매체를 이용하여 적극적으로 홍보하여야 한다.
- 지도자의 수요공급을 원활히 하기 위하여 '리더뱅크(leader bank)'의 구성과 활용을 활성화한다. 리더뱅크란 생활체육활동의 보급과 진흥을 도모하기 위하여 일정지역 내의 유능한 스포츠지도자를 발굴하고 등록시켜 지역사회 및 직장, 단체 등의 지도자 파견 요청에 부응하기 위해 설치한 등록제도이다.

생활체육 홍보

생활체육 홍보의 정의

현대사회에서 생활체육의 필요성과 중요성은 주지의 사실이며, 이에 기초한 생활체육의 홍보는 일반대중의 이해와 관련하여 당위성을 지닌다. 그러나 생활체육활동의 제공자와 수용자는 확연하게 구별될 수 없을 뿐만 아니라 생활체육 활성화의 궁극적인 책임소재가 불명확하고 생활체육 활동효과에 대한 공통된 인식이 없기 때문에 생활체육 홍보의 구체적 계획과 실행은 어려운 과제로 남아있다. 이와 같은 생활체육 홍보의 과제를 수행하려면 생활체육홍보의 개념부터 이해하여야 한다.

생활체육 홍보의 개념을 규정할 때에는 다음과 같은 측면을 고려하여야 한다. 새로운 정보를 유포하거나 기존의 정보를 강화시키려면 커뮤니케이션 과정이 절대적으로 요구된다. 경제적인 성취 및 조건에 익숙해진 사회현실을 고려할 때 정보의 유포와 강화에서 경영적인 측면을 간과할 수 없다. 즉 생활체육 홍보에서는 단순한 커뮤니케이션의 목적달성이나 이익논리에 입각하여 마케팅효과를 극대화시키려는 단편적인 일방성을 지양하여야 한다. 결국 생활체육 홍보의 개념에는 생활체육활동이라는 제품 및 서비스에 대하여 생활체육 관련 공공조직과 공중의 호의적인 이해에 기초한 커뮤니케이션 측면과 합리적이고 효율적인 선택에 기초한 마케팅 측면을 포함시켜야 한다. 따라서 생활체육 홍보는 PR의 개념에 의한 일반적 홍보와 공공문제의 개념을 통하여 정의하는 것이 바람직하다. 즉 생활체육 홍보에서 구조적 측면은 PR의 개념을, 기능적 측면은 공공문제의 개념을, 그리고 과정적 측면은 일반홍보의 개념을 포괄적으로 원용하여야 한다.

결론적으로 생활체육 홍보란 생활체육 관련조직과 공중 간의 호의적 상호관계 및 선의의 이익과 공중의 이해를 바탕으로 생활체육활동의 인식과 참여를 유지·강화하기 위하여 동원되는 의도적이고 계획적이며 실질적인 모든 형태의 쌍방 커뮤니케이션이라고 정의할 수 있다.

생활체육 홍보의 목적 및 목표

생활체육 홍보는 생활체육을 관리·감독하는 생활체육 관련조직체와 국민 간의 커뮤니케이션을 관리하는 활동이다. 생활체육 홍보담당부서는 생활체육 전반의 실태 및 생활체육 관련부서의 업무를 사실에 근거하여 공중에게 전달하여야 한다. 또한 이들 부서는 생활체육에 대한 호기심을 자극함과 동시에 생활체육에 대한 편견을 타파함으로써 생활체육에 대한 무지를 극복하여 생활체육의 개인적·국가적 가치를 실현시킬 수 있도록 생활체육 홍보의 목적 및 목표를 제시하여야 한다.

생활체육 홍보의 목적

생활체육 홍보의 목적은 생활체육 홍보의 방향을 제시하고 홍보의 내용을 구성하는 데 있다. 생활체육 홍보의 목적은 일반대중에게 생활체육에 대한 지식 및 정보를 유포하고 대중을 설득하여 그들의 생활체육에 대한 신념 및 행동을 개선하며, 나아가 생활체육관련기관과 생활체육 참여자와의 관계를 긍정적으로 유지하는 데 있다. 생활체육 홍보의 목적을 보다 구체적으로 열거하면 다음과 같다.

- 생활체육 관련기관 및 기관의 활동을 국민이 올바르게 이해하도록 한다. 따라서 생활체육 홍보는 생활체육 관련 조직체에 대한 공중의 무지·무관심·편견·적대감 등을 해소하고 일반대중이 그 조직체를 이해할 수 있도록 하는 데 있다.
- 생활체육에 대한 일반대중의 사회적·심리적 장애를 극복하고 일반대중의 이해를 구하기 위하여 생활체육에 대한 지식을 신속하고 정확하게 공유시킨다.
- 생활체육 홍보는 생활체육 및 생활체육 조직체에 대하여 일반대중이 호의적인 태도를 지니도록 한다.
- 일반대중이 생활체육을 통한 생활양식의 변화 및 개혁에 동참하도록 함으로써 사회통합과 사회질서유지를 달성하도록 한다.
- 생활체육에 대한 일반대중의 몰이해와 편견 그리고 무관심을 제거시킨다.
- 생활체육에 의한 사회적 위화감을 일소하고 기존의 생활체육 참여자에 대한 적대감을 해소한다.

◈ 생활체육 활성화가 궁극적으로 지향하는 바를 성취하게 하여 국가발전의 원동력을 개발하고 신장시킨다.

생활체육 홍보의
목표

생활체육 조직체의 홍보목표에 비하여 보다 실제적이고 구체적인 생활체육 활성화를 위한 생활체육 홍보의 목표는 다음과 같다.

◈ 생활체육 및 엘리트체육 관련기관이 엘리트체육에 대한 그릇된 인식·고정관념·편견·정보부족 등을 극복하기 위하여 공중에게 생활체육 프로그램에 관한 상세한 정보를 제공한다.
◈ 생활체육의 가치 및 역할을 공중에게 인식시키고 세금의 일부가 생활체육 부문에 사용되고 있음을 알림으로써 시민의식을 함양하고 적극적인 생활체육활동을 장려한다.
◈ 생활체육과 관련된 프로그램 신설·시설의 확충·비용·계절별 프로그램 일정 등에 대한 정보를 제공한다.
◈ 생활체육활동을 통한 사회적 공헌을 고무시킴으로써 모든 계층이 생활체육 프로그램에 적극적으로 참여하도록 한다.

생활체육 홍보의 기능

생활체육 홍보의 기능은 생활체육 홍보의 다양한 역할과 그 역할의 가치를 창출하는데 중요한 의미를 가지고 있다. 여기서는 Wilcox, Ault 그리고 Agee(1986)가 제시한 PR의 전략 및 전술에 기초하여 조직적인 정보의 제공, 홍보활동의 조직화, 지역사회의 발전, 생활체육에 대한 국민의식의 관리, 사회적 통합, 생활체육에 대한 이미지 제거 등의 관점에서 생활체육 홍보의 기능을 살펴보기로 한다.

조직적인
정보제공

조직적인 정보제공은 홍보 프로그램에서 반드시 이해하여야 할 내용이다. 조직적인정보제공의 기능은 정보를 생산하고 조직화하여 일반대중이나 특정

목표 채택자에게 다양한 관련정보를 편집 · 공표 · 확산함을 의미한다. 조직적인 정보제공에는 생활체육과 관련된 통계자료를 편집하여 제시하는 단순한 정보의 제공과 생활체육 관계자 및 전문가가 요구하는 전문적인 생활체육 관련자료를 제시하는 복잡한 정보의 제공이 있다.

단순하고 복잡한 생활체육 정보를 조직적으로 제공함으로써 생활체육 정보의 양적 확대와 질적 깊이, 그리고 정보의 특색을 유지할 수 있을 뿐만 아니라 정보의 확산과 관심을 증진시킬 수 있다. 또한 조직적인 정보제공기능은 생활체육 홍보 프로그램 책자의 발간, 정확하고 확실한 생활체육 정보를 수집하려는 생활체육 전문가의 공동노력, 일반대중의 생활체육 실태조사 등을 수반한다. 이와 같은 기능은 효과적인 홍보 프로그램의 기획 및 실행단계에서 매우 중요한 비중을 차지하기 때문에 생활체육 홍보 프로그램의 총체적인 측면과 전략적인 측면에서 가장 우선적이고 기초적으로 고려하여야 한다.

홍보활동의 조직화

생활체육 홍보의 두 번째 기능은 홍보활동을 조직적으로 실행하는 것이다. 생활체육 홍보를 체계적인 계획이나 생활체육 홍보 주체의 의도를 고려하지 않고 생활체육에 관한 정보의 자연적인 생산이나 산만한 유포에만 의존한다는 것은 궁극적으로 생활체육의 활성화 및 발전을 저해하는 결과를 초래하게 된다. 따라서 생활체육 홍보의 효과를 달성하려면 홍보의 효율성에 근거한 조직적인 홍보활동이 요구된다.

이러한 기능은 생활체육 홍보요원이 새로운 프로그램 · 홍보소재 · 캠페인 · 홍보촉진 노력 등을 도입하기 위하여 마케팅 전문가와 협력하여야 하기 때문에 마케팅 측면과 밀접한 관계를 갖는다. 더욱이 경영원리 측면이 국가적인 수준에 이르기까지 강력하게 요구되는 현대사회에서 생활체육 관련기관 및 단체는 다양한 생활체육현상을 홍보할 때 마케팅 측면도 중시하여야 한다.

지역사회의 발전

지역사회의 발전은 특정 지역사회가 보유하고 있는 자원을 보다 생산적으로 개발하고 활용함으로써 행복한 삶을 향유하고자 하는 지역주민의 현실적 욕구에서 비롯된다. 지역사회 발전의 모든 목표는 제한된 자원을 바탕으로 조직적인 발전체계를 구축하여 개인 및 사회적 관계에서 개개인의 잠재능력을 개발함은 물론, 지역사회와의 원만한 조화를 통하여 삶의 질을 제고하는 데 있다. 따라서 지역사회 생활체육은 지역주민의 자발적인 참여를 전제로 하여 이루어지는 체육활동으로서, 체력 및 건강의 증진뿐만 아니라 건강한 사회구성원의 육성, 건전한 여가문화의 창달, 그리고 지역사회의 총체적인 복지증진에 기여하는 효과적인 수단이 된다는 점에서 지역사회 발전의 중요한 지표이며 성과라고 할 수 있다.

그러나 지역사회 생활체육이 지역사회 발전에 기여하는 잠재적 역량에도 불구하고 현재에는 지역사회 생활체육의 활성화가 실현되지 못하고 있는 실정이다. 그 지역에 있는 생활체육시설의 위치, 시설이용절차, 사용가능시간 등에 대한 홍보가 제대로 이루어지지 않고 있어 지역주민들의 체육시설 활용이 제한받고 있다. 따라서 적극적이고 효율적인 홍보의 기능 및 역할이 절실하게 요구되고 있다.

생활체육에 대한 국민의식의 관리

국민의 생활체육에 대한 무관심은 생활체육의 활성화는 물론 생활체육을 통한 복지구현에도 치명적인 손상을 초래하고 있다. 생활체육 홍보주체와 관련 행정기관은 국민의식의 관리자로서 생활체육에 대한 국가적 지원체계 및 관심사를 국민에게 알려줌으로써 국민의 생활체육에 대한 적극적인 의견개진 및 행동실천을 유도하여야 할 의무가 있다.

생활체육에 대한 이미지 제고

특정 대상에 대한 이미지는 그 대상이 표출하는 현상에 대한 직접적인 관찰이나, 그러한 현상을 직접 경험한 선지자의 설명을 통하여 각인된다. 그러나 새로운 양식의 지속적인 출현과 다양한 정보의 범람이 일상화된 현대사회에서 단기간에 달성되지 못하는 생활체육활동과 같은 개별적 이익에 대한 이미지는 전적으로 홍보에 의존하게 된다.

이미지는 행동실천의 결정적인 단서이자 행동발달의 무형적 자본이다. 따라서 생활체육에 대한 이미지의 형성 및 제고는 생활체육 활성화에 중요한 사회심리적 요인으로서,

생활체육 홍보의 일차적 기능이라고 할 수 있다.

생활체육 홍보정책

생활체육운동이 범국민적인 사회운동으로 확산되기 위해서는 생활체육의 본질과 이념을 국민에게 인식시킬 수 있어야 한다. 나아가 국민의 자발적인 참여로 생활체육 활동 인구의 저변을 확대하여야 하고, 체육의 생활화라는 사회적 풍토를 조성하여야 한다. 이와 같은 사회적 분위기를 조성하기 위해서는 뉴스매체, 교육기관, 스포츠매체, 공공기관, 여론형성기관 등을 통하여 생활체육에 관한 다양한 정보를 국민에게 제공하여야 한다.

현재 정부에서 추진하고 있는 생활체육 홍보정책 중에서 핵심홍보사업은 스포츠 7330캠페인이다. "일주일에 세 번 이상 하루 30분 운동하자"는 스포츠 7330캠페인은 중 장기적으로 추진되고 있다. 이것은 국민건강, 건강한 사회를 지향하는 현대사회의 패러다임에 적합한 주요한 홍보정책이다.

스포비전 2018

박근혜 정부는 '국민행복, 희망의 새 시대'를 국정의 비전으로 하여 창의교육과 문화가 있는 삶을 국정목표로 제시하였다.

각 영역별로 세부실천과제는 다음과 같다. 먼저 '꿈과 끼를 키우는 교육'을 위한 학교체육 활성화를 추천하며, 이를 위해 체육전담교사, 스포츠강사 확대 배치 및 우수스포츠클럽 및 학교운동장 체육활동 여건 개선을 위해 지원한다.

"나를 찾는 문화, 모두가 누리는 문화 구현"을 위한 추진전략의 세부과제는 다음과 같다.

- 문화재정 2% 달성 및 문화기본법 제정을 추진한다. 문화재정 2%를 달성하면서 정부의 재정부담 완화를 위해 예산과 별도 세입이 있는 기금재원을 균형있게 확충한다.
- 문화향유기회 확대와 문화격차 해소를 위해 생활체육지도자의 장애인시설 파견 및 생활체육프로그램을 확대 운영하고, 체육시설의 접근성 향상 지원한다.
- 문화다양성 증진과 문화교류·협력 확대를 추진하여 남북 간의 스포츠교류를 추진하고, 개발도상국을 대상으로 한 체육분야 ODA사업을 추진한다.
- 스포츠 활성화로 건강한 삶 구현을 목표로 한다. 생애주기별 맞춤형 프로그램을 보

급 및 통합콜센터(#7330)를 운영하고, 전 국민 스포츠·체력 인증제를 도입과 함께 시·군·구에 종합형스포츠클럽 설립을 추진한다. 또한 국가대표 체육지도자 자격 부여 및 진로 지원 및 스포츠강사의 처우개선 등을 통해 체육인복지를 강화한다. 또한 태릉·태백·진천국가대표훈련장의 효율적 기능 분담을 도모하고 국군체육부대 확대와 해양경찰 체육단 증원, 실업팀 창단지원을 지원한다. 이 밖에도 올림픽공원 내 체육인 명예의 전당·호텔·컨벤션을 갖춘 올림픽스포츠콤플렉스를 조성하고, 스포츠산업 진흥 중장기 계획을 마련하여 스포츠산업을 고부가, 지식기반으로 육성한다.

◐ 관광산업의 경쟁력 강화를 도모한다. MICE, 의료, 한류, 크루즈, 역사·전통문화 체험, 레저·스포츠, 생태기반관광, IT융·복합 관광 등 고부가가치 융·복합 관광·레저산업을 육성한다.

표 5-3. 박근혜 정부 주요 국정과제

주요 과제	과제 내용
학교교육 활성화 추진	⫸ 초등학교 체육전담교사배치 확대, 중·고교스포츠 강사 확대 배치 ⫸ 우수스포츠클럽 지원 ⫸ 학교 운동장 및 다목적 체육관 건립으로 체육활동 여건 개선
문화재정 2% 달성 및 문화기본법 제정	⫸ 문화재정 2% 달성 ⫸ 예산과 기금재원을 균형 있게 확충
문화향유기회 확대 및 문화격차 해소	⫸ 생활체육지도자 장애인시설 파견 확대 ⫸ 체육시설 내 장애인 생활체육교실, 청소년 체육교실 등 확대 ⫸ 공공문화체육시설 장애인 접근성 확대를 위한 개보수 지원 및 어울림 스포츠센터 건립
문화다양성 증진과 문화교류·협력 확대	⫸ 남북스포츠교류 정례화 추진 ⫸ 개도국 스포츠지도자 및 선수 초청 사업 등 문화 ODA 확대
스포츠 활성화로 건강한 삶 구현	⫸ 생애주기별 맞춤형 프로그램 보급, 통합콜센터(#7330)도입 ⫸ 전 국민 스포츠·체력 인증제 도입 ⫸ 종합형 스포츠클럽 설립 추진 ⫸ 국가대표 체육지도자 자격 부여 및 학교스포츠강사 처우개선, 체육인 진로지원 등 체육인 복지 강화 ⫸ 태릉, 태백, 진천 국가대표훈련장 효율적 기능 분담 ⫸ 스포츠산업 진흥 중장기 계획 수립, 올림픽스포츠 콤플렉스 조성
관광산업 경쟁력 강화	⫸ 고부가가치 융·복합 관광-레저 육성 (MICE, 의료, 한류, 크루즈, 역사, 전통문화 체험, 레저·스포츠, 생태기반관광, IT 융·복합 관광 등)

※ 출처 : 문화체육관광부(2014)

정부 출범 6개월을 맞아 향후 5년간(2013~2017)의 스포츠정책 청사진인 '스포츠비전 2018'을 발표하였다. '스포츠비전 2018'은 기대수명 100세 시대 규칙적인 스포츠 활동은 건강하고, 행복한 삶을 위해 국민 모두가 누려야 하는 '권리'로써 그리고 사회폭력을 완화하고 사회를 통합하는 힘을 담고 있다. 또한 1988 서울 하계올림픽경기대회, 2002 FIFA 한·일 월드컵축구경기대회, 2018 평창 동계올림픽경기대회 유치 등에서도 볼 수 있듯 스포츠는 대한민국을 해외에 알려 국가브랜드를 제고하고, 엔터테인먼트 산업에 못지않게 성장률이 높아 차세대 전략산업으로서의 잠재력도 풍부하다. 이러한 스포츠의 가능성을 극대화하여 행복하고 건강한 대한민국을 만들고자 '스포츠비전 2018'을 수립하게 되었다.

'스포츠비전 2018'은 스포츠로 대한민국을 바꾸기 위한 네 가지 전략을 마련하였다.

- 생활체육참여율이 점점 증가하고 있지만 운동에 전혀 참여하지 않는 국민이 절반 이상인 점을 감안, '손에 닿는 스포츠'를 만들어 국민 모두가 습관처럼 스포츠에 참여하는 환경을 조성하고, 2013년 기준 43%인 생활체육참여율을 2017년까지는 60%까지 끌어올릴 계획이다.
- 출산율 저하로 인한 선수 자원의 감소, 역피라미드형 선수 구조, 우수한 경기력에 못 미치는 국제스포츠계 영향력 등과 같은 문제를 해결하여 '뿌리가 튼튼한 스포츠'를 만들고, 이를 통해 우리 스포츠의 글로벌 경쟁력 강화 및 국가 브랜드 제고를 달성할 계획이다.
- 우리 스포츠 산업의 시장경쟁력이 낮은 상황에서 융·복합 시장 창출 및 스포츠 창업 지원 등을 통해 '경제를 살리는 스포츠'를 만들고, 이를 통해 스포츠산업 규모를 37조 원에서 53조 원으로 끌어올리고 일자리 4만 개를 창출한다.

이 모든 정책을 가능케 하기 위해 체육·경기단체와 지역생활체육회 등 스포츠행정의 근간을 개선하고, '스포츠공정위원회' 설치 등 공정성 확보를 위한 근본적 해결책을 마련했다. 이를 통해 스포츠를 바꾸고, 스포츠로 사회와 국격과 미래를 바꿈으로써 대한민국을 바꾸는 동력이 되고자 구체적인 추진과제는 표 5-4와 같다.

표 5-4. 스포츠비전 2018 주요 내용

전 략	과제 내용
손에 닿는 스포츠 '스포츠로 사회를 바꾸다'	• 종합형스포츠클럽(9개소→229개소), 수혜인원(3,600명→91,600명) • 국민체력인증제 인증 국민 49,000여 명→1,004,000여 명 • 생활체육지도자(일반, 노인) 2,230명→2,730명, (장애인)230명→600명 • 작은 체육관(2017년까지 900여 개소) 조성 • 공공체육시설 장애인편의 개·보수 400개소 • 저소득계층 등 대상 행복나눔 스포츠교실 확대(274개소→680개소)
뿌리가 튼튼한 스포츠 '스포츠로 국격을 바꾸다'	• 체육영재와 꿈나무선수/청소년대표 육성 확대(2,550명→4,200명) • 스포츠인 인권 향상과 복지 강화 • 국제스포츠기구 임직원 진출 확대(96명→115명) • 태권도 사범 파견(19개국 19명→70개국 80명), 드림프로그램(39개국 163명→45개국 180명)
경제를 살리는 스포츠 '스포츠로 미래를 바꾸다'	• 실감형가상스포츠시장 규모 3.5조 원 확대 • 국내 스포츠브랜드 시장점유율 26%→34% • 스포츠기업 300개 창업 지원, 2만 건 일자리 중개, 2,000여 명 취업 달성 • 프로구단 수익개선 근거 마련, 스포츠 무형자산 담보 대출 추진
공정한 스포츠 '스포츠를 바꾸다'	• 체육, 경기단체 운영규정 전면개선 및 평가 환류 강화 • '스포츠 공정위원회(가칭)' 설치

※ 출처 : 문화체육관광부(2014)

6

외국의 생활체육

미국의 생활체육

미국인들은 역사적으로 광활한 국토에서 스포츠와 종교(교회)를 통하여 일정한 생활권을 형성하고 삶을 영위해 왔다. 미국 국민들의 스포츠 활동에는 각 지방위원회(지방자치 단체)의 자율적인 회의를 통해서 그들이 갖고 있는 여러 현안문제를 해결(스포츠 시설의 관리 및 확충과 스포츠 활동이 가능한 공원 설립, 재정지원 등)하고 있으며, 개인별로는 자율적 회비납부와 기부금출연 이란 자연스런 재정확보책에 적극참여하는 수범적 생활자세를 견지한다는 사실이다.

미국의 현황
① 면적 : 963만 2,030km^2
② 인구 : 3억 1천 8백만 명(2014년 추계) 세계 3위
③ 수도 : 워싱턴
④ GDP : 18조 1천 2백 47억 달러, 1인당 56,421달러(2014년 추계)

체육부령으로 규정된 스포츠 종목(테니스, 골프, 요트, 승마, 보디빌딩, 수영, 스키, 낚시 등)은 스포츠 종목이란 현상으로 파악되기보다는 개인의 일상적인 취미활동으로 실시되고 있다. 미국 내에 무수히 산재한 많은 공원, 각급 학교의 체육시설, 지역체육시설 등의 효율적인 개방 및 적극적 이용은 스포츠 인구의 저변확대에 기여한 절대적인 요인이기도 하다. 이러한 시설을 이용하는 주민들 역시 개인시설처럼 인식하고 있는 것은 그들의 높은 체육활동 수준의 일단을 엿볼 수도 있는 것이다. 미국만큼 스포츠를 행하는 가운데 진정한 의미의 자유를 구가하는 나라는 없다고 할 만큼 자발적 참가와 자율적 실천이 근간을 이루고 있다.

생활체육의 배경

미국에서 생활체육을 대신할만한 적절한 표현은 Sport for All보다는 Recreation for All 이기 때문에 미국의 생활체육을 알기 위해서는 레크리에이션운동에

관한 배경과 현황부터 알아야 한다. 미국의 레크리에이션 운동은 1885년 보스턴의 모래판(Sand Garden)설 치를 전후로 한다. 이 모래판 운동은 아동을 위해 놀이를 할 수 있는 모래판을 학교 운동 장구석에 설치하고 지도해 주는 지역사회 봉사활동의 하나로 시작되었는데, 이 성공적인 프로그램은 그 후 스포츠를 위한 운동장 설치와 야외 레크리에이션을 제공하는 공원조직을 포함하는 소위 레크리에이션 운동으로 변하여 전국으로 확산되었다. 미국의 레크리에이션 운동에서 특기할 사항은 정부, 자선가, 그리고 전문가들의 협동작업이다. 즉 연구와 보급은 전문가들과 자선가들이 담당하고, 시설과 재정은 주로 정부가 담당한다는 점이다.

1930년대 미국은 세계적 경제공황에 직면하여 심각한 실업자 문제로 도덕성 저하를 염려한 Roosevelt, F. D. 대통령은 레크리에이션 지도자를 양성하여 공원이나 레크리에이션센터로 파견하였다. 특히 2차 세계대전 중 군대와 후방에서의 레크리에이션 및 스포츠활동의 장려정책은 전후 미국사회의 대중화에 크게 공헌하였다. 또한 일반 산업체들도 레크리에이션이 작업능률을 향상시키고, 안전을 도모할 수 있다는 사실을 인식하여 보다 조직적으로 추진하였다.

한편 미국에서 생활체육이 활성화된 원인은 스포츠상업자본의 유치 및 투자, 매스컴의 전폭적인 협력, 국민의 스포츠에 대한 건실한 이해가 조화롭게 이루어졌다는 사실이다.

'보는 스포츠로부터 행하는 스포츠'로 전환에는 여러 가지 요인이 크게 작용하였지만, 미국인의 스포츠에 대한 가치관이 매우 건전하므로 일상생활에서 스포츠활동을 즐긴다는 생각을 실천에 옮기려는 강한 신념을 알 수 있다. 스포츠단체의 조직과 활동이 자유롭고, 정부나 지방자치단체의 스포츠시설이 충실하고, 강화된 학교체육 등이 미국의 생활체육 발전에 기여했다고 할 수 있다.

생활체육 현황

시설

미국의 생활체육시설은 설치한 성격에 따라 공공시설(국립, 주립, 시립 등), 민간단체시설(YMCA, Boy Scout, 클럽, 교회 등)과 상업시설(프로야구 등)로 크게 구별할 수 있다. 국립시설은 국립공원을 제외하면 적지만, 공원은 우리나라와는 달리 구기장(농구, 배구, 테니스 등), 수영장(pool) 등이 포함된 종합적인 시설로 꾸며져 있다. 도시의 운동장 확보와 지역사회 체육시설은 민간단체들과 시민들의 적극적인 지지로 도시계획에 포함되어 있다.

주립시설은 해수욕장·캠프장·피크닉장 등인데, 지역사회가 건설하기 힘든 것 중에서 주(州) 전체 사람들이 이용할 수 있는 시설은 주에서 건설한다. 지역사회의 체육시설은 각종 구기경기장·운동장 등인데, 한 도시에 일정 규모 이상의 공원면적을 확보하도록 하고 있다.

미국에서 레크리에이션관(館)이란 우리나라의 체육관과 같은 시설이다. 큰 것은 실내수영장도 함께 설치되어 있고, 명칭도 각종 레크리에이션센터(recreation center)이다. 이는 학교시설 내에 있으나 일반사회인들도 이용하는 생활체육시설이다.

미국의 생활체육시설 기준을 몇 가지 살펴보기로 한다.

- 놀이터……인구 100가구당 40명의 어린이들이 동시에 놀 수 있는 넓이를 가져야 하며, 기준면적은 2,500~10,000평방피트이다. 1,500평방피트가 최저기준인데, 이는 어린이 한 명에 77평방피트로 보며, 유치반경은 1/4마일로 정하고, 때때로 큰 운동장 한쪽에 설치하기도 한다.
- 어린이 운동장……인구 800명에 1에이커의 넓이를 기준으로 하고 있으며, 3.5내지 6에이커의 면적을 규정하고 있다. 한 곳의 운동장을 이용하는 최대 인구는 5천 명 정도이고, 초등학교 가까운 곳에 설치하되, 지역의 중심지에 설치하도록 되어 있다.
- 운동광장……20에이커 이상의 면적이 바람직하며, 최소한 10에이커는 되어야 한다. 즉 인구 1만 5천 명에 1개의 운동광장이 필요하다는 것이다. 이는 인구 800명당 1에이커 혹은 1,000명당 1.25에이커의 비율이며, 고등학교가 인접한 곳에 설치되는 것을 권장하고 있다. 유치반경은 1마일 혹은 인구가 밀집되어 있지 않은 곳은 1.5마일로 기준을 삼고 있다.
- 레크리에이션공원……면적은 30에이커 내지 그 이상과 인구 1,000명당 1에이커로 하되, 표준면적보다 지형이나 경치를 더 중요시한다. 면적이 좁을 때도 있으며, 유치반경은 1마일 또는 그 이상이나 지역사회 전체의 크기와 특징에 따른다.
- 보존지역……보존지역의 면적은 1,000에이커 또는 그 이상이지만, 크기·배치 위치는 자연적인 특징에 따라 결정된다.
- 레크리에이션 공민관……인구 2만 명에 대하여 한 개의 레크리에이션센터 건물이 필요하되, 이는 인구밀도나 교통사정에 따라 조정된다. 이 건물은 인구 1만 명인 경우

체육관·사교실·도서실·게임실·공작실을, 2만 명인 경우에는 강당이나 대집회실을, 그리고 5천 명을 초과할 때마다 다목적에 이용할 수 있는 클럽실을 가져야 한다.
- 골프장……인구 2만 5천 명 또는 그 이하의 지역사회에서는 9홀의 공공골프장 1개를 가져야 하는데, 9홀 코스의 최저면적은 50에이커가 필요하다. 일반적으로 18홀의 골프장을 갖는 것이 바람직하며, 면적은 125에이커가 필요하다.
- 수영장……인구의 3%에 해당되는 사람들이 동시에 수영을 할 수 있을 정도의 수영장시설이 바람직하며, 수영장은 1인당 12평방피트의 면적이 필요하다.
- 캠프장……바람직한 면적은 최소 20에이커이다.
- 경기장……보통은 인구 2만 내지 4만명당 1개가 필요하며, 면적은 5에이커 내지 20에이커가 바람직하다.
- 정구장……인구 2,000명당 1코트가 필요하다.
- 야구장 및 소프트볼장……인구 6천 명당 야구장은 1개, 소프트볼장은 3천 명당 1개씩 필요하다.

이와 같이 미국에서는 생활체육시설이 주택, 도로, 상·하수도, 전기·가스, 보건위생시설과 같이 일상생활을 위해 필수적으로 설치되어야 할 시설로 알고 도시계획 속에 포함되고 있으며, 장기계획의 일환으로 시설이 정비·보완되어가고 있다.

조직

정부조직

미국의 스포츠 조직은 1978년의 Title IX나 아마추어 스포츠 헌장 등과 같은 연방법의 영향을 받고 있으나(Weiss & Gould, 1984 : 29), 근본적으로 정부의 간섭없이 이루어지고 있다. 다만 1958년 국방교육법, 1963년 리듬교육시설법, 1965년 초등·중등·고등교육법이 공포됨에 따라 연방정부에서 보건·체육·레크리에이션 또는 야외교육계획과 시설에 대한 보조금을 지급한다. 한편 행정형태가 지방분권주의인 까닭에 연방정부 내에는 체육관계기관이 없으나, 다음과 같은 임무는 수행하고 있다.
- 국민의 야외 레크리에이션에 대한 요구 및 정수의 여러 가지 자원조사 평가에 대한 준비 및 실시

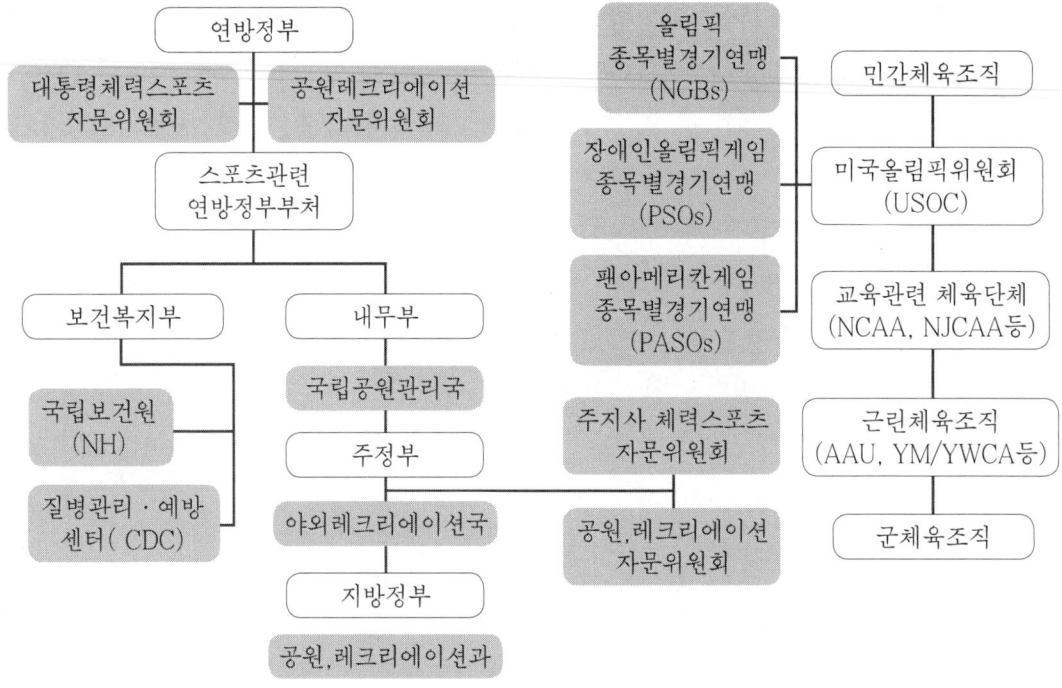

그림 6-1. 미국의 체육행정 조직도

자료 : 체육과학연구원(2004)

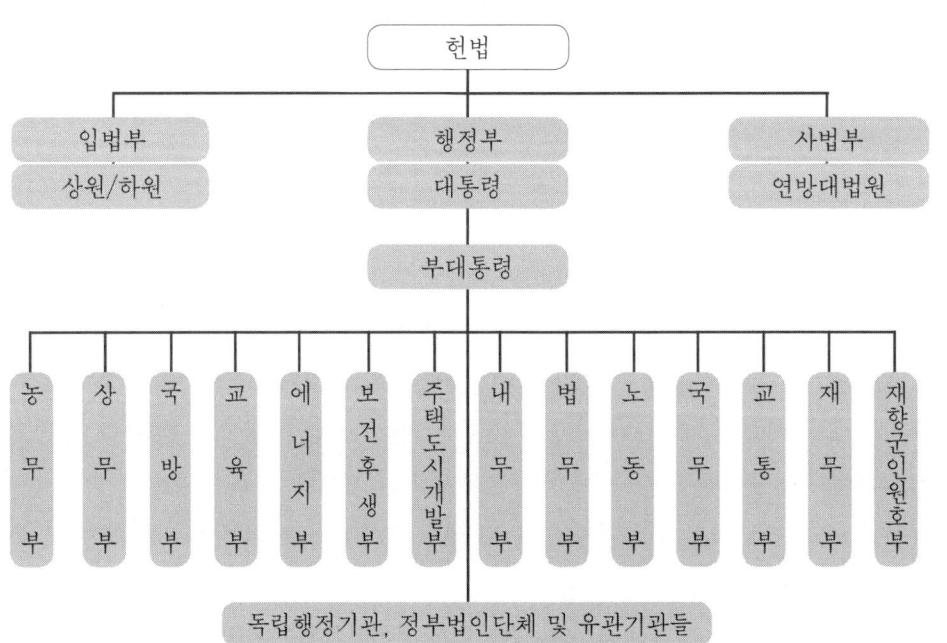

그림 6-2. 미국의 연방정부 조직도

자료 : 체육과학연구원(2004)

표 6-1. 미국의 시대 및 연도별 체육정책 및 체육관련법

시대 및 연도	주요 흐름/체육정책/체육관련법
식민지 시대	종교적·지역적 차이에 따른 스포츠와 레저에 대한 상이한 태도
19세기 - 중반이전	이민의 물결 다양한 스포츠 문화 유입 개척자들을 미국사회에 동화시키고 새로운 미국문화를 형성하기 위한 도구로 사용
- 말기	학교체육의 성행 자발적이고 준상업적인 스포츠클럽이 생성 전국적인 스포츠 단체들이 설립
20세기 - 초반 · 1992년	레크리에이션을 포함한 생활체육에 관심 스포츠 및 레크리에이션 조직들의 구조-상당히 전문화됨 대법원은 프로야구를 반독점법의 적용에서 제외
- 1차세계대전 기간	상업섭에 근거한 관람스포츠의 급격한 성장 학교시스템 및 지방정부가 제공하는 스포츠 및 레크리에이션 참여기회 제공 스포츠·레크리에이션 제공 및 참여형태→정형화
- 1930년대(대공황기) · 1937년	일자리 창출을 위하여 많은 스포츠 및 레크리에이션 시설 건설 민간단체인 미국레크리에이션협회 발족
- 1941년 - 1956년	민방위청 설치-체계적인 국민체력 증진에 힘씀 청소년 체력 자문위원회 설치-미국청소년들을 위한 체력향상 운동
- 1960년대 · 1963년 · 1968년	상업적인 레크리에이션 시설과 프로그램 급증 도심직역의 폭동을 잠재우기 위한 대책으로-'위대한 사회발의' 추진 도시스포츠 및 레크리에이션 계획사업 대통령체력자문위원회 설치-전국민을 위한 체력향상 운동 대통령체력스포츠자문 위원회 설치-전 생애를 통한 스포츠참여 장려
-1970년대 · 1972년 · 1978년	엘리트스포츠에 치중한 체육정책 교육개정법(타이틀나인)을 제정-여성들에게 평등한 스포츠 및 레크리에이션 참여기회 제공 아마추어 스포츠법 제공
- 1980~1990년 후반 · 1990년	지방 스포츠 및 레크리에이션 계획사업에 지원되어왔던 연방보조듬을 대폭 삭감 연방정부의 스포츠 및 레크리에이션에 대한 간접적인 지원 각 지방자치단체-자립적인 스포츠 및 레크리에이션 정책 장애인법 제정-장애인에게 평등한 스포츠 및 레크리에이션 참여기회 제공

자료 : 체육과학연구원(2004)

◉ 주 및 주 이하의 행정구역에 대한 전문적인 지도와 조언
◉ 야외 레크리에이션에 대한 조사 연구
◉ 공공을 위한 레크리에이션에 대한 자원의 조사, 계획, 개발사업
◉ 국립공원 사업부, 국립산림사업부, 스포츠 조직이 행하는 사업에서 필요한 지역확보 노력
◉ 연방정부의 수자원 개발, 수리사업을 통한 야외 레크리에이션 계획의 협력
◉ 레크리에이션 및 국토미화에 관한 대통령 자문위원회 사업의 관장

한편 주정부의 체육행정조직은 주의 교육행정은 각 주(州)에 따라 다른데, 그 이유는 교육법·학교법이 주의회에 의해 제정되기 때문이다. 일반적으로 교육행정은 일반행정에서 독립하여 주교육위원회와 그 사무를 집행하는 기관으로서 주교육국이 세워지고, 그 산하에 체육 내지 보건체육국 또는 과가 있다.

최근의 경향은 연방정부와 같이 주지사 직속의 주체력향상심의회 및 조사위원회를 실시하려는 경향을 보이고 있다. 또한 지방도시의 체육행정조직은 지방의 실정에 따라 능률적이며 효과적인 행정조직을 가지고 있으며, 시에 따라 다를 수도 있으나, 기본적인 골격은 비슷하다.

지방자치시에 따라 특색 있게 체육활동이 행하여지지만, 대개의 경우 학교체육은 교육위원회, 생활체육은 공원·레크리에이션 관계국에서 소관하고 있다. 앞에서 언급한 시(市)에 따라 약간의 차이는 있으나, 교육위원회와 공원레크리에이션국은 서로 유기적인 관계를 가지고 생활체육에 관여하고 있다.

민간단체

미국의 생활체육은 주로 민간단체에 의해 주도되고 있는데, 전국 규모의 민간조직인 미국올림픽위원회(United States Olympic Committee : USOC)와 체육협회(Amateur Athletic Union : AAU, 미국의 아마추어경기 통합단체의 하나), 그리고 전국공원레크리에이션협회가 주축이 되어 생활체육 정책을 주도하고 있다(Dalen & Benntee, 1971 : 527).

AAU는 1888년에 창설되었으며, 현재 54개의 지구협회와 종목별 협회로 육상, 수영, 농구, 체조, 레슬링, 유도, 역도, 핸드볼, 라크로스, 루지, 봅슬레이, 호스슈즈, 바론드와이아링크의 13개 단체가 가맹하고 있고, USOC에는 32개 경기단체가 가맹되어 있는데, 올림픽이나 Pan-America 대회 등을 주관하고 있다.

AAU에 가맹되어 있지 않는 주요 아마추어 단체로는 미국아마추어펜싱연맹(1981년 창설), 미국아마추어야구협회(1935년 창설) 등이 있고, 그 외에도 축구, 테니스, 궁도, 스키, 사격, 하키 등의 경기단체가 단독으로 전국적인 결성을 하고 있다. 또 일반인을 대상으로 하는 조직으로는 전미(全美) 공원 레크리에이션협회, 전미 캠프협회 등이 있다.

지방조직으로는 행정조직과 마찬가지로 그 지역사회의 실정에 따라 조직되기 때문에 전국적으로 획일적인 조직을 가지고 있지 않지만, 전국적 단체는 주지부 내지 지방지회가 있고, 각 지역 클럽·단체가 주지부 내지 지방지부에 가맹하는 형식을 취하고 있다.

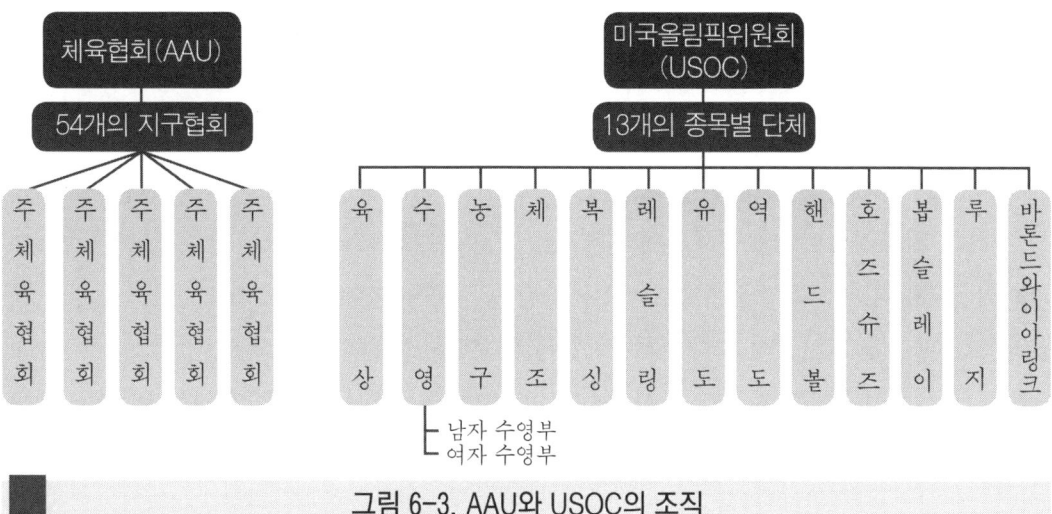

그림 6-3. AAU와 USOC의 조직

 한편 스포츠 종목별 단체 이외에도 사회단체가 스포츠나 청소년체육 지도활동을 일부 내용으로 포함시키고 있는 전국적 조직이 있는데, 주요한 것만 보면 미국의 보이스카웃연맹, 걸스카웃연맹, YMCA, YWCA, 캠프화이어걸스(Camp Fire Girls), 미국소년클럽(Boys Club of America) 등이 있다.
 이러한 정부조직과 민간단체 모두는 서로 밀접한 관계를 가지고 이루어지며, 각 주나 지구에서 획일적으로 업무가 진행되지 않는 것이 특징이다. 즉 이는 각 지역사회의 실정에 따라 조직되며, 전국적으로 통합하는 조직을 형성하기 때문에 중앙관서가 지방행정에 강요하는 형식의 조직은 아니다.

지도자

생활체육 지도자 현황   미국 생활체육의 특색 중 하나는 시설이 잘 정돈되어 있다는 것과, 모든 시설에는 전임지도자 또는 레크리에이션 지도자가 배치되어 어린이들을 위한 놀이를 지도하고 있다는 것이다.
 지역단위 운동장에 1명의 레크리에이션 지도자가 배치되어 있어 어린이들의 놀이를 지도하고 있으며, 몇 개의 이웃 거주지역이 집결된 운동장에는 운동장의 장과 그 밑에 2~3명의 지도자나 수 명의 관리인이 있다. 수영장이나 해수욕장에는 자격증을 가진 인명구조원이 있으며, 레크리에이션센터에도 관장 이하 수명의 지도자가 있는데, 규모가 큰 곳에는 프로그램별 전임지도자 및 시간제 지도자가 배치되어 있다.

 이와 같이 미국에서는 생활체육이나 레크리에이션 영역에서 지도자들이 활동할 분야가 폭넓게 개방되어 있다. 다시 말하면 연방정부, 주정부, 지역사회를 포함한 공공사회 체육기관 또는 시설에 종사하는 행정관 및 지도자, YMCA, Boy Scouts 등 여러 민간단체에서 일하는 지도자들, 상업 레크리에이션 또는 스포츠 시설의 관리직, 캠프지도자, 스포츠 클럽의 코치, 기타 교회·군부대·농촌·병원 등 특수분야에서 지도하는 경우 등으로 생활체육 지도자들의 시장성은 대단히 크고 폭이 넓다.

 전미국 레크리에이션 시장성 조사협회가 1970년도에 조사한 보고에 의하면, 공공 레크리에이션 관계 지도자는 20만 명이고, 그중 전임지도자는 6만 2천 명 정도이다.

지도자 양성제도

미국에서 생활체육 지도자는 활동분야가 넓기 때문에 당연히 사회가 필요로 하는 지도자의 양성제도가 확립되어 있는데, 다른 나라처럼 중앙이나 국립 지도자 양성기관은 없고, 사회단체 및 기관의 필요 또는 요청에 따라 각 대학이 지도자들을 배출해 내는 교육을 실시하고 있다.

 미국의 체육지도자 양성기관인 대학들은 처음에는 학교체육 지도자 양성이 중심이었으나, 점차 세분화되어 오늘날에 와서는 체육학과와 건강학과가 분리되었으며, 더욱이 야외교육캠프 지도자 양성과정도 있으며, 최근에는 스포츠의 코치 양성과정을 체육과정과 별도로 설치하고 있다.

 미국의 생활체육 지도자 양성제도의 특징은 실제 사회의 단체 및 기관이 필요로 하는 지도자들을 양성하기 위한 쌍방의 협력과 노력이 부단히 지속되는 가운데 훌륭한 지도자를 배출하고 확보하는 제도가 자연스럽게 마련되어 시행되고 있는 것이다.

프로그램

미국의 레크리에이션 운동은 ① 운영·재정지원·용지면에서 민간인들에 의해 운영되던 것이 정부기관에서 그 운영을 담당하게 되었고, ② 비교육지도자에 의한 교육에서 훈련된 지도자로 전환되었으며, ③ 어린이로부터 시작된 운동이 점차 청소년들에게로 대상이 확대된 것은 전적으로 이 운동에 의해서였다.

 미국의 레크리에이션은 대별하여 정부주도 형태(공공 레크리에이션), 상업적 형태(상업 레크리에이션), 사설단체에 의한 레크리에이션, 그리고 비영리단체들의 레크리에이션 등으로 나눌 수 있다. 이 중 어느 한 가지만으로는 미국의 레크리에이션 문제를 해결할 수는 없는데, 보다 대중성을 가진 부문은 공공 레크리에이션이다. 공공 레크리에이션이라 하면 정부가 관리하고 운영하는 레크리에이션 프로그램을 말하는데, 그 영역은 공원 분야, 운동장, 레크리에이션회관, 그리고 특수시설로 세분된다.

공원분야는 주로 캠핑, 피크닉, 낚시, 등산, 자연연구 등의 프로그램을 제공하고, 운동장은 각종 스포츠를 위한 시설을 마련하며, 실내활동을 위한 지역사회관(레크리에이션센터), 그리고 골프장, 스키장, 수영장 등의 특수시설을 포함한다. 이 외에도 산림, 어족, 조류, 그리고 동식물의 보호를 목적으로 하는 자연자원보호에도 큰 관심을 가지고 있다. 이러한 것을 미국 사회의 레크리에이션이라 볼 수 있는데, 이것이 우리가 말하는 생활체육에 해당된다. 이와 같은 레크리에이션 업무를 관장하는 행정부서는 미국의 각 주에 조직되어 있는데, 이 부서는 항상 지역의 레크리에이션 문제 해결을 위해 일하게 된다. 또 지역에 따라 차이가 있으나, 각종 운동경기·캠핑·실내 레크리에이션 프로그램을 제공함으로써 지역주민들이 자발적으로 참여하게 한다.

그러나 미국의 생활체육이 단지 공공 레크리에이션에만 의존하고 있는 것이 아니다. 그 외에도 YMCA, 소년단, 미국소년클럽 등과 같은 비영리단체, 컨트리클럽·테니스클럽·직장 레크리에이션 등과 같은 사설단체, 그리고 수많은 상업단체들의 레크리에이션이 미국의 생활체육을 대중화시키고 있다.

미국은 대통령 체력스포츠자문위원회가 '대통령 도전'이라는 체육정책을 통해 청소년들의 생활체육을 활성화시키고 있으며 또한 각주마다 생활체육지도자 양성 프로그램을 통해 생활체육의 수준을 향상시키는데 기여하는 등 다양한 생활체육 프로그램을 가지고 생활체육을 활성화 시키고 있다.

일본의 생활체육

우리나라의 인접국가인 일본은 1948년과 1961년에 사회교육법 및 스포츠진흥법에 의해 직장 스포츠 진흥을 통한 생 산력 증대, 여가선용을 위한 스포츠 활동 계몽, 각종 체육지도자 양성, 청소년지도, 체육시 설·용구산업을 극대화하기 위하여 국민적인 체육진흥안을 마련하였고, 체육이 각급 학교를 중심으로 발전되었다.

> **일본의 현황**
> ① 면적 : 37만 7,930km²
> ② 인구 : 1억 2,710만 명(2014년 추계)
> ③ 수도 : 도쿄
> ④ GDP : 4조 200억 달러, 1인당 46,330달러(2014년 추계)

일본은 1964년 동경올림픽 이후 생활이 윤택해지면서부터 생활체육운동이 본격화되었다. 그러면서 민간 생활체육단체와 정부가 중심이 되어 생활체육운동의 제1목표를 시설과 지도자 양성에 두고 일본 전역을 중심으로 생활체육 진흥운동을 본격적으로 펼치기 시작하였다. 이러한 생활체육 진흥운동의 범사회적 움직임은 어느 민간단체 하나가 주동이 된 것이 아니고, 정부와 민간단체들이 함께 국가적 목표달성을 위해 서로 힘을 모아 조직적으로 '모두의 스포츠 운동'을 추진한 것이다.

생활체육의 배경

일본은 1964년 동경올림픽대회를 4년 앞두고 청소년들의 체력을 강화시키기 위하여 1961년 6월 스포츠진흥법을 제정하고 국가예산에서 막대한 자금을 투입하여 2만 명의 스포츠 지도원 양성, 스포츠교실 운영, 스포츠 과학적 연구 등 획기적인 시책을 전개하였다. 또한 학교체육도 개혁하여 클럽체육을 중심으로 실시하게 하였고, 1962년 6월 스포츠소년 국을 결성하고, 1964년 12월에 국민의 건강·체력증진대책을 세웠다. 이와 같은 일본의 체육정책은 다음과 같은 몇 가지 특징적인 요인에 의해 촉진되어 국민의 스포츠 욕구를 실현하는 정책으로 확립되었다.

- 고도 경제성장정책에 대항하여 생명과 생활(삶)을 지키려는 주민운동의 확대로서 '언제, 어디서, 누구나가 스포츠를'이라는 슬로건 아래 각 지역사회에서 클럽을 기초 단위로 각종 스포츠활동이 자생적으로 이루어졌다.
- 1975년 유럽지역 체육과스포츠관계장관 회의의 'Sport for All 헌장'에서 보는 국민의 스포츠권 선언 등 국제적인 스포츠 동향에 지지받으며 나타난 일본 국민의 스포

츠권사상이 확대되었다.
- 일본체육협회와 지방행정기관의 내면에서 일기 시작한 스포츠의 자주적·민주적·과학적인 발전을 지향하는 직원 집단이 형성되었다.
- 1960년대 후반부터의 혁신 자치제가 증가되었다.

이러한 일련의 과정에서 정부는 주로 시설 및 재정지원에 관련된 역할을 하고, 일본체육협회와 같은 민간단체는 프로그램 개발 및 보급에 주력하여 생활체육진흥의 효율성을 극대화시키고 있다. 특히 생활체육활동을 위한 시설은 대부분 학교체육시설을 활용하는

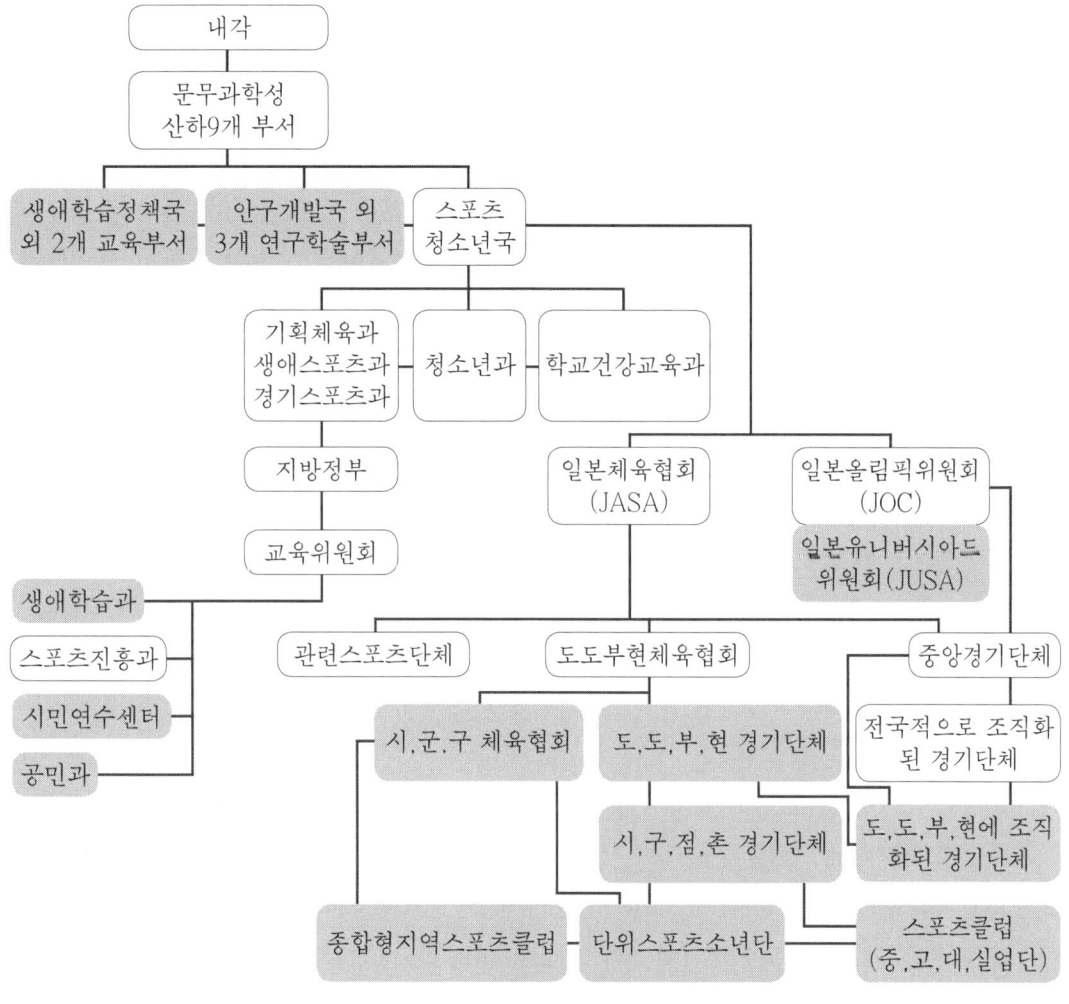

그림 6-4. 일본의 체육행정 조직도

자료 : 체육과학연구원(2004)

데, 그것은 전국 체육시설의 65%를 차지하고 있다. 이는 학생들뿐만 아니라 지역주민들의 요구에 따라 일상생활 중에 최대한 이용할 수 있도록 개방하고 있다.

생활체육 현황

시설

시설의 정비 지방공공단체가 꾸준히 시행하는 체육시설 정비사업에 대해 보조를 최근 더욱 확대하고 있으며, 특히 체육관·운동장시설 등 지역주민이 손쉽게 이용할 수 있는 체육시설 설비의 3분의 1에 달하고 있다.

1977년부터는 지역주민의 스포츠활동을 촉진하기 위하여 학교체육시설 개방사업을 대폭 확대하고, 1978년도에는 야외의 아름다운 자연 속에서 즐겁게 기초체력 형성을 할 수 있도록(Green Sports 시설)을 정비하였으며, 어머니 배구 등을 위하여 인접한 소규모 체육관 및 학교체육시설 개방사업을 실시하고, 이러한 체육활동을 촉진키 위한 지도자의 숙박시설 정비에도 필요한 보조를 개시했다. 1979년부터는 연구·연수 등의 기능을 갖는 특별체육시설 및 육상경기장 개수을 위한 국가보조가 실시되고, 1980년도에는 노인에서 청소년에 이르는 전국민이 일상생활을 하는 곳에서 간단한 스포츠를 즐길 수 있는 운동장 정비에 필요한 경비보조도 실시하고 있다.

공공체육시설 전국민의 건강관 체력향상 기회를 보다 많이 갖게 하기 위해서는 체육시설의 정비·확충이 중요하다는 것을 감안하여 1959년부터 공립체육시설에 대한 국고보조가 시작되었다. 당시의 보조대상은 국민수영장과 국민체육관뿐이었으나, 1961년부터는 스포츠진흥법의 제정과 함께 국민운동장, 야외활동시설, 동계경기장시설, 종합체육관, 그리고 실내수영장 등도 보조대상으로 되었다.

일본은 동경올림픽대회를 치른 후 체육진흥의 필요성을 절감하여 내각의 자문기관인 보건체육심위원회에서 기본적인 체육진흥계획을 수립하고, 이에 따라 특히 일상생활에 필요한 스포츠 시설이 당시 선진제국의 시설에 비해 그 절대량이 부족한 실정에 착안하여 일상생활에서의 스포츠 촉진에 관한 조사·연구 협력자회의에서 시(市)·정(町)·촌(村)의 공공스포츠 시설정비 계획을 발표하고, 시설확충에 박차를 가하였다.

제6장_ 외국의 생활체육　　225

**학교체육시설
(공립 초·중·고교)**

공립학교의 경우 실내체육관 설치율이 해마다 상승하고 있는 바, 최근에는 초·중·고교 공히 약 90%가 체육관을 보유하고 있을 뿐만 아니라, 수영장도 과반수 이상이 학교에서 보유하고 있으며, 이는 앞으로 점차 증가할 것으로 예상된다.

학교체육시설은 전국 체육시설의 65%를 차지하고 있는데, 이는 학생들뿐만 아니라 지역주민들의 요구에 따라 주민들이 일상생활 중 이용할 수 있도록 개방하고 있다. 학교체육시설은 학교체육에 지장이 없는 범위에서 개방하고 있고, 또한 개방율이 높아 생활체육활동에 크게 기여하고 있으며 이를 위하여 실비의 국고보조를 하고 있다.

조직

동양의 여러 나라 중 생활체육에 일찍 관심을 둔 나라는 일본인데, 일본 문부성을 1946년 생활체육에 관한 안을 발표하고 국가와 지방의 생활체육행정지침을 시달하였으며, 생활체육 실시지침을 작성·배정하여 보급에 주력하였다. 1947년 전국레크리에이션협회가 창설되었고, 1949년 생활체육진흥법이 제정되어 체육·레크리에이션이 사회교육의 일환으로 그 법적 취지가 확보되었으며, 1962년 6월에는 스포츠 소년단이 결성되었고, 1964년 12월에는 국민의 건강·체력증진에 대한 대책을 세웠다.

일본의 생활체육은 각종 사회단체와 밀접한 관련을 가지면서 전국적으로 활발하게 활동하고 있는데, 이러한 활동을 위한 조직을 보면 다음과 같다.

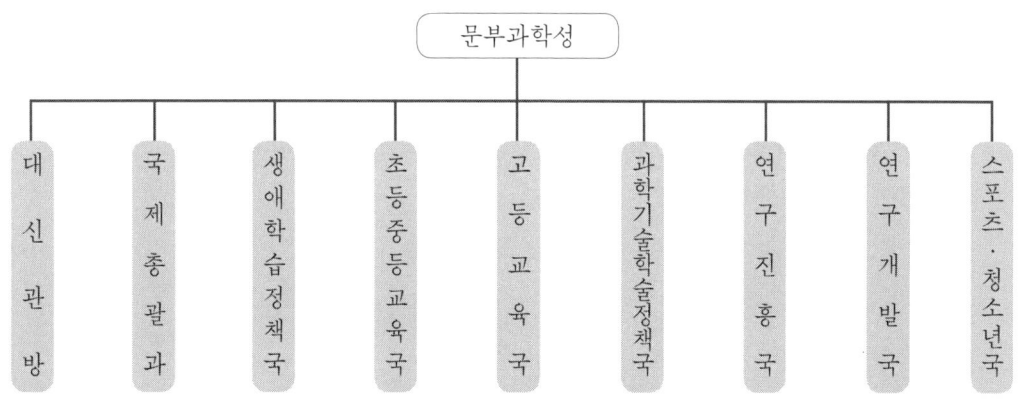

그림 6-5. 문부과학성 조직도

자료 : 체육과학연구원(2004)

정부조직

일본의 스포츠 행정을 총괄하는 행정기관은 문부성 내의 체육국인데, 그 조직은 그림 6-5와 같다. 문부성의 체육행정에 관한 주요임무는 스포츠 진행에 관한 기본정책을 결정하고, 이에 따른 각종 스포츠 진행방안을 세우는 것인데, 기본정책을 결정할 때에는 보건체육심의회에서, 스포츠 진행은 생활체육분과심의회에서 다루고 있다.

한편 지방의 체육행정은 교육위원회가 맡는데, 시·도·부·현과 일부 대도시에는 체육과 또는 보건체육과를 두고 있으나, 대부분의 시·정·촌에서는 독립된 기구를 두지 않고 생활체육행정기구에서 맡는다. 시·도·부·현에는 반드시 스포츠진흥위원회를 두어 지방 실정에 맞는 스포츠 진흥계획을 수립하고, 시·정·촌의 스포츠 진흥을 위해 체육지도요원을 두고 있다.

민간조직

- 간조직은 재단법인 일본체육협회를 중심으로 각 종목별·지역별 아마추어 스포츠단체와 학교체육단체 및 프로 스포츠 단체 등으로 구성되어 있다. 이러한 체육협회는 각 시·정·촌에까지 확대 조직되어 있다.
- 아마추어를 대표하는 것으로는 일본학생야구협회, 일본사회인야구협회, 일본아메리칸풋볼협회, 일본롤러스케이트연맹 등이 있다.
- 직장체육으로 1952년 『기업체 내의 레크리에이션 안내서』 발간과 1961년 제정된 스포츠진행법 등을 계기로 활기를 띠기 시작했으며, 그 범위가 확산되어 왔다. 일본의 대기업체들은 대부분 기업체 내에 직장체육을 위한 협회를 구성하여 여러 종류의 클럽을 조직함은 물론, 일본의 전국 레크리에이션협회와도 긴밀한 유대를 맺고 각종 운동경기, 사교생활, 건강을 위한 프로그램 등을 실시하고 있다.
- 젊은이를 위한 생활체육으로는 스포츠 소년단이 조직되어 있는데, "스포츠를 통하여 청소년에게 믿음과 신체를 육성하는 조직을 지역사회 안에 만들어 주자."라고 하여 1962년 6월 23일 올림픽의 날을 기해 발족된 것이다. 이들은 문부성과 교육위원회 및 교육협회와 관련을 가지고 활동하고 있다.
- 그밖에도 1931년 국립공원에 관한 법령이 제정된 후 보트, 캠핑, 하이킹, 스키, 낚시 등 야외 레크리에이션의 관리와 보급에도 주력해오고 있으며, 20여개의 국립

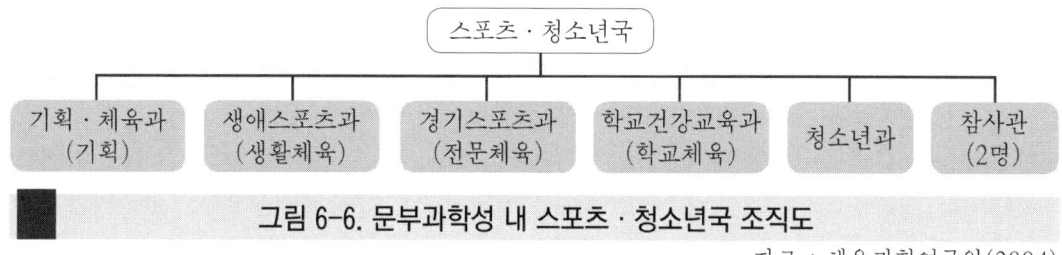

그림 6-6. 문부과학성 내 스포츠·청소년국 조직도

자료 : 체육과학연구원(2004)

공원과 200여개의 크고 작은 공원조직을 보유하고 있으며, YMCA, YWCA, 보이스카웃, 4H 클럽이 조직되어 이들에 의해 생활체육활동이 확산되고 있다.

지도자

지도자 양성 및 현황

일본의 생활체육 지도자양성은 지방정부의 지도자 양성과정과 일본체육협회(JASA)의 지도자 양성과정을 들 수 있다. 대학과 대학원 과정을 통해 배출되는 체육지도자를 제외한 정부지원(문부성의 체육청)에 의한 지역사회 체육·스포츠 지도자 양성과정을 보면, 1987년 문부성장관명으로 '생활체육지도자의 지식·기능심사, 사업인정에 관한 규정'을 공포하여 생활체육지도자 자격증 부여제도를 도입실시하고 있다. 이들의 업무는 주로 지방당국과 협조하여 그들의 출신지역에서 체육과 스포츠의 전문가로 활동하며, 지방당국이 지급하는 일정한 보수를 받아가며 봉사하는 것이다.

일본의 생활체육 지도자는 공인 스포츠 지도자, 스포츠 소년단지도자, 공인체력테스트원, 공인스포츠닥터로 나눌 수 있다. 공인스포츠지도자는 일본체육협회 공인 스포츠 지도자 제도, 스포츠소년단 지도자는 일본스포츠소년단 지도자제도, 체력테스트원은 일본체육협회 공인체력 테스트원규정, 공인 스포츠닥터는 공인 스포츠닥터제도에 근거하여 양성되어 그 자격이 인정되고 있다. 이들은 생활체육 지도자로서 당해 스포츠의 올바른 보급과 경기력향상을 도모하기 위하여 주로 기술지도에 임하고 있다.

공인 스포츠 지도자의 구분

가. 공인 스포츠 지도자

이들은 주로 각 지역에서 스포츠활동을 하고 있는 그룹·클럽을 대상으로 스포츠의 소개 및 기초적 스포츠 기술지도나 일반적 신체활동의 지도와

표 6-2. 스포츠 · 청소년국 하부조직의 업무

부서명	각 부서의 기능
기획 · 체육과	스포츠 · 청소년국 소관업무의 총괄조정 스포츠 진흥에 관한 기본정책의 기획 및 입안 학교체육 진흥 정책 기획 및 입안, 원조 및 조언 스포츠 발전을 위한 조성에 관한 것(생애스포츠과의 주관에 속하지 아니한 것) 학교체육기준(초등, 중등 교육의 교재에 관한 것 제외)설정 공 · 사립체육시설의 정비(공립학교 체육시설의 재해복구에 관련된 것 제외)에 관한 지도 및 조언 공립스포츠시설의 정비(학교체육 시설의 재해복구에 관련된 것 제외)를 위한 보조 사립학교 교육의 진흥을 위한 학교법인, 기타 사립학교 설치자, 지방공공단체 및 관계단체에 대한 조성문제(체육시설의 정비에 관한 것으로 한정) 국제적, 전국적 규모의 스포츠 사업(학교체육에 관한 것에 한정) 스포츠 진흥 투표에 관한 것 지방공공단체의 기관, 기타 관계기관을 대상으로 한 학교체육에 관한 전문적 기술지도 및 조언 중앙교육심의회의 스포츠 · 청소년분과의 서무 일본의 체육 · 학교건강센터의 조직 및 운영 일반에 관한 것 기타스포츠 · 청소년구의 소관업무지만 다른 소관업무로 포함되어 있지 아니한 것
생애스포츠과	스포츠(학교체육을 제외)진흥에 관한 기획 및 입안 업무에 대한 조언 및 지원 스포츠 발전을 위한 보조 국제적, 전국적 규모의 스포츠사업(학교체육에 관한 것 제외) 스포츠 진흥에 관련된 국제문화교류 사업(외교정책 및 국제총과의 소관에 속한 것 제외) 지방공곤단체기관 및 기타 관계기관을 대상으로 한 스포츠에 관한 전문적, 기술적 지도 및 조언 스포츠 지도자, 그 위 관계자를 대상으로 한 스포츠에 관한 전문적, 기술적 지도 및 조언
경기스포츠과	스포츠경기수준의 향상에 관한 것(국제총괄과 소관에 관한 것 제외) 국제적, 전국적 규모로 실시되는 스포츠사업 중에서 올림픽, 국민체육대회, 기타 국제수준의 전국대회 실시
학교건강교육과	문부과학성의 소관업무인 건강교육 진흥을 위한 기본적인 정책의 기획 및 입안, 조정 학교보건, 학교안전, 학교급식, 재해공제급부에 관한 것 공립학교의 학교 의사, 학교치과의사 및 학교 약재사의 공무재해 보상에 관한 것
청소년과	청소년 교육의 진흥에 관한 기획, 입안, 조언 및 지원 청소년 교육을 위한 보조 청소년 교육에 관련된 시설에서 실시되는 청소년 단체 숙박 훈련에 관한 것 공립 및 사립 청소년 체육시설의 정비에 관한 지도 및 조언 공립청소년 체육시설의 정비를 위한 보조 문무과학성의 소관업무인 청소년의 건전한 육성에 관련된 기본적인 정책의 기획 및 입안, 조정 건전한 청소년 육성(내각부의 소과에 관련된 업무는 제외)을 위해 필요한 조사 및 연구, 정보자료의 수집 및 제공 지방공곤단체기관 및 기타관계기관을 대상으로 한 청소년 교육의 전문적, 기술적 지도 및 조언 교육관계 직원, 사회교육 관련된 단체, 사회교육지도자, 그 외 관계자를 대상으로 한 청소년 교육에 관한 전문작, 기술적 지도 및 조언
참사관	청소년의 건전한 육성에 관한 것(내각부 및 청소년과의 소관에 관한 것 제외) 체력 유지 및 증진에 관한 것

자료 : 체육과학연구원(2004)

표 6-3. 일본의 주요 체육정책

시대 및 연도	주요 사회현상 및 체육정책
제2차 세계대전	
1867년 메이지유신 이후	자본주의 성립, 사회문·화적 근대화 근대구미스포츠 도입 다양한 스포츠클럽들이 조직되기 시작 학교체육시스템 1911년 대일본체육협회설립 · 국민스포츠보급 · 국제경기력향상
대전 중	전쟁목적을 달성하기 위한 스포츠프로그램 성행 병식체조가 성행
대전 이후	즐기기 위한 스포츠
1960년대	
초반	정부가 최초로 체육에 대한 정책개입 1961년 '스포츠 진흥법' 제정 1961년 동경올림픽 개최 학교체육과 엘리트체육을 병행하는 시스템
중반이후	산업화, 도시와→여가시간 및 소득증대→스포츠에 대한 욕구 상승→국가 차원의 스포츠 진흥정책 수립 · 추진
1970년대	생활체육의 붐 생활체육이 전국적으로 확대, 스포츠클럽의 수 급증 1972년 문부성은 첫 번째의 '보건체육심의회답신(1972)' 발표 '스포츠 시설 확대 및 자발적인 스포츠 클럽 육성'이라는 기본정책 방향 제시 1972년 삿포로 동계올림픽 개최
1980년대	모스크바 올림픽 보이코트 엘리트체육 발전의 위기 1989년 문부성은 두 번째의 '보건체육심의회답신(1989)' 발표 '스포츠를 정치적 목적으로 활용하기 위한 엘리트 체육에 매진'이라는 기본정책 방향 제시 1989년 JOC법인화, 1991년 JOC완전독립
1990년대	엘리트스포츠 시스템의 기반을 더욱 확고히 한 시기 1991년 문부성은 일본 프로스포츠협회 창설인가 스포츠의 상업화
2000년대	생애스포츠사회 실현에 초점을 둔 체육정책 2000년 문부과학성은 '스포츠 진흥 기본계획' 공포 '생애스포츠사회 실현을 위한 지역스포츠 환경정비'라는 기본정책 방향 제시 2001년 JOC GOLD PLAN : JOC국제경기력향상 전략

자료 : 체육과학연구원(2004)

활동조직을 육성지도하는 사람이다.

나. 스포츠 소년단지도자

◆ 스포츠 소년단지도원 : 스포츠 소년단지도원은 각 지역에서 스포츠 소년단의 결성 및 체육지도를 담당함과 아울러 지역 주민 전체를 대상으로 모집하여 조직을 육

성·운영한다. 지도원 양성은 일본 스포츠 소년단과 도·도·부·현 스포츠 소년단이 공동으로 주최하는 도·도·부·현 강습회(8단위, 20시간)에 의거한다.

◆ 스포츠 소년단 육성지도자 : 이들은 각 도·도·부·현 또는 시(구)·정·촌에서 조직의 육성과 운영을 담당하며, 스포츠 소년단의 보급, 지도자 양성, 단(團)활동의 활성화에 노력하고, 각급 본부 육성계획의 기획과 추진을 임무로 한다.

지도자양성은 일본 스포츠 소년단이 실시하는 중앙강습회에서 시·정·촌 육성지도자를 양성하는 B과정(20단위, 46시간)과 도·도·부·현 육성지도자를 양성하는 A과정(15단위, 33시간)의 이중과정이 있다.

다. 공인 체력테스트원

◆ 체력테스트 판정원 : 이들은 체력테스트 실시와 보급, 체력테스트실시상의 지도와 그 결과 판정업무에 임하며, 이들의 양성은 각 도·도·부·현 체육협회가 실시하는 공인 체력테스트 판정원 양성강습회(4단위, 8시간)를 통하여 양성한다.

◆ 체력테스트 지도원 : 도·도·부·현 내에서 체력테스트의 보급 및 실시기획에 참여하며, 공인 체력테스트 판정원의 양성과 올바른 체력 테스트 지도 등의 업무를 담당한다. 이들은 일본체육협회가 실시하는 공인 체력테스트 지도원 양성강습회(6단위, 15시간)를 통하여 양성된다.

라. 공인 스포츠닥터

스포츠 닥터는 일본 스포츠계에 스포츠 의학을 보급하고, 이를 실천하는 역할을 담당한다. 이들의 양성은 의사면허를 갖고 있는 자로서 일본체육협회 또는 일본체육협회 가맹단체로부터 추천된 의사를 대상으로 일본체육협회가 주최하는 공인스포츠 닥터 양성강습회(33단위, 49시간 30분)를 통하여 그 자격을 인정한다.

대학과정의 생활체육지도자 양성은 국립체육대학에는 1984년에 신설되었고, 기타 여러 곳의 대학에서 생활체육지도자 양성과정을 개설하여 일반시민의 건강과 체력육성에 대한 지도능력을 습득케 함은 물론, 넓고 기초적인 지식을 갖춘 실천적 생활체육 지도자 양성 중에 있다.

프로그램

일본이 생활체육을 추진한 방법은 정부가 중심이 되어 일방적으로 밀고 나간 것이 아니라, 정부는 주로 시설과 재정지원을 맡았고, 일본체육협회(우리나라의 대한체육회에 해당) 등 민간체육단체는 지도자 양성과 프로그램 개발에 주력함으로써 상호 협력하에 바람직하게 추진하여 성과를 거두게 되었다.

문부성은 1946년에 생활체육시설에 관한 시행령을 발표하고 국가와 지방의 생활체육 행정지침을 시달, 생활체육 활성화에 주력하였다. 1947년에 생활체육관계법령이 제정되어 체육·레크리에이션 사회교육의 일환으로 그 법적 위치가 확보되었으며, 2년간 연구·검토 결과 1949년에는 스포츠뱃지제를 실시하여 대중체육 보급에 기여하였고, 1959년에는 지방스포츠진흥을 위하여 전국의 각 시·정·촌에 2만명을 위촉, 생활체육발전에 협조하도록 하였다.

아울러 1961년 스포츠진흥법이 제정되어 생활체육은 사회교육법과 스포츠 진흥법의 두 가지 법률에 따라 추진되었으며, 각 부·도·현·구에는 스포츠 진흥위원 회와 시·정·촌의 교육위원회에는 체육지도원이 배치되어 있다. 체육시설 및 공공시설, 학교시설물의 사용이 허용되기 때문에 국민체육대회를 비롯한 지역운동회, 경기대회, 스포츠뱃지 테스트, 체력검사제, 스포츠교실 등의 행사를 적극 시행함으로써 생활체육의 보급·육성에 크게 기여하였다. 따라서 일본에서의 생활체육은 각종 생활체육단체와 밀접한 관련을 가지면서 전국적으로 그 활동을 전개하고 있다. ① 지역스포츠 사업 지역주민 스스로가 건강한 체력을 유지·증진하여 활력 있는 생활을 영위하고 밝고 풍요한 지역사회 건설을 위해서는 일상생활 중 스포츠 활동을 적극적으로 추진, 전생애를 통하여 스포츠와 친숙해 지는 것이 중요하다. 이것을 위한 종합적인 시책이 필요해짐에 따라 정부에서는 시·도·부·현 또는 시·정·촌이 실시하는 사업에 대하여 필요한 경비의 일부를 보조하고 있다. ② 생애스포츠 사업 시·정·촌에서 실시하는 유아에서 고령자까지를 대상으로 하는 스포츠 활동사업에 필요한 경비의 일부를 보조함으로써 지역주민의 전생애를 통하여 스포츠와 가깝게 되고 건강한 체력유지와 증진을 도모하고 있다. 현재 일본은 생애스포츠사회의 실현을 목적으로 다음과 같이 다양한 생활체육프로그램을 추진하고 있다. ① 정부는 1995년부터 '종합형 지역스포츠클럽'을 적극적으로 육성하고 있다. ② 정부가 적극적으로 생애스포츠캠페인사업을 전개하고 있다. ③ 정부는 체육공로자와 생활체육 우량단체에게 표창을 주고 있다. ④ 생애스포츠회의의 개최가 활성화되고 있다. ⑤ 전국적인 스포츠 및 레크리에이션축제가 개최되고 있다.

표 6-4. 일본체육회의 생활체육진흥사업

사업명	사업내용
공인스포츠지도자 훈련	지역공동체지도자, 경기기술지도자, 상업스포츠시설의 스포츠지도자의 훈련 스포츠프로그래머, 스포츠의사의 훈련
스포츠지도자교류회의	각부·형의 대표자와 운동경기협회의 대표자간 교류
스포츠관련 저널의 발행	1951년부터 월간저널 「Tailkyo jiho(일본체육회 토픽)」을 발행
국가스포츠축제	문부성, 주관 도·도·부·현 일본체육회가 함께 후원
스포츠 레크리에이션축제	문부성, 주관 도·도·부·현 일본체육회, 일본레크리에이션협회, 스포츠지도자 연합회가 함께 후원
주니어스포츠클럽의 육성	1962년에 첫번째 주니어 스포츠클럽 결성 현재주니어 스포츠클럽은 30,000개 이상 스포츠지도자를 포함한 총 회원수는 약 1,200,000명
국제활동	국가스포츠국제총회 및 생활체육국제협의회의 활동 1969년부터 한국의 주니어와 교환경기 추진 1982년부터 일본과 중국간 교환경기 추진
스포츠이벤트	매년 스포츠날의 기념행사 및 국제스포츠 전시회 개최
기타	스포츠과학연구소 및 스포츠과학 위원회 관리 청소년 스포츠센터 관리

자료 : 체육과학연구원(2004)

독일의 생활체육

독일에서는 국민체육진흥에 바탕을 둔 '스포츠 제2의 길'이라고 하는 종합장기계획 3352 제8장 외국의 생활체육인 황금계획(Golden Plan)을 수립, 제2차 세계대전으로 패망한 독일을 민주복지국가로 건설하는데 총력을 경주하였다. 그 결과 오늘날 많은 스포츠·레크리에이션 시설과 공간이 확보되어 현재 89,307개가 넘는 스포츠 관계 클럽과 총 인구의 32.9%가 넘는 회원을 가지고 있는 국가로 가장 모범적인 생활체육 국가로 발전하였다.

독일의 현황

① 면적 : 35만 7,120km^2

② 인구 : 8,001만 명(2014년 추계)

③ 수도 : 베를린

④ GDP : 3조 4,135억 달러, 1인당 47,892달러(2014년 추계)

생활체육의 배경

독일정부가 생활체육에 관심을 갖게 된 것은 1920년을 전후해서 이었다. 물론 그 이전에도 스포츠 시설을 건설하지 않았던 것은 아니지만, 건민정책 차원에서 생활체육시설의 설치를 시도한 시기는 이 무렵부터이다. 1920년 국가체력훈련위원회의 Diem, C.사무총장은 국민체육활동에 필수적인 주민 1인당 3m²의 운동장 건설을 골자로 하는 국가운동장법을 제안하였다. 이의 입법은 재정 확보의 어려움 때문에 실패했지만, 시의적절한 선견적 내용으로 평가받아 이를 계기로 각 지역사회에는 스포츠시설이 많이 건립되었다. 그러나 이 시설의 상당수가 2차 세계 대전으로 파괴되고 말았다.

1945년 패전과 함께 미·소에 의해서 독일은 동서로 분단되었으나, 서독은 침체된 국력을 끌어올리기 위하여 즉시 국가발전 장기종합계획을 수립하고 경제성장에 주력한 결과 1955년에는 이미 영국을 제치고 유럽에서 가장 부유한 국가로 등장하였다. 이렇게 급속히 산업화되자 국민의 건강과 인간성 상실이 크게 사회문제화되었다. 당시 정부와 교육계·의학계에서는 35년 전에 국가운동장법이 입법되어 시행되었다면 만연되고 있는 사회병리현상을 적절히 예방할 수 있었을 것으로 보고, 생활체육시설을 보건후생(Hygienische Fursorge)시설로 인정하였다. 나아가 이 시설들은 스포츠를 진흥시켜 미래세대의 건강과 새로운 도덕 및 예의의 기초를 다져 줄 것이라고 평가하였다. 독일의 민간단체인 독일올림픽협회를 중심으로 생활체육진흥의 근간이 되는 독일의 황금계획은 1956년 독일올림픽위원회가 발표한 것이다.

황금계획의 제1의 길은 생활체육시설의 증설이며, 제2의 길은 체육인구의 저변확대인데, 이 두 가지 길을 병행하여 실시하는 것이다. 이 계획이 정부와 지방자치단체 및 전국민의 적극적인 호응으로 좋은 성과를 얻기에 이르자, 1960년에는 황금계획서에 15개년 종합시설계획을 발표함으로써 체육진흥책이 확고한 기반 위에 서게 되었다. 그러므로 독일의 생활체육 진흥은 민간주도형으로 생활체육이 학교체육을 이끌어나가는 모습을 볼 수 있다.

독일체육의 황금계획은 국민체육진흥을 위하여 광범위한 시설확충에 주력한 계획으로 누구나·어디서·언제든지 체육활동을 할 수 있게 하는 시설계획이며, 각 스포츠연맹은 체육인구의 저변확대를 위하여 학교체육과의 유대를 강화하였다.

한편 스포츠 소년단의 창설, 스포츠장(章)제도 등 대중화된 체육보급에 주력하였으며,

사회의 각종 체육·스포츠 클럽 등은 학교체육에 큰 영향을 미치게 되었다. 또 새로운 황금계획에 의하여 보다 많고, 보다 나은 체육·스포츠 시설과 보다 많은 스포츠 상담소를 설치함으로써 국민의 요구를 충족시키고 있다.

생활체육 현황

시설

독일 체육의 특색은 학교체육시설과 학교 외의 클럽체육시설을 공동으로 이용하는 데 있다. 오후에는 학교체육시설이 개방되어 일반인들이 활용할 수 있는 반면, 생활체육시설을 학교에서도 사용할 수 있도록 하고 있다.

독일의 학교체육과 생활체육시설은 주로 주정부가 지원하는데, 주정부는 이를 위하여 특별자문기관을 두고 있다. 즉 연방정부(내무성 체육국)는 우수선수 훈련소에 대한 시설 및 운영 지원, 특수목적의 체육시설 및 특수체육 지원을 담당한다. 그리고 주정부는 주체육회와 주내 각급 지방자치단체의 체육시설 건설 및 운영을 지원하며, 또한 각급 지방자치단체는 관내의 체육시설 건설 및 운영을 맡고 있다.

독일은 황금계획(Golden Plan)각서에서 밝히고 있는 바와 같이 1960년부터 1974년(15년)까지 국민들에게 필요한 생활체육시설을 건설하려고 힘썼다. 황금계획은 크게 4가지 부문으로 나누어져 있는데, 제1부에서는 사회의 모든 병리현상을 구체적으로 논한 다음, 제2부에서는 시설 부족수를 조사하여 구체적인 건설비예산을 세우도록 하였으며, 또 제3부에서는 건설경비를 연방정부가 20%, 주정부가 50%, 지역사회가 30%씩 분담한다는 원칙 아래 15년간 장기계획으로 추진할 것을 제의하였고, 제4부에서는 시설설치를 위한 도시계획의 중요성을 역설하였다.

이와 같은 계획은 성공리에 추진되었고, 이 시설에 맞추어 생활체육활동은 크게 증가하게 되었다. 10년 전에 이러한 모든 시설을 갖춘 독일은 1980년대 들어 새로운 황금계획을 계획하였는데, 이른바 뉴골든 플랜(New Golden Plan)으로 부르는 이 계획은 시설에 있어서도 기준을 대폭 늘리는 데 중점을 두고 시행되었다.

이의 내용을 살펴보면 경기와 체조를 위한 실내체육관과 시설 및 오락에 적합하도록 기존 수영장의 개조와 현대화, 회원이 급증하는 테니스 및 스쿼시 코트, 골프장, 사격장, 승마장, 빙상 및 롤러스케이트장 증설, 조깅·등산·사이클·조정 등을 위한 도로 또는 오솔길 증설, 물과 관련된 체육 활동의 기회제공, 더 많은 야외 체육활동 기회제공과 아울러 어린이 운동장, 시민공원, 체육 및 오락지역은 거주지에 가깝게 위치해야 한다는 것 등이다.

독일의 생활체육이 성공하게 된 것은 이미 이룩한 산업화로 도시공간의 부족을 심각한 사회문제로 받아들여 생활체육의 필요성이 절실했다는 점과 이러한 계획을 스포츠 단체와 정부 및 국민 모두가 한 마음으로 뭉쳐 완벽한 장기계획 아래 끊임없이 추진한 결과라 할 수 있다.

조직

독일의 스포츠단체는 정부조직과 민간조직으로 크게 구별할 수 있는데, 전반적으로 독일의 체육발전은 세계 대부분의 국가들과는 상반된 형태로서 형성 및 발전되었다. 그것이 바로 학교체육 이전에 생활체육, 즉 민간단체의 자발적인 스포츠클럽 활동이 중심이 되어 학교체육 발전에 기여한 점이다. 따라서 사회의 스포츠클럽은 학교체육의 내용이나 지도방법의 개선에 큰 역할을 하였고, 이 활동은 스포츠 영역뿐만 아니라, 국민의 교육적·정치적 활동과 경제성장에 깊은 연관성을 가지고 있다.

표 6-5. 독일 스포츠단체의 주요 기능

구분	주요기능
연방정부조직	각 경기단체의 국가대표 육성, 훈련예산지원 트레이닝센터 운영자금, 국가대표 트레이너(250명) 수당 지원 경기단체 직원급여 지원 국경수비대 학교학생(엘리트 선수)지원
주정부조직	주체육회의 육성 및 지원, 각 종목별 스포츠클럽 지원 학교체육의 활성화 지역 생활체육 활성화 방안 모색 지역주민의사 통합기능 발전의 주체로 활용 우수선수 발굴 및 양성을 위한 지원체계 구축 지방체육재원마련을 위한 활동 강화(조세제도 포함) 학교와 지역클럽의 연계체계활동 지도자 양성 및 보수교육 지원 스포츠의학 연구지원과 반도핑 활동강화(노력)
독일체육회	홍보캠페인, 클럽스포츠 페스티벌 기획 스포츠클럽의 회칙 제정 등 행정지원 지역체육회 등에 아이디어 제공 독일 스포츠 뱃지제 운영(Deusches Spotabzeichen) 국제학술대회 참여

자료 : National Sports Policies(1996)

독일은 전국 각 지역에 여러 가지 형태의 클럽이 있어 국민들은 각자의 자유의사에 따라 클럽에 참여하여 운동을 하고 있는데, 개개의 클럽은 지방체육협회와 지방종목별 경기연맹을 통해서 도체육회와 종목별 도경기연맹을 거쳐 최상부 조직인 독일체육협회에 가입하고 있다. 클럽의 운영은 독립적이며 법적으로 등록된 사회단체이고, 시민의 신체를 건강하게 하고 증진시키는 노력을 하는 비영리단체이다. 또 클럽은 모든 사람에게 개방되며, 정치적 이데올로기에는 중립적이고, 여가선용·대중스포츠·경기스포츠 분야에 있어서 그들 회원의 욕구에 부응하여 스포츠를 선택하고 클럽의 집행부는 대내·외적으로 회원의 이익을 대변한다.

클럽의 활성화 요인은 상업스포츠시설보다 비용이 저렴하고, 상업시설의 대도시 중심인 반면 스포츠클럽은 모든 지역에 균등하게 분포하여 참여가 용이하며 종목의 다양성 및 5일 근무제 도입과 더불어 급격한 여가시간의 증대, 골든플랜, 국고지원, 조세혜택, 트림 캠페인 등으로 생활체육의 저변확대로 해석될 수 있다.

정부조직

독일의 스포츠 행정은 주와 지역사회가 실제 주무기관이 되어 임무와 책임분배에 있어서 아주 중요한 역할을 한다. 연방정부는 전국대회나 국가대표선수 지원 등 주에서 수행하기 어려운 업무를 담당하게 되는데, 현재 스포츠 및 레크리에이션을 담당하고 있는 주무부서는 내무부 스포츠국이다. 내무부 스포츠국은 국제대회 준비와 조직, 연방 최고 선수개발위원회 지원, 연방정부가 고용한 감독 및 기타 요원 관리 등의 업무에 재정 및 행정지원을 하는데, 이러한 기능을 독일체육연맹(DSB), 독일체육교사위원회(ADL) 및 여러 스포츠 연맹과 긴밀한 협조를 통하여 수행된다. 올림픽위원회도 올림픽 대표팀을 파견할 때에는 연방정부로부터 특별 보조금을 받는다. 연방정부는 연방이나 주(州) 최고수준급 선수센터 개발과 대중 및 대학, 기타 고등교육기관의 스포츠시설 건설에도 적극적으로 지원한다.

356 제8장 외국의 생활체육 1970년에 발족한 독일스포츠위원회(DSK)는 연방, 주 및 지역적 스포츠를 계획하는 조직으로서 학교체육, 레크리에이션, 기록경기 및 스포츠 과학에 대한 제안 및 개발을 위하여 소위원회를 두는데, 이는 연구원 12명과 공무원 12명으로 구성된다.

독일연방 헌법에 의하면 스포츠의 대부분을 주정부가 담당하고, 여러 부처들이 관련을 맺게 되는데, 학교(대학 포함) 스포츠는 문교성이 담당하고, 그 외의 스포츠는 체육성이 담당한다. 학교와 대중 스포츠시설 건설을 위하여 주정부는 특별자문위원회를 두고 있으며, 경기스포츠, 정규훈련, 코치훈련, 청소년 프로젝트를 위하여 특별훈련센터를 지원하고 있다.

1977년에 구성된 독일의 주체육장관회의는 각 주의 스포츠 육성의 조정과 국가적·국제적 스포츠 영역서 각 주들의 이익도모에 기여한다. 이는 학교 및 일반적인 스포츠를 관장하며, 연방정부의 관여없이 회의가 개최되며, 스포츠 발전에 관련된 각 주정부간의 협력, 스포츠과학에 관한 정보교환, 경기장 건설에 관련된 에너지 절약조치, 체육 교육과정의 편성 등 일련의 실제적인 문제에 관여하여 경험의 교환과 각 주간의 조정, 그리고 연방과 주의 중간에서 효과적인 조정단체로 활동하고 있다.

문교성에서 고용한 특별자문위원이 있는데, 이들은 문교성의 정규회의와 협조하여 모든 학교 스포츠에 관한 카운셀링과 의사결정을 한다. 또 1970년 이후 교과과목, 시험기준 수립, 상급학교 시험 모델에 관한 학교 스포츠 등을 연구·결정하는 특별위원회가 있다. 일반 스포츠 위원회는 주체육연맹의 보조기구로서 협회와 협동으로 주 및 지방의회와 정당대표, 조경·도시계획가들과 스포츠분야에 대한 모든 재정과 다른 지원수단에 대하여 협의한다. 협의대상에는 체육시설 계획, 청소년업무, 평생교육 및 의술 등이 포함된다.

시나 지역사회는 마을회관, 운동장, 레크리에이션지역, 청소년센터 건설과 스포츠클럽 시설·유지에 관여하며, 대부분의 경우 스포츠클럽은 공설운동장, 체육관, 수영장을 자유로이 이용할 수 있다. 시나 지역사회 스포츠 당국은 행정과 지역사회 스포츠 시설의 유지 및 개혁을 관장하고 있다.

민간조직

독일체육연맹(DSB)은 민간단체의 자발적인 활동을 위주로 한다. 1950년 12월 10일 설립된 독일체육회(당시 연맹)는 80여개의 협회와 기관으로 구성되어 있다.

독일의 체육민간조직은 크게 독일체육회(Deutscher Sportbund : DSB)와 독일올림픽 위원회로 나눈다. 1950년 12월에 설립된 독일체육회는 55개의 종목별 경기단체와 16개의 주체육회지부로 일반회원이 구성되며, 19개의 협회와 긴관으로 특별회원(장애인 체육단체 포함)으로 구성된다. 회장 1명에 엘리트 체육과 생활체육을 담당하는 각각의 부회장이 있으며, 직원은 100여명(올림픽위원회 직원 30명 포함)과 자원봉사자를 280만명이나 보유하고 있다. 독일체육회의 재정은 스포츠 토토 등 복권수입 등으로 50%와 스포츠

클럽회비, 건물임대, 마케팅으로 구성되며, 복권법에 따라 체육재정, 문화재 보호 등 5개 분야에 수익금을 배분한다.

1949년에 다시 설립된 올림픽위원회는 자주독립기관인데, 이는 IOC 규정에 의한 민간단체로서 대표선수선발 경기단체 책임, 올림픽 대회 파견여부 결정을 임무로 한다. 독일 올림픽위원회는 집행위원회를 중심으로 이사회, 독일올림픽연구소, 원로회의 경영관리로 구성되며, 이사회 구성은 32단체 종목별 경기단체 대표자 각각 3명씩을 포함하고, 독일국제올림픽위원회 회원과 독일체육회 회장 및 개인회원, 명예회장, 명예회원, 원로회의 의원으로 구성된다. 독일올림픽위원회는 독일체육의 건물에 위치하여 직원은 약 40명 정도 있으며, 1년 예산은 5억 유로이고, 올림픽 해에는 약 2배 정도 지원한다. 한편 2000년 시드니 대회시 4~5억유로를 추가로 지원하였다. 독일체육회와 독일올림픽위원회의 관계는 완전분리된 개별단체지만 필요시 업무협의만 실시하고 4년 전 통합논의 및 통합위원회가 있었으나, 효율적 운영을 사유로 무산되었다.

1967년에 체육연맹 및 올림픽협회에 의해 설립된 체육진흥재단은 첫째, 모든 경기종목의 선수들에게 스포츠 경기능력을 개발·육성하고 유지할 수 있게 하며, 둘째 선수생활 중이나 후에 안정된 직업을 갖게 하기 위해 그들의 재능과 능력, 그리고 적성에 알맞은 직업교육 또는 직업재교육을 실시하고, 셋째는 스포츠에 의한 사회적으로 어려운 여러 문제, 즉 스포츠 상해보험, 은퇴한 국가대표급 선수들의 생활보장 및 질병보험 등을 지원하며, 마지막으로 국민들의 체력증진을 위한 생활체육의 일환인 크로스 컨추리, 트림딕 등의 일반 스포츠시설과 공공 스포츠시설의 신설·보수를 위한 재정적 지원을 하는데 그 설립목적을 두고 있다.

체육진흥재단의 자산은 원칙적으로 국·공기관의 보조나 사기업 또는 개인의 희사금, 행운복권 수입금액의 12.5%, 스포츠 특별우표 할당금, 대회이익금 등이다. 이 재단의 기구는 평의회, 이사회, 전문위원회와 감사회, 행정을 담당한 총무국으로 구성되어 있다.

독일올림픽협회는 1912년 Diem, C.교수의 아이디어를 상기시켜 서독 스포츠의 대중화에 크게 기여한 황금계획(Golden Plan)을 15년 계획으로 1960년에 출발시킨 데 기여했을 뿐만 아니라, 일반적으로 스포츠의 이상과 체육교육 및 올림픽 이념을 지원하기 위한 순수 민간단체이다.

지도자

2차 세계대전 이후 독일에서는 체육지도자 양성을 위하여 각 주에 4학기(2년제)의 양성기관을 갖추게 하였고, 교육시책에 대한 권한은 주(州)별로 소유하고 있으므로 초등학교 교원양성의 방법도 주에 따라 다소 차이가 있다. 그러나 주마다 공통된 점은 2~3년의 교육대학 수료 후 제2차 초등학교 교원시험을 거쳐서 견습요원 면허증을 수여한 다음 2~5년의 견습기간을 거쳐 제2차 교원시험에 합격하면 정교원 면허증을 주는 것이다.

자격 있는 코치를 양성하기 위한 커리큘럼이 노드-라인-베스트 팔리아주 교화부에 의하여 1974년에 제정된 연구 및 시험에 관한 법에 의하여 제시되었다. 따라서 국가에 의해 인정된 자격증 수여, 스포츠과학적 성과의 기반 위에서 코치의 자질을 향상시키고자 하는 목적적 개념의 시행이 가능하게 되었다.

학교 이외의 지도자 양성기관은 독일체육연맹(DSB)의 양성지침에 근거하여 지역스포츠연맹과 경기단체인데, 여기에서는 생활체육 행정가와 실기지도자과정을 구분해서 운영하고 있다.

독일에서는 어릴 때부터 거의 모든 국민이 스포츠활동을 하기 때문에 지원자격으로 대학 등에서 체육을 전공할 것을 특별히 규정하고 있지 않으나 교육개시 3개월 전에 체육이론과 실기에 관한 적성검사를 통과한 사람에 대해서 120시간의 교육과정으로 이루어진 집중적 교육을 실시하고 엄격한 테스트를 거친 후 DSB공인자격증을 수여하고 있다.

지도자 양성교육을 위하여 모든 주의 스포츠연맹은 수준 높은 체육교과와 훈련센터를

표 6-6. 독일의 자격증 등급에 따른 스포츠지도자의 종류

구분	주요기능
1급	전문실기지도자/일반실기지도자(아동 및 청소년, 성인, 노인)/트레이너C 청소년지도자 행정지도자
2급	스포츠 예방 및 재활체육지도자/트레이너B 행정지도자(세미나)
3급	트레이너A 트레이너B
4급	Diplom트레이너 스포츠물리치료사

자료 : 독일체육회

보유하고 있으며, DSB공인자격증은 주 및 지역사회 체육행정기관과 생활체육 클럽의 필수 채용조건으로 되어 있다.

현재 대부분의 스포츠 지도자는 클럽에 소속되어 무급 및 유급으로 자원봉사활동을 하고 있으며 2003년 현황에 의하면 스포츠지도자로 활동하고 있는 사람은 89,307개 클럽에 280만 명이다.

프로그램

독일은 1945년 나치독재 정권이 무너진 후, 패전 후의 민주 복지 건설에 모든 힘을 기울였다. 교육제도의 산업국가로서의 국민건강증진, 여가생활의 창조적 선용 등에 관한 다각적인 문제해결을 위한 종합장기계획을 세우고, 이를 추진하였다. 그 중에서도 가장 효율적이고 두드러진 프로그램 활동을 살펴보면 다음과 같다.

스포츠클럽

스포츠 클럽은 모든 국민이 체육을 생활화할 수 있도록 레저를 겸한 시설로 기존 시설들을 개선해 나가고 있다. 여기에서는 독일 체육의 상담소 역할을 하며, 스포츠 클럽을 중심으로 한 체육활동을 유도해 나가고 있다. 현재 독일은 스포츠참여인구가 증가하고 있다. 독일인의 스포츠참여인구는 남자의 경우 65%, 여자의 경우 56%에 이르고 있다. 독일인은 대부분 스포츠클럽에 가입하여 활동하고 있기 때문에 클럽회원수의 증가로 스포츠참여인구의 증가를 알 수 있다. 스포츠클럽의 회원수는 1960년 530만 명에서 1997년 2,630만 명으로 약 5배 증가하였으며 2003년 2,700만 명으로 전체인구의 32.9%가 클럽활동을 하고 있다.

그리고, 이에 따라 스포츠클럽이 증가하였다. 1997년 독일스포츠연맹의 조사에 의하면 스포츠클럽수는 1960년 29,500개에서 1997년 86,000개로 2.9배 증가하였으며, 2003

표 6-7. 독일 스포츠클럽의 기능

건강증진	체력향상, 스트레스해소, 적극적 성격 함향→질병예방 및 치료(의료비 절감)
청소년선도	자아형성, 사회성 함양, 탈선 및 약물남용 문제 개선, 지역의 놀이문화 보급
세대간 갈등해소	전 연령층 가입→스포츠를 통한 상호 이해의 장 형성
공동체 의식 함양	스포츠활동을 통한 화합 및 친목도모, 관심사 공유

자료 : 생활체육회(2007)

표 6-8. 독일 스포츠클럽의 활성화요인

저렴한 비용	상업 스포츠시설보다 비용 저렴
전국적 분포	상업 스포츠 시설이 대도시 중심인 반면, 스포츠클럽은 모든 지역에 골고루 분포되어 참여 용이
종목의 다양성	회장단 회원의 요구에 따라 종목 선정, 부수적 활동도 결정(친선의 밤, 지역 축제 개최 등)
사회적 환경	주 5일 근무제 정착 및 오후 3~4시 퇴근으로 평일 여가시간 증대
국가적 지원	골든플랜, 국고지원, 조세혜택, 트림캠페인 등

자료 : 생활체육회(2007)

년 89,307개 클럽이 운영되고 있다. 그리고 클럽에 가입하지 않고 개인적으로 운동을 즐기는 사람이 1,200만 명인 것으로 나타나고 있어 실질적으로 운동에 참여하는 인구는 3,830만 명이나 된다(문화체육관광부, 2004).

스포츠소년단 스포츠 소년단은 1950년 서독 스포츠 연맹의 한 기관으로 창설되었으며, 주요 목적은 체조와 경기스포츠를 육성시키고, 스포츠를 통해 청소년에게 적합한 신체적성과 새로운 지도방법을 발전시키는 데 있다. 주요 활동으로는 독일과 프랑스간의 청소년 스포츠 교류 및 청소년 올림픽 참가사업 등을 추진하고 있다.

숙박여행 숙박여행은 일종의 국민적인 자연생활 운동으로 약 4만여 청소년들이 참여하고 있다.

전국에 약 3천여개의 국가관리 숙소가 있어 아주 싼값으로 숙식하며 여행할 수 있도록 되어 있다. 그 외의 학교나 공장, 농가의 후원, 봉사자의 가정집에 투숙하면서 도보여행으로 전국각처를 여행하는 것이다. 이 숙박여행의 가치는 대자연을 사랑하며 인격의 완성, 향토애와 조국애 함양, 의지의 단련, 자유정신의 배양, 우정과 협동심 고취 등을 건강을 토대로 실천력을 기르는 오락으로서의 가치가 있다.

독일의 황금계획(Golden Plan)을 자세히 알아보자. 1960년부터 1974년까지 추진된 이 계획은 스포츠는 모든 사람의 것이라는 스포츠의 기본권리를 바탕으로 독일 산업사회가 안고 있는 건강의 위기와 인간성 상실의 회복은 오직 국민의 스포츠 생활화만으로 가능

표 6-9. 우리나라 동호인조직과 독일 스포츠클럽 비교

구분	독일	한국
단체성격	비영리법인	임의단체
시설면적	국민1인당 283m²	국민1인당 0.33m²
지도자 활용	클럽소요/전용시설(무료 이용 수준)	일부학교·공공체육시설(시설이용료부담)
프로그램 운영	선수출신:유급(12%) 자원봉사자(88%)	국가대표 출신 일부 자원봉사 참여 미흡
선수양성	남녀노소 수준에 맞게 운영 리그제 활성화	성인위주 프로그램 일부종목 리그제
홍보	Trimm-Aktion 지속 전개	TV·라디오 일부, 계기홍보
재원조달	회비 54.7%, 수익금 24.8%, 국가보조 10.7%, 기부금 7.3%	회원찬조, 회비, 대회개최시 일부보조
클럽회원	전체인구 대비 32.9% 전계층 골고루 참여 100~300명, 1천명 이상	전체인구 대비 4.5% 중·장년층 위주 평균 30~40명

자료 : 생활체육회(2007)

하다는 판단 하에 다시 추진되었다.

이와 같은 황금계획은 연방정부나 주정부가 새운 것이 아니라, 순수한 민간 스포츠 단체들이 모여 수립한 하나의 계획이면서 프로그램이다. 즉 아마추어 단체들이 구체적인 시설계획 목표를 세워 연방정부나 주정부에 스포츠시설 설립의 필요성을 다각적으로 주장하여 그 실효를 거둔 것이다. 따라서, 독일의 생활체육진흥은 민간주도형으로 생활체육이 학교체육을 이끌어 가는 모습을 엿볼 수 있다. 독일의 황금계획은 국민체육진흥을 위하여 광범위한 시설확충에 주력한 계획으로 누구나, 어디서, 언제든지 체육활동을 할 수 있게 하는 시설계획이며, 스포츠연맹은 체육인구 저변확대를 위해서 학교체육과의 유대를 강화하였다. 그리하여 학교 스포츠 활동장은 무려 8,506개나 만들었으며, 대·소 체육관도 7,127개나 설립되었다. 크고 작은 실내수영장 1,000여개를, 실외수영장은 722개, 그리고 유아 스포츠장은 16,370개나 만들었다.

이러한 15년간의 성과는 다음과 같은 국민체육진흥의 구체적인 결과로 나타났다.

◈ 전국적으로 학교체육이 강화되었다.
◈ 체조 및 스포츠 클럽회원수가 각 2,968,000명이나 증가했다.
◈ 스포츠클럽수도 29,486개에서 36,392개로 증가되었다.
◈ 많은 어린이들이 도로에서 벗어날 수 있는 새로운 가능성을 보여 주었다.

표 6-10. 연방정부 차원의 체육홍보 캠페인-캐치프레이즈(Trimm-Aktion : 4년 주기 소주제 선정 홍보)

연도	캐치프레이즈
1970~1974	Trimm Dich durch Sport(스포츠를 통한 신체단련)
1975~1978	Ein Schlauer trimmt die Ausdauer(현명한 사람은 지구력 운동을 한다)
1979~1982	Spirl mit-da spielt sich was ab(함께 놀이를 즐기면 무엇이든 이룬다)
1983~1986	Trimm 130-Bewegung ist die beste Medizin(건강운동 130-운동은 최고의 보약이다)
1987~1994	Gemeinsam aktiv-Im Verein ist Sport am schoensten(멤버로 활약-클럽에서의 스포츠가 제일 아름답다)
1995~1996	Sportveneine-fuer alle Gewinn(스포츠클럽-모든사람을 위한 이익)
1997~1999	Riichtig Fit(올바른 건강지키기)
2000~현재	Danke den Ehrenamtlichen im Sport(스포츠 자원봉사자에 대한 고마움)

자료 : 생활체육회(2007)

그러나 제1차 황금계획(1961~75년)은 핵심스포츠시설인 육상, 수영, 체조 등을 위한 시설의 확충에 중점을 두고 있었기 때문에 스포츠시설의 양적 증대에는 지대한 공헌을 하였지만 새로운 스포츠에 대한 수요를 적절히 반영하지 못한다는 차원에서 제2차 황금계획의 필요성이 대두되고 있다. 노르트라인 베스트팔렌주 문화성의 스포츠국 등은 골프, 배드민턴, 테니스, 스키 등에 대한 참여도가 증가함에 따라 제2차 황금계획의 실천을 주장하고 나섰으며, 이와 같은 주장은 1984년 독일체육진흥협회의 제3차 황금계획 보고서에도 기록되어 있다. 또한 새로운 황금계획의 필요성은 독일 통일 후 구동독지역의 낙후된 스포츠 시설의 관리 및 보수, 양적인 측면에서의 스포츠시설 부족 등을 해소하기 위해서도 대두되고 있다. 이에 따라 1990년 10월 독일체육진흥협회는 '새로운 황금계획'을 세운다는 내용을 담은 결의문을 통과시켰다.

구 동독 지역의 결의문에 의해 정부는 구동독지역 스포츠시설의 낙후성을 개선하고 엘리트스포츠위주의 편협적인 스포츠시설을 대중스포츠 지향적 시설로 바꿔나가는 데 노력하고 있다. 그러나 독일이 통일된 이후 동독지역의 사회분야 재건과 발전을 위한 재정 투자에 우선순위가 주어지면서 동독지역 스포츠의 발전을 위한 재원 마련은 매우 어려운 상황이 되고 있다.

이와 같은 '제2차 황금계획'에 대한 필요성과 함께 독일 지방연합은 시·군·구의 특수성을 고려한 지역별 황금계획을 주장하고 있다. 이러한 지역별 황금계획은 스포츠단체와 지역단체 간의 밀접한 협력을 통하여 지역별로 상이한 스포츠 수요에 더욱 효과적으로 대처하자는 것이다. 이러한 황금계획의 내용에 대한 의견차이에도 불구하고 제2차 황금계획은 지지자와 반대 자간에 핵심스포츠시설의 질적 향상과 특정 종목에 필요한 시설의 양적 확충이 지속적으로 필요하는데 의견일치가 이루어지고 있다. 1990년대 이후에는 정부의 재정적 한계로 제2차 황금계획과 독일체육협회의 트림운동이 전폭적인 지지를 얻지 못하거나 실행력이 주춤하는 가운데 상업스포츠시설과 스포츠클럽이 등장하고 있다. 이러한 시설과 클럽의 등장은 정부가 책임지기 어려운 부문에 민간시장이 서서히 밀려들어오고 있음을 말해 주는 것이다. 예를 들면 골프, 승마, 스키, 테니스 등 상류스포츠와 에어로빅, 보디빌딩, 격기 등과 같은 유행성이 강한 종목에서 상업화 현상이 두드러지게 나타나고 있다. 즉 이러한 종목들은 독특한 시설을 요구하고 그 시설의 건설 및 유지에 엄청난 비용이 필요하기 때문에 정부의 지원이 미치기 어려우며 결국 이러한 종목들은 시장경제 원리에 따라 민간기업에 의한 상업스포츠센터들이 담당할 수밖에 없다는 것이다. 현재 독일의 생활체육은 정부가 담당하는 공익적 스포츠센터와 클럽형, 상업적 스포츠센터와 클럽형으로 양분되어 가고 있다.

덴마크의 생활체육

북부 유럽의 기후적 특색은 여름철의 해가 무척 긴 편이므로, 오후 10시경까지 많은 주민들이 스포츠 활동을 하는 모습을 쉽게 볼 수 있다. 덴마크의 일반적인 스포츠는 체조, 축구, 핸드볼 등이다. 체조는 20세기 초 닐스북에 의해 체계화되어 덴마크 체조로서 세계적인 명성을 얻게 되었는데, 이것이 현재 덴마크에서 행해지는 체조의 기초가 되었다. 동계에는 실내스포츠 활동으로서 체조, 핸드볼, 배드민턴 등이 성행한다. 이외에 요트, 카누, 수영 등 물(바다)과 관련된 스포츠가 활성화되고 있다. 사이클은 스포츠 이전에 생활의 필수품으로 인식되어 전국의 도로에는 사이클 전용도로가 완비된 곳이 많다.

덴마크는 특히 법령으로 생활체육진흥을 위한 기금을 조성하고 있는 국가이다. 또한 각종 프로그램의 지속적인 개발과 보급을 통해 모든 국민이 재미있게 즐길 수 있는 다양한 프로그램을 확보하고 합리적인 시행을 하고 있다.

덴마크의 현황
① 면적 : 35만 7120km²
② 인구 : 500만 명(2015년 추계)
③ 수도 : 코펜하겐
④ GDP : 29,743억 달러, 1인당 6,188달러(2014년 추계)

생활체육의 배경

지리적으로 볼 때 덴마크는 독일, 영국, 프랑스, 러시아 등의 강대국들에 둘러 싸여 있다. 이러한 환경요인으로 인하여 많은 전란을 겪어온 덴마크의 생활체육은 1864년 프러시아와의 전쟁에서 패한 이후 그룬투비의 교육철학을 바탕으로 국민공동체 의식을 넓혀 국력을 회복하고자 하는 데 기본목표를 두고 체육의 생활화운동이 범국민적으로 추진된 것에서 비롯된다. 그룬투비의 교육사상은 국가의 흥망은 결국 국민의 체력과 정신력에 달려 있다는 것이 핵심이다.

덴마크에서 국가와 국민을 위한 스포츠 생활화는 정부가 주동했다기 보다는 민중학교나 사격연맹과 같은 민간기구에 의하여 전국적으로 확산되었다. 즉, 당시에 덴마크의 선각자들은 국민에게 생기를 불어넣어 주고, 국가의 자존심을 세우기 위한 수단으로 체조를 선택하였다. 이 운동은 청년을 중심으로 시작 · 추진되었으며, 두 개의 민간조직, 즉 사격클럽(Skytteioreninger)과 민족학교(Folkehjskolerne)가 그 활동기반을 마련하였다 (Dalen & Bennett, 1971 : 258). 또한 1920년에 덴마크인에게 적절한 덴마크 특유의 생활리듬 체조운동을 닐스북이 창안하여 국민에게 널리 보급시킴으로써 생활체육 활동이 촉진 · 확산되었다.

생활체육 현황

시설

덴마크에서는 학교체육과 생활체육이 밀접한 관계에 놓여 있다. 이러한 관계는 시설면에서도 마찬가지어서 지방의 초등학교에도 난방과 샤워시설이 완비된 체육관이 있으며, 밤에는 그것을 일반 주민들이 자유롭게 사용할 수 있도록 개방하고 있는데, 특히 겨울철 각 클럽에서 하는 체조는 이들 초등학교의 체육관에서 행해지고 있다.

최근에는 각 지방별로 대형체육관·종합체육관 등이 건설되어 각종 대회를 치르고, 여러 클럽들에 의해서 애용되고 있다. 핸드볼이나 축구경기를 위한 그라운드도 여기저기 건설되었다. 이들 그라운드는 실제의 경기를 위하여 만들어졌고, 운동장 주위는 숲으로 둘러 싸여 있으며, 관객석 등의 설비는 갖추고 있지 않은 곳이 많다. 체육관은 관객석을 이동식으로 하여 전면을 사용할 수 있게 만든 것이 보통이며, 생활체육시설의 일부로서 각 지방에 캠프장을 완비하고 있는 점이 특징이다.

덴마크의 체육시설은 1970년대까지만 해도 체육관 위주의 시설을 설립했는데, 현재는 체육관 대신 다목적 스포츠 센터를 건립하고 있는 추세이다. 각 학교의 체육시설은 현재 대부분 2개의 체육관과 운동장을 갖고 있지만, 앞으로의 목표는 20×40m의 대체육관, 8×16m의 소체육관, 11.5×25m의 실내수영장, 65×102m 이상의 축구장 설치를 의무화할 계획을 수립하고 있다.

조직

덴마크의 생활체육 활동은 클럽 단위로 이루어지고 있으며, 클럽은 지역주민들로 구성되어 있다. 대부분의 클럽은 스포츠 조직이나 연맹에 가입되어 있다. 덴마크에는 전국 규모의 스포츠 연맹이 4개 있는데, 그것은 덴마크스포츠연맹, 덴마크사격·체조·육상경기연맹, 덴마크체조청소년연맹, 덴마크직장스포츠연맹이다.

이 연맹들은 모두 생활체육진흥에 역점을 두고 여러 가지 프로그램을 독창적으로 구상하여 운영하고 있을 뿐만 아니라, 각종 경기대회를 후원하고 있는데, 각 연맹의 현황은 다음과 같다.

◈ 덴마크스포츠연맹(The Danish Sport Federation, Dank Idraets Forbund : DIF)은 1896년에 창설되었으며, 스포츠 연합체로서 아마추어 운동클럽회원이면 누구나 가입할 수 있다. 현재 이 연맹에 가입하고 있는 특별연합회로는 궁도, 배드민턴, 농구, 당구, 볼링, 복싱, 카누, 크리켓, 컬링(curling), 사이클, 펜싱, 수영, 축구, 글라이딩, 골프, 체조, 핸드볼, 하키, 아이스하키, 유도, 정구, 오리엔티어링, 패러슈팅, 승마, 로잉, 럭비, 사격, 스케이팅, 스키, 스키틀, 댄스 스포츠, 스쿼시, 수영, 탁구, 육상, 트램

폴링, 배구, 워킹, 수상스키, 역도, 레슬링, 요트의 42개 종목이 있다.
- 덴마크사격 · 체조 · 육상연맹(The Danish Rifle, Gymanstics and Sports Federation, De Denske, Gymnastikog Idraets Oreninger : DDSG & I)은 1861년 설립된 사격클럽의 전신으로서, 1930년 체조와 육상을 받아들여 현재의 연맹체를 조직하였으며, 가입된 회원수는 약 75만명에 달한다.
- 덴마크체조청소년연맹(The Danish Gymnastics and Youth Federation, De Danske Gymnastiikog Ungdamsforeigner : DDGU)은 덴마크 사격클럽에서 사격수들의 신체훈련으로 체조를 적용하였으나 체조의 대내외적인 역할이 점차 증프대됨에 따라 1929년 설립, 덴마크체조청소년연맹이 되었으며, 회원수는 80만명에 달한다.
- 덴마크직장스포츠연맹(The Danish Federation for Company Sports, nsk Firma Idraets Forbund : DFIF)은 1946년에 설립되었으며, 각종 기업체나 산업체에 산재해 있는 스포츠클럽이 모여 형성되었고, 가입 회원수는 20만명에 달한다.

이상과 같이 덴마크는 전국 규모의 스포츠연맹체에 의해 생활체육조직을 강화시키고 있으며, 덴마크의 스포츠클럽 수는 4,550개 이상이며 이중 체조클럽만 3,000개 이상이다. 스포츠 클럽의 회원수는 300만명 이상이며 주 1~2회 참가인원이 100만명 이상으로 전국민의 80%이상이 스포츠클럽에 가입하여 활동하고 있다.

지도자

덴마크의 경우 스포크클럽의 지도자는 다양한 과정을 통하여 자격을 취득하게 된다. 생활체육지도자, 특히 클럽의 지도자는 국민체육고등학교 출신이라 그들의 대부분은 체육전문 지도자는 아니나, 각 조직에 가입하고 있으며, 주간에는 직장에서 일하고 야간에는 각 클럽의 리더로서 활동하고 있다. 또한 지역사회 스포츠센터나 클럽의 지도자들이 받는 전국 8개의 민족체조학교의 3~9개월 과정의 지도자 훈련과정은 스포츠 종목별 내용에 따라 다양하다. 일반적으로 짧게는 3시간에서, 길게는 20시간까지의 단기지도자 양성과정을 운영하고 있는 것이다.

생활체육 및 청소년 체조지도자 양성은 주로 덴마크사격 · 체조 · 육상연맹(DDSG & I)과 덴마크체조청소년연맹(DDGU)에서 주관하는데, 매년 1,000명 이상의 지도자가 배출되고 있다.

프로그램

체조의 왕국인 덴마크에서 생활체육으로 성행되고 있는 종목은 체조, 핸드볼, 축구 등이다. 이들은 계절별로 이루어지는데, 그 중에서도 조직력이 있고 참여자를 가지고 있는 것이 체조이다. 덴마크의 현대 리듬체조는 스포츠 차원이 아니라, 생활에서 필수적인 역할을 하고 있다. 덴마크의 생활체육 지도자들은 국민체육고등학교 출신이 많기 때문에 그들은 체육지도자나 전문가로서가 아니고, 주민스포츠 활동의 협력자로서 지도법이나 기술이 고도화되지 않았으므로 일반 국민에게 친근감을 가지게 된다.

한편 대학생층의 체육교육은 소위 덴마크의 '만인을 위한 스포츠운동(Sport for the People Movement)'의 주축을 이루고 있는 지역스포츠클럽이나 체조클럽에서 자기 취향에 맞는 운동을 하나 선택하여 자율적으로 실시한다. 그러므로 다른 나라의 대학에서는 교양과목으로 체육을 이수해야 되지만, 덴마크에서는 그렇지 않다. 대학이나 지방자치단체는 지방체조클럽이나 스포츠 클럽에 보조금을 지원하여 젊은이들이나 대학생들의 클럽활동을 후원하고 있지만, 결코 정책적으로 지역체육클럽을 조성하려는 계획은 없다. 그러므로 대학생들은 값싼 비용으로 자연스럽게 체조나 수영이나 볼 게임 등을 즐길 수 있다. 최근 덴마크에는 대학생 1만명 중 3천명 이상이 각종 운동클럽을 이용하고 있다.

결국 덴마크에서는 스포츠나 체조가 국민 속에 뿌리를 내리고 있으며, 체력을 보강해 주는 프로그램을 지속적으로 실시하고 있다. 체조와 함께 이 나라의 생활체육으로 가장 인기 있는 종목은 핸드볼이다. 특히, 핸드볼은 자기들 나라에서 창안된 경기라고 자랑할 만큼 인기 있는 스포츠이다. 여학생들은 핸드볼 실력을 평가받아 등급에 따라 금, 은, 동의 체력장 뱃지를 받는다.

생활체육의 기초가 되는 학교체육의 경우 정부가 정한 체육수업시간의 기준은 초등학교 1학년이 주 1시간, 9학년(중학교)까지는 2시간, 10학년은 3시간으로 되어 있다. 그리고, 체육수업은 초등학교 1~2학년은 놀이 중심으로, 3~7학년은 스포츠 적응기로, 그리고 8~12학년은 스포츠 종목기로 설정하여 프로그램이 짜여 있다.

영국의 생활체육

영국에서 생활체육활동에 참가하는 인구는 최근에도 급증하고 있다. 전통적 스포츠는 언제나 변함이 없으나, 이제까지 많이 하지 않던 스포츠, 즉 등산, 승마, 펜싱, 스키, 요트, 카누, 궁도 등이 젊은 층에서 성행되고 있다. 특히 이들은 단체경기를 존중하고, 운동경기의 목적을 개인의 육체적인 단련에만 두는 것이 아니라, 성격형성 및 인간형성을 존중하여 아마추어 정신에 충실한 것도 영국의 스포츠이다. 영국의 스포츠 정책은 정부의 각 부처를 비롯하여 전국공원위원회 및 지방행정당국과 교육위원회에서 다루어진다. 주 자치제가 생활체육활동의 원활화를 위한 큰 요인으로 작용되고 있으며, 지방자치기구를 중심으로 추진되고 있다. 또한 각종 단체의 상호 연관성을 증대시켜 발전지향적 측면에서 조정·통괄하고 있으며, 정책의 견의 수렴과 기술지도 등은 전국에 산재된 1천여개의 레크리에이션 센터에서 이루어진다. 영국은 생활체육과 관련된 조직구성이 가장 잘되어 있는 국가이다.

영국의 현황
① 면적 : 24만 3,610km^2
② 인구 : 6,374만 2,000명(2014년 추계)
③ 수도 : 런던
④ GDP : 2조 8,534억 달러, 1인당 43,829달러(2014년 추계)

생활체육의 배경

영국은 많은 근대 스포츠가 창안된 나라로서, 오늘날 행하고 있는 야외 스포츠의 대부분은 영국에서 생겨났다. 넓은 광야를 비롯하여 풍부한 자연에 싸여 야외생활을 애호하는 나라인 영국은 지리적 조건과 경제적인 이유도 현대 스포츠 발전에 큰 공적을 남기고 있다. 영국은 1940년대부터 공립학교에서 체육을 윤리교육의 일환으로 채택하여 스포츠맨십을 신사도정신으로 생활화함으로써 생활체육의 싹이 트게 되었다. 1960

년에는 체육·레크리에이션 중앙회에 의해 체육발전 장기계획이 제안되었고, 계속하여 1965년에는 스포츠의 사회적 역할을 정부가 인정함으로써 광범위하게 국민 스포츠를 진흥하고, 스포츠 시설의 정비촉진을 목적으로 하는 스포츠 심의기관을 설립하였다.

영국의 생활체육이 스포츠심의회의 역할은 ① 스포츠 및 신체적 레크리에이션으로 보다 많은 참가를 촉진할 것, ② 스포츠시설의 건설을 촉진함과 동시에 기존 시설의 효율적 활용을 도모할 것, ③ 스포츠 및 신체적 레크리에이션에 있어서 기술수준을 끌어올릴 것, ④ 시설의 확충·정비, ⑤ 즐기기 위한 스포츠에서 경기력향상 등이다. 그래서 정부에서 매년 약 2,000만 파운드가 보조되어 9개의 지부(지방 스포츠 counselor)와 6개의 국립스포츠센터를 거점으로 커뮤니티 스포츠의 보급·발전을 도모하고 있다. 또한 정부는 체육시설의 확충과 생활체육 지도자를 양성하는 한편 모든 체육시설을 지역사회에 완전히 개방함으로써 생활체육 진흥에 박차를 가하였다.

1972년에는 '모든 이의 스포츠 운동' 캠페인이 착수되어 스포츠 시설의 확충·정비와 모든 국민의 생활 속에서 스포츠의 위치를 가지게 하기 위한 스포츠 10개년계획이 발표되었다. 1975년에는 가족 스포츠 운동을 전개하여 기존 스포츠 시설의 활용의 극대화를 추진하였으며, 1976년부터는 9월 상순의 1주일간을 '모든 이의 스포츠 주간'으로 제공함으로써 생활체육의 기틀을 마련하게 되었다.

1977년에는 생활체육캠페인으로 운동과 건강에 초점을 맞춰 건강교육심의회와 BBC방송이 공동으로 '기분을 최고로(Feeling Great)!'라는 캠페인을 전개하였고, 건강교육심의회는 독자적으로 '자기 자신을 돌보자(Look after Yourself)!'라는 캠페인을 벌인 바 있으며, 1978년에는 '활기를 되찾자(Come Alive)!'라는 캠페인을 전개한 바 있다.

지방정부는 지역주민의 체육활동을 위한 기회제공과 시설 마련에 적극 개입하고 있다. 또한 지방정부는 생활체육을 직접 관장하고 있는 지역스포츠위원회와 협조하여 생활체육 활성화에 박차를 기하고 있다.

생활체육 현황

시설

영국의 스포츠시설을 보면 대규모의 시설로는 레크리에이션장(국민종합체육장)이 전국에 5개소나 있다. 이들은 대부분 민간기금으로 건립된 것으로 일반대중이 이용할 수 있으며, 동시에 선수나 트레이너도 양성하고 있다. 그 밖에 문부성의 감독하에 있는 전국의 공립학교는 일정한 체육시설을 갖추도록 규정하고 있고, 대도시의 도심지 학교에 대해서는 인근의 공원을 학교체육을 사용할 수 있도록 법률로 정하고 있다.

대중위생법, 대중체육·레크리에이션법에 의해서 시·군·읍은 일반 규모의 체육시설을 갖추도록 의무화되어 있다. 대학에서는 자치적인 체육국이 시설을 유지하고 있으며, 근래에는 대기업이 사원들을 위한 체육시설의 확보에 주력하고 있다. 스포츠시설은 대부분 종목별로 분산되어 있으며, 신흥지역에는 다목적으로 사용할 수 있는 종합스포츠센터가 건립되고 있다.

운동장의 설치기준은 인구 1,000명에 대하여 6에이커로 되어 있다. 이 산정은 최근의 인구분석에서 10~40세가 전체의 41.5%인데, 그중 30%가 신체적으로 운동 불가능자이고, 30%는 재학 중인 학생에 해당되어, 그들은 학교시설을 이용하기 때문에 제외하고, 나머지 40%를 대상으로 그들이 운동을 하는데 필요한 넓이로부터 결정한 것이다. 6에이커(인구 1,000명 꼴)의 운동장에는 공식축구장 1개소, 소년축구장 또는 하키장 1개소, 링시설이 3개소, 롱볼링장 1개소, 크리켓장 1개소, 테니스코트 2개소, 아동유원지 1개소, 휴식장 1개소 등으로 되어 있다.

한편 넓이에 관한 기준 외에 조명에 관하여도 기준을 정하고 있다. 영국은 우량이 많고, 온도가 높은 관계로 1년 중 일몰이 빠른 일수가 많기 때문에 조명시설의 정비가 필요하다. 그러나 영국과 같은 협소하고 인구밀도가 높은 나라는 CCPR와 NPFA를 중심으로 이 문제를 해결하기 위하여 많은 노력을 하고 있다. 예를 들면 런던에는 73,000에이커 중 현재 53개소의 공원·정원·밀림지대, 400개소의 축구장, 200개소의 크리켓장, 320개소의 테니스장, 33개소의 볼링장, 250개소의 골프장 등이 있으나, 런던시청의 보고에 의하면 앞으로 매년 50에이커의 토지를 공원운동장으로 전환시킬 것을 추가계획하고 있다.

영국의 스포츠시설의 종류에는 다음과 같은 것이 있다.

- 국민레크리에이션센터……현재 잉글랜드에 123개소, 웨일즈에 1개소, 스코틀랜드에 2개소가 있다.
- 야외활동에 적합한 자연……영국에서 스포츠가 발전된 원인은 넓은 잔디를 비롯해서 산·강·바다 등에 풍부한 자연적인 활동장소가 많다는 사실이다.
- 공립학교 건축물의 이용

- 지방당국 소유의 체육시설
- 사립학교 소유의 체육시설
- 기업체 소유의 체육시설
- 교회 소유의 체육시설
- 군사훈련 시설
- 다면적인 스포츠센터

조직

영국에서는 정부가 만든 생활체육 조직은 없으나, 국가규모의 자치조직이 있는데, 이는 크게 두 가지로 구분할 수 있다. 그 하나는 종목을 통괄하는 조직이고, 다른 하나는 각 종목 및 단체대표들로 구성된 복합조직이다. 종목별 통합조직은 스포츠단체, 각종 야외활동 연맹체, 댄스·리듬운동에 관계되는 스포츠단체, 청소년 봉사조직이 있으며, 스포츠 통합단체는 각 종목이 서로 완전히 독립되어 조직되어 있다.

그리고 복합조직은 세 가지로 구분할 수 있는데, 그것은 다음과 같다.

첫째, 영국올림픽연맹(BOA)은 25개의 스포츠경기단체 대표자로 구성된 위원회와 청소년단체, 스포츠 관계대표자 선출위원 2~3명, 기타 사회단체대표자 등으로 구성되어 있다.

둘째, 체육·레크리에이션중앙회(CCPR)는 영국올림픽연맹을 비롯 전국운동협회, 41개의 스포츠경기단체, 16개의 댄스·리듬운동단체, 34개의 청소년유관단체, 체육민간단체 등으로 구성되어 있다. 이 조직은 1935년에 설립되었으며, 그 기본은 가맹단체의 자주적인 활동을 협조하는 것이고, 중요한 일은 모든 신체적 레크리에이션 활동의 지도자 양성 시설기준의 작성 등이다. 또 국립 스포츠센터, 국립 레크리에이션센터 등의 운영·관리사업을 집행하고 있다.

셋째, 전국운동장협회(NPFA)는 16개 종목의 스포츠 경기단체, 영국올림픽연맹, 체육·레크리에이션중앙회, 청소년유지단체 등의 대표와 전국연맹의 운동장협회 각 지부 대표로 조직·운영된다. 이 단체는 자발적인 기부금에 의해서 유지되고 있으며, 운동장 기타 레크리에이션 시설의 건설을 유지하기 위해서 설립되었다. 사업의 내용은 주로 레크리에이션 시설과 도시민의 여가생활을 지지하고, 각종 레크리에이션 보급과 계몽 선도에 노력하고 있다.

넷째, 이외에 스포츠에 관계하는 국가기관으로는 정부의 각 성, 전국교육위원회, 지방당국, 지방교육국 등이 있다. 이러한 기관들은 모두 스포츠 활동을 장려하고 프로그램을 추진하는 권한과 의무를 갖고 있다.

그러나 영국 생활체육의 특색은 마을에 있는 작은 스포츠클럽 형태의 지방조직에 있다. 영국의 생활체육은 한마디로 각급 학교단체 또는 스포츠단체들로 구성된 순수 민간단체인 레크리에이션중앙회가 중심이 되어 지역사회에 합당한 시설을 정비하거나 확장하고 또 각급 지도자를 양성하고 있다. 특히 지역사회 '스포츠지도자상'을 만들어 우수지도자 육성에 힘을 기울이고 있다.

지도자

영국에서 신체적 레크리에이션의 관리·발전·지도에는 지역 유지의 힘이 크다. 특히 신체적 레크리에이션 중앙위원회의 역할이 많다. 그중에서도 여러 계층의 지도자 양성을 위하여 국민레크리에이션협회가 이용되고 있다. 인격교육적 측면이 강조되어 각 종목별 지도자 양성은 독자적인 방법으로 실시한다. 한편 신체적 레크리에이션 중앙위원회에 의한 리더와 코치는 국가등록제이다(국가고시제도). 영국 체육·레크리에이션중앙회(CCPR)가 생활체육 지도자의 훈련·관리를 담당하고 있는데, 생활체육 지도자의 자질은 각종 경기단체, 스포츠전문단체, 민간체육단체 등의 자율적 활동에 의존하기 때문에 국가가 일률적으로 지도자의 자격을 수여하지 않는다.

그러나 일정한 수준의 모든 생활체육 지도자는 CCPR에 지도자로 등록해야 하며, CCPR에 등록된 각종 스포츠 지도자의 명단은 모든 지도교육국에 송부된다. 영국에서 이러한 생활체육 지도자는 사회적 지위나 교육자로서의 존경을 받는다. 그밖에 각 스포츠단체, 지방교육국, 산업관계 등에서 다양한 수준의 지도자를 양성하고 있다. 이러한 지도자들은 국민 레크리에이션, 클럽시설, 야외활동, 그리고 스포츠 센터의 관리 및 지도자로서 배치된다.

한편 대학에서 체육을 연구하려는 학생은 거의 다 체육대학에 입학하여야 하는데, 모든 과정은 교사양성이라는 목적을 지니고 있어 체육학 단독 연구보다는 교육이론과 같은 교수과목이 함께 실시되고 있다. 1973년까지 St. Luke's대학은 체육과에 3년 과정을 두었으며, 이를 마치면 교사자격증을 수여했다. 1973년 정부와 교사협회는 교직이 궁극적으로 대학원의 한 학과가 되어야 한다는 의견을 모았는데, 이는 교사양성프로그램에 영향을 주어 신설 3년 과정이수자에게는 B. Ed(일반) 학위가 수여되며, 이 과정 말기에 적절

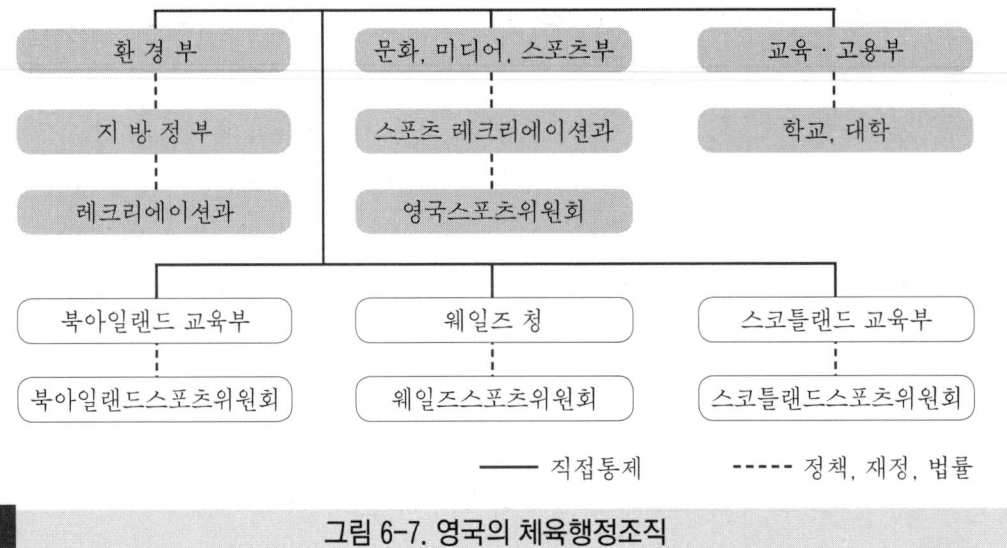

그림 6-7. 영국의 체육행정조직

한 자격을 갖춘 학생은 B. Ed 학위를 수여 받기 위해 4학년에서 직접 공부할 수 있다.

위에서 말한 3학년 과정은 초기에는 40%만 체육의 이론과목으로 구성되고, 나머지는 실기과목으로 구성되어 있다. 3학년 때에는 이 비율이 바뀌어지고 계속해서 이론과 실기 과정은 평가를 받으며, 교사자격증 취득을 위해서는 체육의 이론과 실기 프로그램에 합격해야 한다.

학생들의 자질향상을 위해 계속하여 평가를 하는데, 학점이 필요수준 이하로 떨어지면 B. Ed(honors)에서 B. Ed(ordinary) 단계로, B. Ed (ordinary)에서 Certificate of Education 단계로 옮겨야 한다.

프로그램

영국인들은 건전한 인격형성과 사회성, 그리고 신체적성을 강구하기 때문에 체육을 중요교과로 인식하고 있으며, 방과 후의 스포츠클럽 활동은 지도자나 코치의 지도하에 협회에서 이루어지고 있다. 이와 같은 클럽과 협회는 모든 사람들에게 개방되며, 정부의 재정적 지원을 받는다.

또한 영국 스포츠의 특색이 지방조직으로 부락이나 마을단위로 클럽을 형성하고 있기 때문에, 학교 동문이나 졸업생들이 중심이 되어 클럽을 구성하여 개별적이며 자치적으로 육성하고 있다. 따라서 지방체육 활동조직은 클럽조직이 중추를 이루고 있으며, 과외활동의 단체경기 관리 및 학교의 지도교과제를 확립하기 위하여 각 시설 및 클럽에 지도자를 배치하고 있다.

1980년대 이후에는 지방정부가 꾸준히 지역의 생활체육활성화에 노력하고 있다. 지방정부들은 심지어 중앙정부의 특별자금까지 사용해서라도 지역민의 생활체육활동을 진흥하기 위한 기회제공과 시설마련에 노력하였다. 이러한 중앙정부와 지방정부의 생활체육에 대한 지속적인 관심과 재정지원으로 많은 부문에서 발전이 가속화되었다. 또한 지방정부는 생활체육을 직접 담당하고 있는 지역스포츠위원회와 협력하면서 생활체육의 활성화에 박차를 가했다.

현재 영국은 지역스포츠의 활성화를 위하여 다음과 같이 다양한 생활체육프로그램이 추진되고 있다.

- 신체레크리에이션중앙위원회는 지역사회 스포츠지도상이라는 지도자양성프로그램을 만들어 지역스포츠자원지도자 훈련활동을 추진하고 있다.
- 신체레크리에이션중앙위원회가 생활체육지도자의 훈련관리를 연중 실시하고 있다. 생활체육지도자 훈련은 스포츠기술보다는 지도자의 행동, 태도, 예의 등 도덕적 바탕 위에 인격적 교육을 강조하고 있다. 영국의 생활체육지도자 자격은 각종 경기단체, 스포츠전문단체, 민간체육단체 등의 자율적 활동에 의존하고, 국가가 일률적으로 지도자의 자격을 부여하지 않는다. 그러나 스포츠, 레크리에이션, 신체 적성 활동의 수준을 높이기 위하여 신체레크리에이션중앙위원회는 지도자의 국가등록제를 권장하고 있다.
- 영국은 각종 스포츠에 대한 강습을 하계에 정기적으로 실시하고 있다. 강습내용은 실외활동, 청소년 봉사, 성인교육, 체육, 보트 젓는 법, 캠프 설치법 등 매우 다양할 뿐만 아니라 대상도 대학강사, 훈련단체의 리더, 조직관리자, 학교의 교원으로 되어 있다.

프랑스의 생활체육

프랑스는 올림픽의 창시자인 Coubertin, P.의 조국으로 알려져 있으며, 체육에서도 그 전통을 자랑하고 있다. 프랑스의 체육은 자율적인 스포츠 클럽을 촉진하는 것을 원칙으로 하고 있다. 그러나 시설이나 지도자의 부족과 체육제도상 학교체육에 대한 경시가 프랑스 체육의 결함이라 할 수 있다.

> **프랑스의 현황**
> ① 면적 : 54만 9,190km²
> ② 인구 : 6,625만 9,000명(2014년 추계)
> ③ 수도 : 파리
> ④ GDP : 2조 4,695억 달러, 1인당 51,230달러(2014년 추계)

생활체육의 배경

프랑스에서 스포츠는 개개인이 자유롭게 또는 자율적으로 즐기는 것으로서 행정이 관 여할 것이 못된다는 사고방식과 국민들의 개인주의적인 풍조가 스포츠에 영향을 미치고 있다. 따라서 스포츠 활동이 사회에서 중요한 역할을 하고 있다는 인식을 가지면서도 국민스포츠진흥에 대한 공공기관이나 정부의 관여는 오랫동안 인정하지 않고 있었다. 프랑스의 생활체육은 제1차 세계대전 후 도시화·산업화의 진행과 병행해서 노동자 및 청소년의 여가대책이 강구되었으며, 1936년에는 노동자를 위한 유급휴가제 제정과 여가선용시설이 만들어지게 되었다.

2차 세계대전 후에도 정부는 근로자의 교육 휴가에 대한 법률을 공포함으로써 근로자에 대한 여가정책을 밀고 나갔다. 특히, 1960년대의 드골 대통령에 의한 제5공화국이 발족하면서부터 정부가 직접·간접으로 체육진흥과 올림픽 선수양성에 앞장서게 되면서 정세는 점차 변화하기 시작하였다.

이렇게 된 이유는 올림픽에서의 부진 탓도 빼놓을 수 없는 이유의 하나였지만, 한편으로 전후의 출생률이 높아져 인구의 4분의 1이 25세가 되었기 때문에 여기에 대응할만한 체육정책이 필요하게 되었기 때문이다. 프랑스는 그 대응책의 시작으로서 우선 정부가 청소년체육국을 설치한 일이다. 그리하여 그 산하에 학교를 중심으로 전국의 체육시설을 확충하는 제 1차 5개년계획(1961~1965)을 실시하였다. 1964년에는 전국민을 위한 여가대책위원회(The Commission on Leisure for All)는 근로자들의 여가를 중심으로 한 전국민의 여가문제에 관해 광범위한 조사를 실시하였으며, 이를 계기로 정구, 골프, 수영, 달리기 등을 위한 시설들을 확충하여 생활체육 진흥을 꾀하였다.

이어 1965년에는 위의 청소년체육국을 성으로 승격시켰으며, 시설 확충을 위해서 1966년부터 제2차 5개년계획에 들어갔다. 이 제2차 5개년계획을 위해서 정부는 37억 프랑의 보조금을 지출하였다. 그 주요한 건설목표를 보면 경기장이 전국에 3,000개소, 체육관 1,500개소, 옥외 풀장 700개소로 되어 있다.

프랑스는 제6차 경제사회발전계획(1971~1975)에서 여가정책의 목적과 목표를 명시하여 생활체육을 강화하고 있음은 물론 체육진흥에 관한 법률을 1975년에 재조정하여 퇴폐사회의 강력한 시정, 스포츠 산업에 대한 조세혜택과 병역혜택, 그리고 청소년·대학생·기업체의 스포츠 활동을 강제로 육성시키는 조치를 취함으로써 생활체육 활성화를 추진하고 있다.

생활체육 현황

시설

프랑스에서는 '인간의 건전한 몸과 마음부터'라는 기본이념 하에 범국민적 체육활동을 장려하고 있으며, 전국 각 면(도시에는 구) 단위로 종합체육관, 수영장, 운동장이 설치되 어 있다. 위의 시설들은 모두 시민에게 개방되어 있으나, 약간의 시설사용료와 대회 때는 장내 정리비를 받으며, 시민들의 효과적인 체육활동을 위하여 체육지도자가 전임으로 파견되어 있다.

프랑스의 생활체육은 프랑스 체육진흥을 위한 법률 제3장 스포츠시설에서 "① 지방자치단체 또는 공공단체가 갖는 유휴용지는 이를 잠정적인 스포츠 용지로 한다. ② 공업 및 주택지역의 개발시에 스포츠 시설을 마련한다. ③ 스포츠 시설의 최대한 이용을 가능케 하기 위하여 고령자와 신체장애자도 포함하여야 한다."라는 취지를 내걸고 1961년 7월 체육시설 및 사회교육시설계획법과 함께 1961~1965년까지의 5개년계획을 수립·실시하였다. 이 시설 건설 5개년 계획수립에 필요한 비용은 정부예산으로부터 지급되었으며, 당시 청소년 스포츠 고등위원회에서 작성한 실행계획에 의한 예산총액은 2,040억 프랑에 달하였다. 이는 지방공공단체와 중앙정부의 예산규모를 합한 액수인데, 지방공공단체가 시설비의 55%를 염출하고, 정부는 45%를 담당했다.

이 계획에 따라 인구 10~15만의 도시에서 필요로 하는 시설로써 스타디움 2개, 시설장 3개, 연습장 6개, 테니스코트 10개, 농구 및 배구코트 20개, 60m 옥외 풀 1개, 25m 옥외 풀 1개, 옥내 풀 1개, 스포츠 홀 1개, 체육관 8개(40×20m), 청년회관 15개 등을, 인구 15~30만명의 도시에서는 다목적 스타디움 2개, 육상경기용 운동장 4개, 전종목에 사용되는 트레이닝장 10개, 테니스코트 15개, 농구코트 30개, 옥외 풀 25m, 50m 각 1개, 옥내 풀 25m, 50m 각 1개, 대규모 청소년 센터 25개, 체육관 내지 스포츠홀 12개 등을 기준으로 하였다. 이 결과, 체육관 200개, 스포츠홀 100개, 옥외 풀 55개, 청년회관 645개, 휴게장 1,000개, 유스호스텔 베드 6,700개, 휴가촌 베드 51,000개가 설비되었다.

이로 인하여 프랑스는 단시일 내에 획기적인 체육시설을 확보하게 되었고, 특히 지방에서 출자도 대단히 활발해져 청소년을 위한 스포츠시설의 중요성이 인식되었다는 것이다.

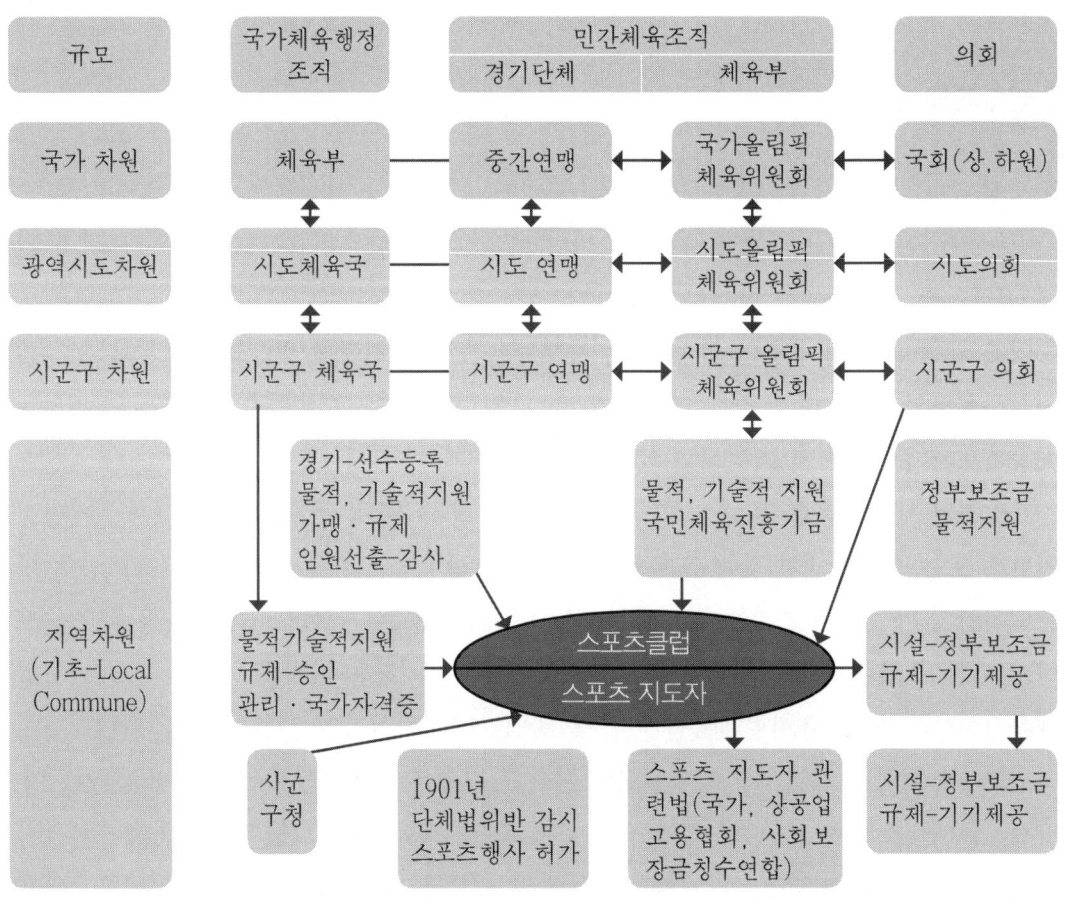

그림 6-8. 프랑스의 체육행정조직

자료 : 체육과학연구원(2004)

이것이 성공하자 1966년 제2차 계획을 수립, 시설면적에 관심을 기울여 인구 10만의 도시는 학교체육시설을 포함해서 $6m^2$로 하고, 보다 적은 인구 1,000명의 촌에서는 1인당 $11m^2$로 하였다. 또한 청년회관이나 기타 사회교육용 시설에는 스포츠용 시설과는 달리 그 필요면적은 거의 일정하게 1인당 $0.2m^2$로 설정하였다. 특히 1970년부터 1980년 사이에 스포츠홀은 72% 증가되었고, 실외 필드는 31%, 수영풀은 69%, 특수스포츠 시설은 40% 늘어났다.

한편 프랑스의 청소년 스포츠성은 청소년에 대한 여가교육활동 제도를 정비하고, 전국의 여러 지역을 야외활동지구로 지정하여 그것을 위한 시책을 제공하고 있다. 이 활동은 청소년이 생활하는 지역을 정하고, 일상생활에서 떠나 야외활동에 친근하도록 배려되어 있다. 이러한 시설의 설치장소는 계절과 자연조건에 맞춰 선정된다. 시설은 6~14세의 소년을 받아들이는 휴가촌과 그 이상의 청년 남녀를 수용하는 휴가센터의 두 가지로 대별되는데, 휴가센터는 유스호스텔, 야외활동센터는 캠핑장, 산악센터, 해양센터 등을 포함하고 있다.

조직

정부조직

종전에는 체육업무가 군, 보건성, 문교성의 일부 국에 분산되어 있었으나, 문교성 산하 청소년 스포츠청으로 흡수되었고, 1966년에 청소년 스포츠여가성으로 승격되었으며, 1981년 다시 스포츠성으로 개칭되었다. 여기에서 학교체육, 스포츠, 생활체육 등 종합적인 행정지도를 주요 기능으로 하고 있으며, 각 지구에 동일한 조직을 가진 하부기관을 두어 지방체육에 대하여 지도·감독·조언을 하고 있다.

민간조직

가. 프랑스올림픽위원회(CNOS)

대외적으로 프랑스를 대표하고 15개 지방과 89개 현에 이르는 지역조직을 최종적으로 통합하는 조직으로 프랑스 올림픽스포츠위원회가 있다. 이 위원회는 전국에 산재되어 있는 10여만 개의 스포츠클럽을 종적·횡적·계열별로 거느리고 있으며, 다만 올림픽의 종목에 해당하지 않는 22개 종목만이 별도 계열로 조직되어 있다.

근로청소년의 스포츠를 위한 자발적인 조직으로 신체활동센터와 스포츠교육센터 등이 있으며, 레크리에이션 활동촉진단체로서 유스호스텔협회와 프랑스 야외스포츠연맹이 있다.

나. 종목별 기구

종목별 57개의 각 연맹은 중앙에 중앙기구가 있고, 지방에 산하기구를 두는데, 각 연맹의 지방기구는 정부의 각 지방기구에 모든 체육문제에 대한 자문과 협의를 하게 되어 있으며, 정책문제 등은 각 중앙연맹이 스포츠성과 협의하게 되어 있다. 각 연맹운영은 독립·자치운영이며, 회장선출(임기 4년)은 연맹원들의 선거에 의한다.

스포츠성은 체육관계 법률에 합당하다고 인정할 경우 연맹의 설치를 인정하게 되어 있고, 각 연맹의 사업활동에 따라 요청이 있을 경우 정부 보조금을 지불하고 있는데, 현재 스포츠성이 지원하는 보조금 총액은 1984년의 경우 3억 프랑에 상당하고 있다(이 중 36개 종목별 연맹에 보조하는 순수한 스포츠 보조액은 9,000만 프랑이며, 경기지원액이 1,500만 프랑이다).

스포츠성이 입안한 정책에 따라 시행하기 위하여 57개의 종목별 연맹(민간단체)에 37

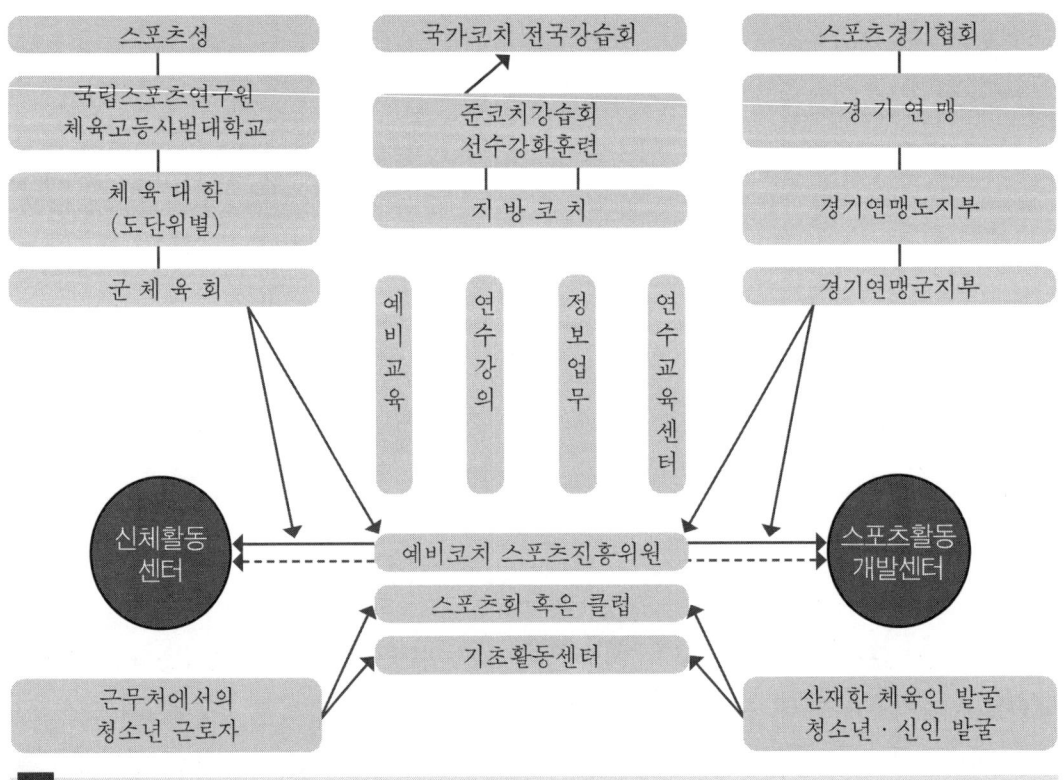

그림 6-9. 프랑스의 민간체육조직

명의 기술위원이 임명되어 스포츠성의 보수를 받고 각 연맹으로 하여금 중앙정책에 입각한 각종 체육활동을 실시토록 지도하고 있다. 이 기술위원 산하에 1,500명의 지역기술위원이 있어 각종 경기를 운영하고 있는데, 봉급은 스포츠성이 지불한다.

지도자

지도자 양성은 원칙상 각 종목별 스포츠연맹의 자유의사에 맡겨지고 있다. 일부 예외는 있지만, 스포츠연맹은 거의 스포츠성 시설에 의해서 당해 종목의 지도원 자격검정을 행한다. 지도자 양성시설로는 국립스포츠학교(국가선수의 양성, 독지가의 면허취득 준비강습회, 국정면허증을 위한 지도자 양성), 국립스키아루베학교(산악스포츠에 관해서 국립스포츠학교와 동등한 역할을 함), 스포츠지구센터(스포츠 준지도원 면허희망자 양성, 전국 16개소, 3개월 코스) 등이 있고, 지구단계에서는 독지가의 훈련(6~13일 코스) 등이 있다.

중앙의 스포츠성과 스포츠 행정의 연락을 취하며 관리를 행하는 각종 지도자로서는 중앙스포츠감독관, 국립스포츠시설의 기술원, 지구 기술원, 생활체육교수·강사, 시·군·읍·면의 지도자 후보 등이 있다.

프로그램

다른 선진국에 비하여 생활체육면에서 낙후되었다고 할 수 있는 프랑스는 청소년문제에 관해서는 다른 나라와 같이 적극적으로 받아들여 청소년스포츠성이 청소년의 스포츠·레크리에이션에 대하여 종합적 견지에서 프로그램을 전개하고 있다. 신체활동센터 및 스포츠교육센터는 각종 스포츠 단체가 제공하는 운동기회의 부족을 보충하는 단체이다. 그 중 신체활동센터는 스포츠 활동을 통하여 근로청소년의 정상적인 신체형성을 추구하며, 신체적 능력이 우수한 청소년은 스포츠센터에 보내고 있으며, 스포츠교육센터는 청소년을 대상으로 리·부락으로 조직하고 있고, 미조직리·촌에 조직을 확대하고 있다. 스포츠 의학관리, 전문 종목의 훈련, 스포츠 옥외활동 실시, 국민체력장 검정을 위한 예비교육 및 초보적 경기 등을 실시하고 있다. 또한 휴가센터는 6~9월의 학년 말 휴가를 이용하는 아동의 레크리에이션장이 된다. 휴가센터는 민간 및 공공단체에 의해서 설치·운영되고 있으며, 청소년 스포츠성도 1,000개 이상의 상설 또는 임시휴가센터를 보유하고, 그 이용을 도모하는 한편, 캠프장 등의 시설을 활용하기 위

표 6-11. 프랑스의 체육발전단계

단체 및 연도	주요 흐름/체육정책, 체육관련법
1940년 이전	스포츠계의 조직 및 운영이 자율적인 방식으로 이루어짐
1940년대	1940년 12월 20일 '체육헌장'채택:결사의 자유폐지 1943년 10월 2일 법령, 1945년 8월 28일 법령:결사의 자유 회복 다시 한 번 스포츠계가 정부의 통제 하에 놓여 있음을 확인하는 계기 1945년 8월 28일 법령:스포츠를 국가 재건의 중요한 수단으로 규정 1948년 등산관련 국가자격증 소지를 의무화
1950년대	1951년, 1953년 각각 수영과 대면경기 관련 국가자격증 소지를 의무화 정부가 위험종목의 교육과 관련한 안전문제에 개입
1960년대	1963년 8월 6일 법에서 모든 스포츠 종목 교사자격증 소지를 의무화
1970년대	1975년 10월 29일 마조(Mazeaud)법 적용대상을 '능력의 한계에 도전함으로써 개인의 계발을 꾀하는 모든 종류의 신체 및 스포츠 활동'으로 확장 국가의 스포츠 연맹·단체 인증권을 인정하고 이들과의 협력을 통해 체육계의 발전을 도모하는 역할을 수행할 것을 명시:국가가 체육발전의 후견인 역할
1980년대	1984년 7월 16일 법:스포츠가 "교육제도의 개혁에 기여하며, 학습낙오자들을 없애고 사회문화적 불평등을 줄이는데 기여한다."고 명시함 몇몇 대표 연맹들에게 스포츠행사의 조직 및 운영권을 위임 공공부문의 스포츠에 대한 개입이유를 더욱 강화 1963년 법과 1975년 법 폐지
1990년대	1992년 7월 13일 법:1984년 7월 16일 법 개정, 국가의 체육발전, 교육, 안전에 관한 감시 역할 강화, 체육활동의 주변문제(폭력, 금전 등)에 대한 언급
2000년대	2000년 7월 16일 법:1984년 7월 16일 법의 일부조항을 다시 추가 공인연맹 및 대표연맹(제8, 9조), 국가올림픽위원회(제13조)의 역할 재규정 국가 전문위원회(제23조)에 특수한 역할을 부여 다양한 스포츠 지원방안 마련(제15조) 체육활동 및 교육관련 규정을 재조정하고 자원봉사활동 지원 및 연수교육휴가(제40조), 스포츠단체의 활동경비에 대한 감세(제41조) 등에 관한 내용을 포함

자료 : 체육과학연구원(2004)

하여 민간단체에 재정원조를 하거나, 무료강습회를 포함한 많은 등산·스키 등 스포츠관계 강습회를 개최하여 그 보급에 주력하고 있다. 오늘날 프랑스는 다음과 같은 다섯 가지의 생활체육활성화 프로그램을 추진하고 있다.

◆ 청소년이 이용할 수 있는 1,000개의 지역 스포츠센터 건설
◆ 스포츠 부문의 지원 측면에서 중요한 영역을 차지하고 있는 스포츠리그의 지원
◆ 소규모 도시 및 지방 스포츠 클럽에 대한 지원
◆ 방학기간 중에 스포츠시설을 원하는 시간에 사용할 수 있도록 하는 스포츠티켓

(Sport Tickets)제도의 도입
◈ 스포츠클럽·스포츠연맹·지역사회에서 스포츠분야의 고용을 촉진시키기 위한 직업스포츠(professional sports) 프로그램 추진

호주의 생활체육

호주에서 체육은 건강과 체력 증진, 삶의 질 향상에 가장 중요한 부분으로 인식 되어 대다수의 국민들이 운동선수, 관람자, 자원봉사자, 코치, 스포츠 행정가 등 다양한 7382 제8장 외국의 생활체육체육 활동 영역에 적극적으로 참여하고 있다. 호주는 연방정부, 주정부, 지방 정부, 민간, 지역사회에 걸쳐 다양한 스포츠조직을 가지고 있다. 지역사회 스포츠클럽이 모여서 지역단위, 주단위, 전국단위 스포츠협회(National Sporting Organizations)를 구성한다. 클럽단위에서는 자원봉사자의 역할 이 무엇보다 중요하며, 주단위나 전국단위는 전문행정가의 역할이 요구된다. 스포츠조직의 구조는 정부구조와 같이 연방단위, 주단위, 지방단위의 체계를 갖추고 있는데, 각 단위에서 정부와 민간의 다양한 스포츠조직이 있다. 이러한 조직들 간의 협 조와 의사소통이 호주 체육의 질을 높이는 중요한 요소이다.

호주의 현황
① 면적 : 744만 1,220km^2
② 인구 : 2,251만 7,000명(2014년 추계)
③ 수도 : 캔버라
④ GDP : 12,523억 달러, 1인당 61,137달러(2014년 추계)

생활체육의 배경

호주의 생활체육은 영국의 영향을 받아 주정부 지원하에 지역사회와 학교를 중심으로 활성화되었다. 호주의 생활체육이 정부차원의 정책시행 대상으로 고려된 시점

은 1972년 경이다. 정부는 1972년 관광여가부를 신설하면서 체육 및 생활체육 410개 부문에 대한 본격적인 개입을 시작하였다. 그 이전까지의 정부지원은 주로 체육 시설 설치를 위한 주 정부나 지방정부체육사업 지원에 한정되었으며, 지역사회 공공기관이나 민간단체의 자발적인 정책에 의존하여 왔다. 호주의 전통적인 스포츠시스템은 지역사회에서 성인중심의 스포츠 클럽을 활성화시키고 학교는 아동과 청소년의 신체활동을 주도하는 것이다. 호주는 초창기에 영국의 스포츠를 받아들여 지역사회와 학교를 중심으로 스포츠가 활성화되었으며 주정부를 중심으로 대중체육이 일찍이 발달하였다.

그러나 연방정부는 스포츠보다는 관광이나 문화에 더 많은 관심을 가지고 있었기 때문에 1980년 이전에는 스포츠 부문에 크게 개입하지 않았다. 1980년대 이후 연방정부는 엘리트체육에 대한 지원을 강화해가는 추세에 있지만 전문 체육의 근간이 되는 생활체육에도 계속적인 관심을 가지고 있다. 특히 호주체육의 근간이 되는 아동과 청소년을 위한 오지스포츠(Aussie Sport) 프로그램을 성공적으로 운영하고 있어 향후에도 생활체육은 더욱 활성화될 것으로 보인다. 1989년 말부터 시작된 4년 단위의 체육정책 중에는 생활체육진흥정책에 관한 내용이 포함되어 있다.

생활체육의 현황

시설

대부분의 주정부는 스포츠시설을 건립하여 스포츠클럽에 제공하거나 스포츠클럽에 시설의 유지·관리를 임대하고 있다. 상업체육 시설을 건립하여 저렴한 가격으로 스포츠회원에게 제공되도록 재정 지원을 강화하며 학교와 지역사회간의 연계체제를 구축하고 있다. 지역레크리에이션센터를 운영하여 일차적으로 생활체육 소외계층이 시설을 이용하도록 하고 학기중에는 학생, 방학중에는 일반인이 사용하도록 제도화하고 있다. 즉 학교체육시설을 지역사회 클럽에 관리와 운영을 맡겨 지역사회 주민뿐만 아니라, 학생에게도 보다 양질의 서비스가 제공되도록 노력하고 있다.

호주체육위원회는 국립스포츠정보센터(National Sport Information Center)를 1982년에 설립하여 경기지도자·선수뿐만 아니라 일반인에게도 스포츠에 관한 정보를 제공하고 있다. 이로 인하여 호주는 전 인구의 75% 이상이 스포츠에 규칙적으로 참여하고 있다.

조직

호주정부의 스포츠에 대한 본격적인 지원은 1981년 호주체육원(Australian institute of Sport : AIS)이 설립된 이후에 이루어졌다. 1989년에 호주체육위원회는 호주체육원(AIS)을 흡수통합하여 명실상부한 국가체육집행기관으로 자리잡게 되었으며, 그 후 환경·스포츠·영토부의 스포츠와 레크리에이션 업무는 문화·유산·스포츠·레크리에이션부에서 담당하고 있다.

한편 호주 8개 주 스포츠위원회는 연방정부의 스포츠진흥을 담당하고 있는 정책 결정 및 집행기구라고 할 수 있다. 호주스포츠위원회는 1989년 스포츠위원회법에 의거하여 연방정부에 의하여 설립되었으며 스포츠에 대한 재정지원과 스포츠 발전을 위한 중요한 역할을 담당하고 있다. 호주 스포츠위원회는 환경스포츠영토부의 직속기관으로 스포츠에 관한 사실상의 모든 기능을 수행한다.

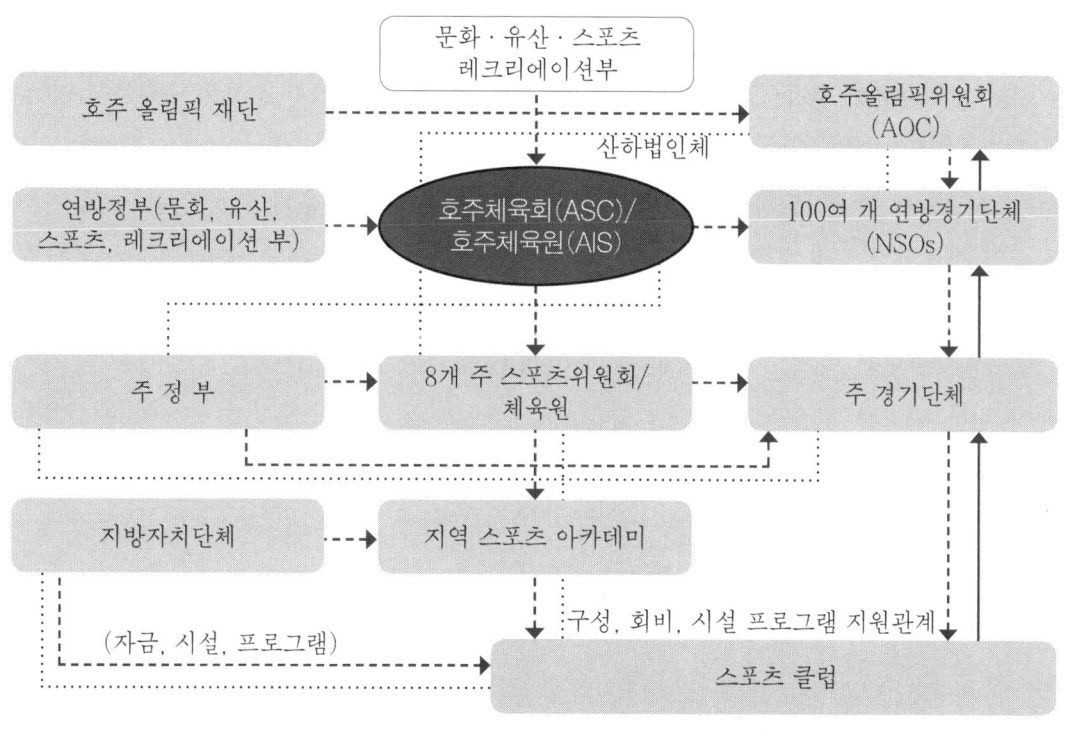

그림 6-10. 호주의 체육행정조직

자료 : 체육과학연구원(2004)

호주체육회는 스포츠를 통해 모든 호주인의 삶을 윤택하게 하기 위하여 스포츠 활동 참여인구의 확대와 전문체육 선수의 경기력 향상 등 2가지 목표를 추구하고 있다. 호주체육원의 스포츠과학부는 스포츠과학 및 의학센터 기능과 체육연구 기능을 수행하며 엘리트스포츠부에서는 선수의 직업교육, 전문체육기술지도, 감독 및 코치 양성 등의 기능을 수행하고 있다. 또한 스포츠관리부에서는 올림픽선수를 양성하고 80개 이상의 체육단체를 지원하며 기획·개발 기능 등을 담당한다.

스포츠사업부의 수익사업부는 재무, 수익사업, 재산관리 기능을 담당하고 마케팅부에서는 마케팅과 홍보를 담당하며 정보지원부에서는 국립체육정보체육정보센터를 운영하고 출판사업 및 기록·전산 업무를 담당한다. 한편 스포츠개발 및 정책부에서는 생활체육을 담당하고 호주체육지도자협의회를 관장하며 국제협력 업무와 호주체육전문학교를 운영한다.

지도자

호주는 지도자의 역량제고가 생활체육 발전의 주요 요소임을 인식하고 체육위원회 사업으로 지도방법 개발 등 지도자의 지도 역량 강화에 노력하고 있다.

호주체육회는 체육개발부에 체육지도자협회(Australian Coaching Council)를 두고 운영하고 있으며 상급지도자 과정, 지도자 자격증, 장학 제도, 전문가 양성 등을 통해 지도자들이 전문적인 교육을 받을 수 있게 하고 지도자의 승급제도와 재교육제도 등을 도입하여 지도자의 질적 수준을 향상시켜 나갔다.

체육지도자협회는 지도자자격제도(National Coaching Accreditation Scheme)를 마련하여 전문 지도자와 자원 봉사자를 중심으로 스포츠 및 레크리에이션 분야에 종사하고 있다.

프로그램

호주에서 전개되고 있는 대표적인 생활체육 프로그램은 Life Be In It과 Aussie Sport이다. Life Be In It프로그램은 더 많은 사람들이 참여하도록 권장하고 유도함으로써 경쟁적 활동보다는 신체활동 참가를 통하여 전 가족이 흥미와 즐거움을 느끼도록 하는 New Games, Life Game과 같은 새로운 개념의 놀이 프로그램 성격을 갖고 있으며 또한 체육 활동 시설 및 활동 시간이 부족한 호주인의 행동과 의식의 변화에 중점

표 6-12. 호주 스포츠 담당기관의 역할

단위	정부부문	스포츠활동 및 산출	민간부문
전국 (National)	○장관 ○문화·유산·스포츠·레크리에이션부 ○호주체육회(ASC) ○호주약물국(ASDA) ○다른 정부 기관 ○스포츠·레크리에이션 장관협의회(SRMC) ○스포츠레크리에이션 상임위원회(SOOPS) ○국가엘리트스포츠협의회(NPSC)	○전국대회, 국제경기대회, 코치, 훈련 및 지원 ○엘리트스포츠 ○장애인스포츠 ○노인스포츠 ○대학스포츠 ○학교스포츠 ○Active Australia: 오지스포츠, 자원봉사자, 원주민스포츠, 여성스포츠 등 프로그램 참여 ○스포츠조사 연구 ○국제협력 ○국가수준의 전략계획과 리더십	○국가스포츠단체(종목별경기단체, NSOs) ○호주스포츠산업 ○호주올림픽위원회 ○호주영연방경기대회연맹 ○호주장애인올림픽연맹 ○기업의 후원 ○특수목적 스포츠단체 ○전국스포츠리그(AH, ACB, NBC, WNBL, NSL, NWPL 등) ○청소년스포츠기금 ○호주스포츠행정가협회 ○스포츠의학협회 ○호주스포츠트레이닝협회 ○호주대학스포츠연맹 ○호주건강, 스포츠레크리에이션위원회 ○호주뉴질랜드 스포츠법협회
주 (State)	○주장관 ○주정부 스포츠·레크리에이션 ○주 스포츠훈련원/아카데미	○경기, 코치, 훈련 ○엘리트스포츠 ○장애인스포츠 ○노인스포츠 ○주, 지역단위 대회참가 포함 ○Active Australia를 포함한 프로그램 참여 ○시설발달 ○대중의 스포츠 참여	○주단위 종목별 경기연맹 ○주올림픽 위원회 ○기업체 후원
지방 (Local)	○지방정부(시,구) ○지역스포츠아카데미 ○대학 ○공립학교	○대중의 스포츠 참여 ○지방수준에서의 엘리트체육 ○클럽간 경기대회 ○학교스포츠(학교내,학교간) ○여가스포츠(공원, 조경 등) ○오지스포츠(학교, 클럽, 가족수준에서 프로그램 집행) ○스포츠시설지원	○스포츠클럽(지역, 소·내규모) ○지역사회조직 ○사립학교 ○사교클럽 ○교회, 직장 ○지역사회 후원 ○부모, 친구 ○민간시설운영자(스쿼시장, 실내크리켓장 등)

자료 : 체육과학연구원(2004)

을 두고 시행되고 있다.

한편 Aussie Sport 프로그램은 생활체육 발전을 위해 1986년에 학교를 중심으로 추진된 생활체육 프로그램이다. 이 프로그램의 목적은 청소년들의 교육과 성장에의 공헌을 주안점을 두고 즐거움, 공정함, 기술의 향상, 우수한 지도, 적극적인 참여, 참여기회의 균

등과 지도력 향상 기회 제공을 목적으로 하고 있다. 또한 평생 동안 양질의 스포츠 체험을 할 수 있도록 하여 청소년들의 삶을 윤택하게 하는 것을 목적으로 한다.

　Aussie Sport 청소년들이 어릴 때부터 양질의 체육활동을 경험하도록 장려함으로써 평생동안 스포츠 참가를 습관화하고 풍요로운 삶을 영위할 수 있도록 촉구하기 위한 청소년 체육 진흥 프로그램으로 정부와 체육단체 그리고 지역사회와 학교의 유기적인 협조를 통해 확산되고 있으며 세계 각국에의 보급을 위하여 노력하고 있다.

　호주는 1989년 이후 스포츠 참여 인구를 확대하기 위하여 자원봉사자와 클럽을 육성하고 균등한 체육활동 참여기회를 보장하며 학교에서는 오지스포츠 프로그램을 활성화시키는 등 다각적인 정책을 수립·집행하고 있다. 특히 모든 호주인을 위한 체육이라는 철학을 바탕으로 장애자, 여성, 노인, 원주민 등 체육활동에 상대적으로 참여기회가 적은 계층에 특별한 지원을 하고 있다.

　첫째, 호주는 스포츠클럽의 활성화를 통하여 성인의 생활체육을 진흥시키고 있다. 호주 전역에 깔려있는 스포츠클럽은 국민 건강의 기반이 될 뿐만 아니라 전문체육의 근간이 되고 있다. 호주정부는 호주체육회의 체육개발부를 중심으로 1992년부터 1996년까지 국민의 체육활동에 필요한 자원봉사자 양성과 3만개 이상의 클럽을 육성하는데 정책의 목표를 두었다. 자원봉사자의 양성을 위하여 전국적인 자원봉사육성프로그램(Volunteer Involvement Program : VIP)을 개발·실시하였으며, 또한 정부는 스포츠클럽을 활성화시키기 위해서 지방정부로 하여금 생활체육시설 건설을 담당하게 하고 부족한 재원은 일부 종목의 사용자의 회원권으로 충당하게 하였다. 그리고 인력관리를 효율적으로 하여 재원지출을 줄이고 스포츠클럽의 관리를 효율화하였으며 회원에게 수준 높은 프로그램을 제공함으로써 프로그램의 효과를 증대시켰다. 그리고 호주체육회는 국립스포츠정보센터(National Sport Information Center)를 1982년에 설립하여 경기지도자, 선수뿐만 아니라 일반인에게도 스포츠에 관한 정보를 제공하고 있다. 이로 인하여 호주는 전 인구의 75%이상이 스포츠에 규칙적으로 참여하고 있다.

　둘째, 호주는 장애인, 여성, 노인 등 모든 호주인에게 체육활동의 참여기회를 보장하고 있다. 호주체육회는 장애인 체육단체들과의 협력을 통하여 장애인스포츠프로그램(Aussie Able)을 운영하고 있으며 많은 장애인들이 다양한 프로그램에 참가하여 활동하고 있다. 호주스포츠위원회는 여성 체육의 활성화를 위해 종목별 경기단체의 자체 발전계획에 남녀평등에 관한 목표를 설정하도록 의무화하고 남녀평등계획을 실행하는데 필요한 재정적 지원을 하고 있다. 또한 여성체육담당과(Woman and Sport Unit)를 설치하고 'Active Girls Campaign'을 전국적으로 시행하여 여성체육관리자들이 경영, 마케팅, 홍보, 대민관계, 후원, 행사운영, 조직발전 등의 다양한 영역에서 훈련을 받을 수 있는 기 회를 제공하고 있다. 한편 호주 국민의 평균 연령이 점차 높아짐에 따라 노인 인구가 증가하고 있으며 노인의 건강한 삶과 의료비 절감을 위하여 스포츠활동을 적극 권장하여 노인체육의 진흥에도 기여하고 있다. 호주체육위원회는 35세부터 80세의 노인에 이르기 까지 5~10세의 연령층을 구분하여 다양한 성인 및 노인 체육대회를 개최하고 있다.

표 6-13. 호주의 스포츠 발전단계

단체 및 연도	주요 흐름/체육정책, 체육관련법
19세기 중반 이후	스포츠 특히, 크리켓은 영국으로 부터의 정신적 독립을 이루는 호주인들의 변화된 정체성을 나타냄
1941년	국가적으로 건강 활동을 위한 약간의 재정보조가 있어 왔음(국가건강법, 1941년)
1단계 1972~1981년	노동장 집권으로 연방정부 관여 시작(관광·레크리에이션 부 신설) 시설, 프로그램, 스포츠조직에 지원을 목표 1975년 노동장과 연정한 자유당의 스포츠에 대한 정책 부재와 인식부족 스포츠에 대한 지원 삭감 및 행정부서 폐지 및 이동
2단계 1981~1985년	1976년 몬트리올올림픽 실패 1981년 AIS(호주체육원) 설립 스포츠 기금조성, 시설 건립, 엘리트 스포츠 육성 1983년 스포츠·레크리에이션·관광부 신설
3단계 1985~1989년	1985년 ASC(호주 국가체육회) 설립 1989년 ASC 법령 제정됨 ASC와 ASI가 통합됨
4단계 1989~1992년	스포츠의 급속한 성장 엘리트스포츠, 코칭론개발, 스포츠과학 및 의학 연구개발, 약물퇴치, 오지스포츠프로그램 보급, 오지에이블스포츠(ASSIE ABLE SPORT)프로그램 보급
5단계 1992~1996년	스포츠 발전기금 등 국가적 스포츠과제 추진
6단계 1994~2000년	2000년 시드니 올림픽 개최 확정으로 올림픽 지원을 위한 사업 확대 1997년 이후 ASC & AIS의 기금확충을 통해 시드니올림픽 준비
7단계 2001~2005년	호주국민의 스포츠 참여율 확산을 위해 새로운 프로그램 보급 「MORE ACTIVE AUSTRALIA」캠페인 운동

자료 : 체육과학연구원(2004)

셋째, 학교에선 오지스포츠 프로그램을 활성화시켜 아동과 청소년의 신체활동을 권장하고 있다. 호주정부는 1994년부터 5세부터 12세까지의 어린이와 13세에서 19세까지의 청소년들을 대상으로 스포츠정책을 수립·시행하고 있다. 청소년 스포츠를 체계적으로 장려하기 위하여 학교와 지역사회 조직이 긴밀히 협조하도록 하고 있으며, 중복과 자원의 저조한 활용으로 인한 낭비와 비효율을 줄이는 방안을 모색하고 있다. 연방정부, 주정부, 지방정부는 상호협력하에 모든 호주 청소년들이 스포츠활동에 참여할 수 있도록 유도하고 청소년 스포츠 참여가 청소년 개인과 호주 사회에 유익하다는 것을 알리며, 학교와 지역사회 조직이 청소년 스포츠를 장려하도록 지원하고 있다.

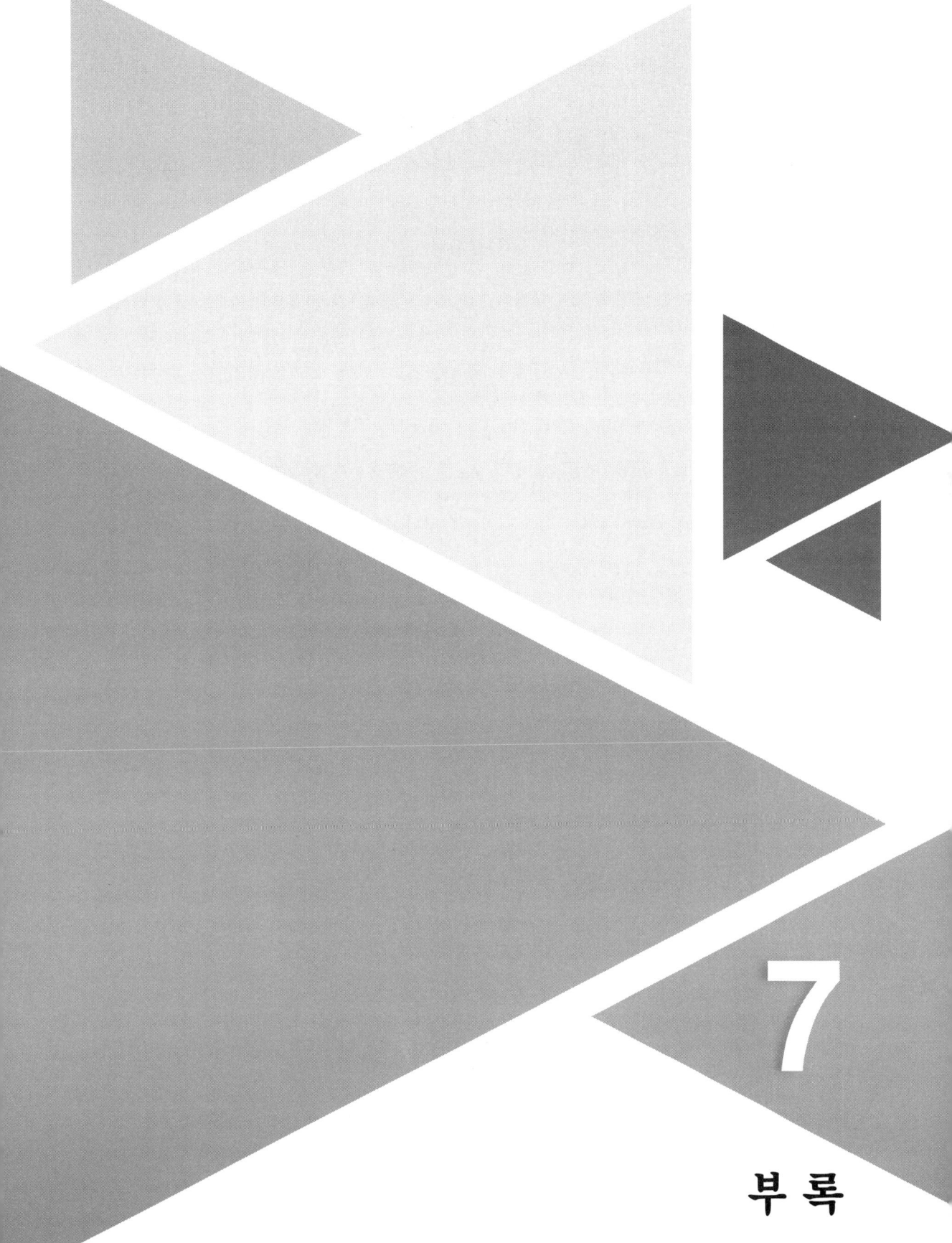

국민체육진흥법

시행 2016.3.28.
법률 제13959호, 2016.2.3., 일부개정

제1장 총칙

제1조(목적) 이 법은 국민체육을 진흥하여 국민의 체력을 증진하고, 건전한 정신을 함양하여 명랑한 국민 생활을 영위하게 하며, 나아가 체육을 통하여 국위 선양에 이바지함을 목적으로 한다.

제2조(정의) 이 법에서 사용하는 용어의 뜻은 다음과 같다. 〈개정 2008.2.29., 2012.2.17., 2014.1.28., 2015.3.27.〉
1. "체육"이란 운동경기 · 야외 운동 등 신체 활동을 통하여 건전한 신체와 정신을 기르고 여가를 선용하는 것을 말한다.
2. "전문체육"이란 선수들이 행하는 운동경기 활동을 말한다.
3. "생활체육"이란 건강과 체력 증진을 위하여 행하는 자발적이고 일상적인 체육 활동을 말한다.
4. "선수"란 경기단체에 선수로 등록된 자를 말한다.
4의2. "국가대표선수"란 통합체육회, 대한장애인체육회 또는 경기단체가 국제경기대회(친선경기대회는 제외한다)에 우리나라의 대표로 파견하기 위하여 선발 · 확정한 사람을 말한다.
5. "학교"란 「초 · 중등교육법」 제2조 및 「고등교육법」 제2조에 따른 학교를 말한다.
6. "체육지도자"란 학교 · 직장 · 지역사회 또는 체육단체 등에서 체육을 지도할 수 있도록 이 법에 따라 다음 각 목의 어느 하나에 해당하는 자격을 취득한 사람을 말한다.
   가. 스포츠지도사
   나. 건강운동관리사
   다. 장애인스포츠지도사
   라. 유소년스포츠지도사
   마. 노인스포츠지도사
7. "체육동호인조직"이란 같은 생활체육 활동에 지속적으로 참여하는 자의 모임을 말한다.
8. "운동경기부"란 선수로 구성된 학교나 직장 등의 운동부를 말한다.
9. "체육단체"란 체육에 관한 활동이나 사업을 목적으로 설립된 법인이나 단체를 말한다.
10. "도핑"이란 선수의 운동능력을 강화시키기 위하여 문화체육관광부장관이 고시하는 금지 목록에 포함된 약물 또는 방법을 복용하거나 사용하는 것을 말한다.
11. "경기단체"란 특정 경기 종목에 관한 활동과 사업을 목적으로 설립되고 통합체육회나 대한장애인체육회에 가맹된 법인이나 단체 또는 문화체육관광부장관이 지정하는 프로스포츠 단체를 말한다.
12. "체육진흥투표권"이란 운동경기 결과를 적중시킨 자에게 환급금을 내주는 표권(票券)으로서 투표 방법과 금액, 그밖에 대통령령으로 정하는 사항이 적혀 있는 것을 말한다.

제3조(체육 진흥 시책과 권장) 국가와 지방자치단체는 국민체육 진흥에 관한 시책을 마련하고 국민의 자발적인 체육 활동을 권장 · 보호 및 육성하여야 한다.

제4조(기본 시책의 수립 등) ① 문화체육관광부장관은 국민체육 진흥에 관한 기본 시책을 수립 · 시행한다. 〈개정 2008.2.29.〉
② 지방자치단체의 장은 제1항의 기본 시책에 따라 그 지방자치단체의 체육 진흥 계획을 수립 · 시행하여야 한다.

제5조(지역체육진흥협의회) ① 지방자치단체의 체육 진흥 계획을 수립하고 그 밖에 체육 진흥에 관한 중요 사항을 협의하기 위하여 지방자치단체에 지역체육진흥협의회(이하 "협의회"라 한다)를 둘 수 있다.
② 협의회의 조직과 운영에 필요한 사항은 해당 지방자치단체의 조례로 정한다.

제6조(협조) 제4조에 따른 기본 시책과 체육 진흥 계획의 수립 · 시행에 관하여 문화체육관광부장관이나 지방자치단체의 장이 요청하면 관계기관과 단체는 이에 협조하여야 한다. 〈개정 2008.2.29.〉

제2장 체육 진흥을 위한 조치

제7조(체육의 날과 체육 주간) ① 국민의 체육 의식을 북돋우고 체육을 보급하기 위하여 매년 체육의 날과 체육 주간을 설정한다.
② 체육의 날과 체육 주간 및 그 행사에 필요한 사항은 대통령령으로 정한다.

제8조(지방 체육의 진흥) ① 지방자치단체는 지역 주민의 건강과 체력 증진을 위하여 건전한 체육 활동을 생활화할 수 있도록 시설 등 여건을 조성하고 지원하여야 한다.
② 지방자치단체는 그 행정구역 단위로 연 1회 이상 체육대회를 직접 개최하거나 체육단체로 하여금 이를 개최하도록 지원하여야 한다.
③ 지방자치단체는 직장인 체육대회를 연 1회 이상 개최하여야 한다.

제9조(학교 체육의 진흥) 학교는 학생의 체력 증진과 체육 활동 육성에 필요한 조치를 마련하여야 한다.

제10조(직장 체육의 진흥) ① 국가와 지방자치단체는 직장 체육 진흥에 필요한 시책을 마련하여야 한다.
② 직장의 장은 대통령령으로 정하는 바에 따라 체육동호인조직과 체육진흥관리위원회를 설치하는 등 직장인의 체력 증진과 체육 활동 육성에 필요한 조치를 마련하여야 한다.
③ 대통령령으로 정하는 직장에는 직장인의 체력 증진과 체육 활동 지도 · 육성을 위하여 체육지도자를 두어야 한다. (개정 2012.2.17.)
④ 「공공기관의 운영에 관한 법률」에 따른 공공기관 중 대통령령으로 정하는 기관(이하 "공공기관"이라 한다)과 대통령령으로 정하는 직장에는 한 종목 이상의 운동경기부를 설치 · 운영하고 체육지도자를 두어야 한다. (개정 2009.3.18., 2012.2.17.)
⑤ 제2항부터 제4항까지의 규정에 따른 직장 체육에 관한 업무는 시장 · 군수 · 구청장(자치구의 구청장을 말한다)이 지도 · 감독한다.

제11조(체육지도자의 양성) ① 국가는 국민체육 진흥을 위한 체육지도자의 양성과 자질 향상을 위하여 필요한 시책을 마련하여야 한다.
② 문화체육관광부장관은 대통령령으로 정하는 자격 요건을 갖춘 사람으로서 체육지도자 자격검정(이하 "자격검정"이라 한다)에 합격하고 체육지도자 연수과정(이하 "연수과정"이라 한다)을 이수한 사람에게 문화체육관광부령으로 정하는 바에 따라 체육지도자의 자격증을 발급한다. 다만, 학교체육교사 및 선수(문화체육관광부장관이 지정하는 프로스포츠단체에 등록된 프로스포츠선수를 포함한다) 등 대통령령으로 정하는 사람에게는 대통령령으로 정하는 바에 따라 자격검정이나 연수과정의 일부를 면제할 수 있다. (개정 2012.2.17.)
③ 제2항에 따라 자격검정이나 연수를 받거나 자격증을 발급 또는 재발급 받으려는 사람은 문화체육관광부령으로 정하는 바에 따라 수수료를 납부하여야 한다. (신설 2012.2.17.)
④ 체육지도자의 종류 · 등급 검정 및 자격 부여 등에 필요한 사항은 대통령령으로 정한다. (개정 2012.2.17.)

제11조의2(자격검정기관 및 연수기관의 지정 등) ① 문화체육관광부장관은 효율적이고 전문적인 자격검정과 연수를 위하여 「고등교육법」 제2조에 따른 학교, 체육단체 또는 경기단체 등을 체육지도자 자격검정기관 및 연수기관으로 각각 지정할 수 있다.
② 제1항에 따라 지정된 자격검정기관 및 연수기관(이하 "지정기관"이라 한다)은 문화체육관광부령으로 정하는 바에 따라 체육지도자 자격검정계획 및 연수계획을 각각 수립하여 문화체육관광부장관에게 제출하여야 한다. 제출한 계획을 변경하려는 경우에는 미리 변경계획서를 제출하여야 한다.
③ 지정기관의 지정기준, 자격검정 및 연수 계획과 그 시행 등에 관하여 필요한 사항은 대통령령으로 정한다. (본조신설 2012.2.17.)

제11조의3(지정기관에 대한 평가) 문화체육관광부장관은 체육지도자의 양성체계 수준의 향상을 위하여 문화체육관광부령으로 정하는 바에 따라 지정기관을 평가할 수 있다. (본조신설 2012.2.17.)

제11조의4(지정의 취소 등) ① 문화체육관광부장관은 지정기관이 다음 각 호의 어느 하나에 해당하는 경우에는 그 지정을 취소하거나 6개월의 범위에서 그 기간을 정하여 업무의 전부 또는 일부를 정지할 수 있다. 다만 제1호 또는 제2호에 해당하는 경우에는 그 지정을 취소하여야 한다.
 1. 거짓이나 그 밖의 부정한 방법으로 지정을 받은 경우
 2. 업무정지 기간 중에 자격검정 또는 연수과정을 시행한 경우
 3. 제11조의2제2항에 따라 제출한 자격검정계획 및 연수계획을 임의로 변경하거나 자격검정 및 연수과정을 부실하게 운

영하는 경우
4. 제11조의2제3항에 따른 지정기준에 미달하게 되는 경우
5. 제11조의3에 따른 평가 결과 지정기관으로서 적절하지 아니하다고 판단되는 경우
② 제1항에 따른 위반행위별 처분 기준은 그 사유와 위반정도를 고려하여 문화체육관광부령으로 정한다. (본조신설 2012.2.17.)

제11조의5(체육지도자의 결격사유) 다음 각 호의 어느 하나에 해당하는 사람은 체육지도자가 될 수 없다.
1. 금치산자 또는 한정치산자
2. 금고 이상의 형을 선고받고 그 집행이 종료되거나 집행을 받지 아니하기로 확정된 후 2년이 경과되지 아니한 사람
3. 금고 이상의 형의 집행유예를 선고받고 그 유예기간 중에 있는 사람
4. 제12조제1항에 따라 자격이 취소되거나 같은 조 제3항에 따라 자격검정이 중지 또는 무효로 된 후 3년이 경과되지 아니한 사람 (본조신설 2012.2.17.)

제12조(체육지도자의 자격취소 등) ① 문화체육관광부장관은 체육지도자 자격증을 발급받은 사람이 다음 각 호의 어느 하나에 해당하는 경우에는 그 자격을 취소하여야 한다.
1. 거짓이나 그 밖의 부정한 방법으로 체육지도자의 자격을 취득한 경우
2. 자격정지 기간 중에 업무를 수행한 경우
3. 체육지도자 자격증을 타인에게 대여한 경우
4. 제11조의5 각 호의 어느 하나에 해당하는 경우
② 문화체육관광부장관은 체육지도자 자격증을 발급받은 사람이 직무수행 중 부정이나 비위 사실이 있는 경우에는 6개월의 범위에서 기간을 정하여 그 자격을 정지할 수 있다.
③ 자격검정을 받는 사람이 그 검정과정에서 부정행위를 한 때에는 현장에서 그 검정을 중지시키거나 무효로 한다.
④ 제1항에 따라 체육지도자 자격이 취소된 사람은 문화체육관광부령으로 정하는 바에 따라 체육지도자 자격증을 문화체육관광부장관에게 반납하여야 한다.
⑤ 제1항 및 제2항에 따른 행정처분의 세부적인 기준 및 절차는 그 사유와 위반 정도를 고려하여 문화체육관광부령으로 정한다. (전문개정 2012.2.17.)

제13조(체육시설의 설치 등) ① 국가와 지방자치단체는 국민의 체육 활동에 필요한 시설의 적정한 확보와 이용에 필요한 시책을 마련하여야 한다.
② 국가와 지방자치단체는 장애인 체육 활동에 필요한 시설의 설치와 운영에 필요한 시책을 마련하여야 한다.
③ 직장의 장은 종업원의 체육 활동에 필요한 시설을 설치·운영하여야 하며, 학교의 체육시설은 학교 교육에 지장이 없는 범위에서 지역 주민에게 개방·이용되어야 한다. (개정 2012.2.17.)
④ 국가와 지방자치단체는 민간의 체육시설 설치를 권장하고 건전하게 운영되도록 하여야 한다.
⑤ 제1항부터 제4항까지의 규정에 따른 체육시설의 설치·이용 등에 필요한 사항은 따로 법률로 정한다.

제14조(선수 등의 보호·육성) ① 국가와 지방자치단체는 선수와 체육지도자에 대하여 필요한 보호와 육성을 하여야 한다.
② 국가와 지방자치단체는 우수 선수와 체육지도자 육성을 위하여 필요한 표창제도를 마련하여야 한다.
③ 국가, 지방자치단체, 공공기관, 그 밖에 대통령령으로 정하는 단체는 대통령령으로 정하는 우수 선수에게 아마추어 경기 생활을 할 수 있게 하기 위하여 문화체육관광부장관이 요청하면 우수 선수와 체육지도자를 고용하여야 한다. (개정 2008.2.29., 2009.3.18.)
④ 국가는 올림픽대회, 장애인 올림픽대회, 그 밖에 대통령령으로 정하는 대회에서 입상한 선수 또는 그 선수를 지도한 자와 체육 진흥에 뚜렷한 공이 있는 원로 체육인에게 대통령령으로 정하는 바에 따라 장려금이나 생활 보조금을 지급하여야 한다.

제14조의2(대한민국체육유공자의 보상) ① 국가는 국가대표선수 또는 국가대표선수를 지도하는 사람이 국제경기대회의 경기, 훈련 또는 이를 위한 지도 중에 사망 또는 중증 장애를 입은 경우에 그 선수 또는 지도자를 대한민국체육유공자로 지정한다.
② 국가는 대한민국체육유공자에게 대통령령으로 정하는 바에 따라 국가유공자에 준하는 보상을 하여야 한다.
③ 다음 각 호의 사항을 심사·의결하기 위하여 문화체육관광부에 국가대표선수보상심사위원회(이하 "위원회"라 한다)를 둔다.
1. 제1항에 따른 대상자 인정 및 대상자의 부상등급의 결정 및 등급 변경에 관한 사항

2. 대상자 및 그 유족에 대한 위로금, 연금 지급에 관한 사항

3. 그 밖에 대상자 등의 예우 및 지원을 위하여 필요하다고 인정하는 사항으로 위원장이 회의에 부치는 사항

④ 위원회는 위원장 1명과 부위원장 1명을 포함한 11명 이내의 위원으로 구성하며, 위원장·부위원장과 그 밖의 위원은 제3항 각 호의 사항에 관하여 학식과 경험이 풍부한 사람 중에서 문화체육관광부장관이 임명하거나 위촉한다.

⑤ 제4항에 따라 임명 또는 위촉된 위원의 임기는 2년으로 하며, 연임할 수 있다.

⑥ 위원회는 제3항에 따른 심사·의결을 위하여 필요하다고 인정되는 때에는 관계자를 출석시키거나 조사할 수 있으며, 국가·지방자치단체 및 공공기관 등에 대하여 관련되는 사항을 보고하게 하거나 자료의 제출을 요구할 수 있다.

⑦ 위원회의 구성과 운영에 관하여 필요한 사항은 대통령령으로 정한다. (본조신설 2014.1.28.)

제14조의3(선수 등의 금지행위) ① 전문체육에 해당하는 운동경기의 선수·감독·코치·심판 및 경기단체의 임직원은 운동경기에 관하여 부정한 청탁을 받고 재물이나 재산상의 이익을 받거나 요구 또는 약속하여서는 아니 된다.

② 전문체육에 해당하는 운동경기의 선수·감독·코치·심판 및 경기단체의 임직원은 운동경기에 관하여 부정한 청탁을 받고 제3자에게 재물이나 재산상의 이익을 제공하거나 제공할 것을 요구 또는 약속하여서는 아니 된다. (본조신설 2014.1.28.)

제15조(도핑 방지 활동) ① 국가는 스포츠 활동에서 약물 등으로부터 선수를 보호하고 공정한 경쟁을 통한 스포츠 정신을 높이기 위하여 도핑 방지를 위한 시책을 수립하여야 한다.

② 국가는 도핑을 예방하기 위하여 선수와 체육지도자를 대상으로 교육과 홍보를 실시하여야 하고, 체육단체 및 경기단체의 도핑 방지 활동을 지도·감독하여야 한다.

제16조(여가 체육의 육성) ① 국가와 지방자치단체는 국민이 여가를 선용할 수 있도록 하기 위하여 여가 체육 활동의 육성·지원에 필요한 시책을 마련하여야 한다.

② 국가와 지방자치단체는 레크리에이션 보급과 프로 경기의 건전한 육성을 위하여 노력하여야 하며, 경마와 경륜·경정 등 국민 여가 체육 활동이 건전하게 시행되도록 지도하여야 한다.

제16조의2(생활체육 활동 및 체력 인증) ① 국가 및 지방자치단체는 생활체육에 관한 국민들의 자발적 참여를 유도하고 과학적 체력관리를 지원하기 위하여 생활체육 활동 및 체력에 대한 인증에 필요한 시책을 마련하여야 한다.

② 문화체육관광부장관은 인증 업무의 전문성과 신뢰성을 확보하기 위하여 대통령령으로 정하는 지정 기준에 따라 인증기관을 지정할 수 있다.

③ 문화체육관광부장관은 제2항에 따른 인증기관에 대하여 인증 업무 수행 및 운영에 필요한 경비를 예산의 범위에서 지원할 수 있다.

④ 문화체육관광부장관은 제2항에 따라 인증기관으로 지정받은 기관이 다음 각 호에 해당하면 그 지정을 취소하거나 1년 이내의 기간을 정하여 해당 업무의 전부 또는 일부의 정지를 명할 수 있다. 다만, 제1호 및 제2호에 해당하는 경우에는 그 지정을 취소하여야 한다.

1. 거짓이나 그 밖의 부정한 방법으로 인증기관의 지정을 받은 경우
2. 업무정지 기간 중에 인증 업무를 한 경우
3. 정당한 사유 없이 인증 업무를 수행하지 아니한 경우
4. 제2항에 따른 인증기관 지정 기준에 적합하지 아니하게 된 경우

⑤ 제1항에 따른 인증의 대상, 종류, 기준, 절차 및 방법 등 제도운영에 필요한 사항과 제4항에 따른 지정 취소 및 업무정지 등에 필요한 사항은 문화체육관광부령으로 정한다. (본조신설 2014.5.28.)

제17조(체육 용구의 생산 장려 등) ① 국가와 지방자치단체는 국민체육 진흥을 위하여 대통령령으로 정하는 체육 용구·기자재(이하 "체육용구 등"이라 한다)의 생산 장려에 필요한 조치를 마련하여야 한다.

② 문화체육관광부장관은 국민체육진흥을 위하여 특히 필요하다고 인정하면 제1항의 체육용구등을 생산하는 업체 중 우수 업체를 지정하여 서울올림픽기념국민체육진흥공단으로 하여금 국민체육진흥기금에서 그 자금을 융자하게 할 수 있다. (개정 2008.2.29.)

③ 문화체육관광부장관은 체육시설의 설치를 위하여 필요하다고 인정되는 경우와 체육과 관련된 용역을 제공하는 업종으로서 다음 각 호의 어느 하나에 해당하는 산업의 육성을 위하여 필요하다고 인정되는 경우에는 서울올림픽기념국민체육진흥공단으로 하여금 그 자금을 융자하게 할 수 있다. (개정 2008.2.29.)

1. 운동경기의 개최 및 지원과 관련된 경기 전문 종사업

2. 체육 행사의 기획, 수익사업의 대리 및 선수 등의 계약 대리와 관련된 업(業)
3. 체육 관련 정보를 생산하거나 제공하는 업
4. 그 밖에 대통령령으로 정하는 업종

④ 정부는 고도의 정밀성 등으로 어쩔 수 없이 수입하여야만 하는 체육용구등에 대하여 「조세특례제한법」으로 정하는 바에 따라 조세 감면 조치를 할 수 있다.

⑤ 제2항에 따라 우수 업체로 지정을 받으려는 자는 문화체육관광부장관에게 신청하여야 한다. (개정 2008.2.29., 2009.3.18.)

⑥ 제5항에 따른 신청을 받은 문화체육관광부장관은 우수 업체를 지정하고자 할 때에는 산업통상자원부장관과 미리 협의하여야 한다. 이 경우 산업통상자원부장관은 특별한 사유가 없는 한 협의요청을 받은 날부터 20일 이내에 문화체육관광부장관에게 의견을 제시하여야 한다. (신설 2009.3.18., 2013.3.23.)

⑦ 문화체육관광부장관은 제2항에 따라 우수 업체로 지정받은 자가 국민체육진흥기금에서 융자받은 자금을 융자 목적 외에 사용한 때에는 그 지정을 취소할 수 있다. (개정 2008.2.29., 2009.3.18.)

⑧ 지방자치단체는 제1항에 따른 체육용구등의 생산 장려에 필요한 조치에 관한 사항을 조례로 정할 수 있다. (개정 2009.3.18.)

제18조(지방자치단체와 학교 등에 대한 보조) ① 국가는 회계연도마다 예산의 범위에서 지방자치단체와 학교 등에 대하여 체육 진흥에 필요한 경비의 일부를 보조한다.

② 국가와 지방자치단체는 통합체육회, 대한장애인체육회, 한국도핑방지위원회, 서울올림픽기념국민체육진흥공단, 그 밖의 체육단체와 체육 과학 연구기관에 대하여 필요한 경비나 연구비의 일부를 보조한다.

③ 지방자치단체는 통합체육회 및 대한장애인체육회의 지부·지회에 예산의 범위에서 운영비를 보조할 수 있다. (전문개정 2016.2.3.)

제3장 국민체육진흥기금

제19조(기금의 설치 등) ① 체육 진흥에 필요한 시설 비용, 체육인의 복지 향상, 체육단체 육성, 학교 체육 및 직장 체육 육성, 체육·문화예술 전문인력 양성 및 취약분야 육성 등에 필요한 경비를 지원하기 위하여 국민체육진흥기금(이하 "기금"이라 한다)을 설치한다. (개정 2014.12.23.)

② 기금은 서울올림픽기념국민체육진흥공단이 독립된 회계로 관리·운용하여야 한다.

③ 기금의 관리·운용에 필요한 사항은 대통령령으로 정한다.

제19조(기금의 설치 등) ① 체육 진흥에 필요한 시설 비용, 체육인의 복지 향상, 체육단체 육성, 학교 체육 및 직장 체육 육성, 체육·문화예술 전문인력 양성, 취약분야 육성 및 스포츠산업 진흥 등에 필요한 경비를 지원하기 위하여 국민체육진흥기금(이하 "기금"이라 한다)을 설치한다. (개정 2014.12.23., 2016.5.29.)

② 기금은 서울올림픽기념국민체육진흥공단이 독립된 회계로 관리·운용하여야 한다.

③ 기금의 관리·운용에 필요한 사항은 대통령령으로 정한다. (시행일 : 2016.8.4.) 제19조

제20조(기금의 조성) ① 기금은 다음 각 호의 재원으로 조성한다. (개정 2008.2.29., 2014.12.23.)

1. 정부와 정부 외의 자의 출연금(出捐金)
2. 문화체육관광부장관이 승인하는 광고 사업의 수입금
3. 골프장(회원제로 운영하는 골프장을 말한다. 이하 같다) 시설의 입장료에 대한 부가금
4. 기금의 운용으로 생기는 수익금
5. 「복권 및 복권기금법」 제23조제1항에 따라 배분된 복권수익금
6. 제22조제4항제3호 및 제4호에 따른 사업에 대한 출자 등에 따른 수익금
7. 제29조제2항에 따른 출연금
8. 그 밖에 대통령령으로 정하는 수입금

② 정부는 제1항제1호의 출연금을 회계연도마다 세출예산에 계상(計上)하여야 한다.

③ 제1항제1호에 따라 정부 외의 자가 출연하는 경우 그 용도를 지정하여 출연할 수 있다. 다만, 특정 개인에 대한 지원을 용도로 지정할 수 없다.

제20조(기금의 조성) ① 기금은 다음 각 호의 재원으로 조성한다. 〈개정 2008.2.29., 2014.12.23., 2016.5.29.〉
   1. 정부와 정부 외의 자의 출연금(出捐金)
   2. 문화체육관광부장관이 승인하는 광고 사업의 수입금
   3. 골프장(회원제로 운영하는 골프장을 말한다. 이하 같다) 시설의 입장료에 대한 부가금
   4. 기금의 운용으로 생기는 수익금
   5. 「복권 및 복권기금법」 제23조제1항에 따라 배분된 복권수익금
   6. 제22조제4항제3호부터 제5호까지의 규정에 따른 출자 등에 따른 수익금
   7. 제29조제2항에 따른 출연금
   8. 그 밖에 대통령령으로 정하는 수입금
   ② 정부는 제1항제1호의 출연금을 회계연도마다 세출예산에 계상(計上)하여야 한다.
   ③ 제1항제1호에 따라 정부 외의 자가 출연하는 경우 그 용도를 지정하여 출연할 수 있다. 다만 특정 개인에 대한 지원을 용도로 지정할 수 없다. (시행일 : 2016.8.4.)

제21조(올림픽 휘장 사업) ① 올림픽을 상징하는 오륜(五輪)과 오륜을 포함하고 있는 모든 표지·도안·표어 또는 이와 비슷한 것을 영리를 목적으로 사용하려는 자는 대한올림픽위원회의 승인을 받아야 한다.
   ② 대한올림픽위원회는 제1항의 승인에 관한 권한을 서울올림픽기념국민체육진흥공단으로 하여금 대행하게 할 수 있다.
   ③ 제1항에 따른 사용 승인을 받은 자는 대통령령으로 정하는 바에 따라 그 사용료를 내야 한다.

제22조(기금의 사용 등) ① 기금은 다음 각 호의 사업이나 지원 등을 위하여 사용한다. 〈개정 2012.2.17., 2014.12.23., 2015.3.27.〉
   1. 국민체육 진흥을 위한 연구·개발 및 그 보급 사업
   2. 국민체육시설 확충을 위한 지원 사업
   3. 선수와 체육지도자 양성을 위한 사업
   4. 선수·체육지도자 및 체육인의 복지 향상을 위한 사업
   5. 광고나 그 밖에 기금 조성을 위한 사업
   6. 제14조제4항에 따른 장려금 및 생활 보조금의 지원
   7. 제17조제2항 및 제3항에 따른 자금의 융자
   8. 제24회 서울올림픽대회와 제8회 서울장애인올림픽대회를 기념하기 위한 사업
   9. 삭제 〈2014.12.23.〉
   10. 통합체육회, 대한장애인체육회, 한국도핑방지위원회, 생활체육 관련 체육단체와 체육 과학 연구 기관 및 체육인재육성 관련 단체의 운영·지원
   11. 저소득층의 체육 활동 지원
   12. 그밖에 체육 진흥을 위한 사업으로서 대통령령으로 정하는 사업
   ② 제1항에도 불구하고 제29조제2항에 따라 기금에 출연되어 조성된 재원 중 대통령령으로 정하는 배분 비율에 해당하는 금액에 대해서는 다음 각 호의 목적에 사용할 수 있다. 이 경우 그 시기 및 방법에 대해서는 대통령령으로 정한다. 〈신설 2014.12.23.〉
   1. 대통령령으로 정하는 지방자치단체의 공공체육시설의 개수·보수 지원. 이 경우 개수·보수에 사용되는 총 재원 중 기금의 지원 비율은 대통령령으로 정한다.
   2. 체육진흥투표권 발행 대상 운동경기를 주최하는 단체의 지원, 체육진흥투표권 비발행 대상 종목의 육성과 스포츠 공정성 제고를 위한 사업의 지원. 이 경우 지원 대상사업은 문화체육관광부령으로 정한다.
   3. 다음 각 목에 해당하는 체육·문화예술 사업의 지원
      가. 학교 체육 활성화를 위한 사업
      나. 학교 및 직장 운동경기부 활성화를 위한 사업
      다. 심판 양성 및 지원을 위한 사업
      라. 체육·문화예술 분야 전문인력 양성 사업
      마. 문화예술 취약분야 육성을 위한 사업
      바. 그 밖에 체육·문화예술 진흥을 위하여 특별히 지원이 필요한 사업

③ 제19조제2항에 따라 기금을 관리하는 기관(이하 "기금관리기관"이라 한다)이 기금을 운용·관리하는 경우에 국가나 지방자치단체는 그 기금 조성을 지원하기 위하여 기금관리기관에 국유 또는 공유의 시설·물품, 그 밖의 재산을 그 용도나 목적에 지장을 주지 아니하는 범위에서 무상으로 사용·수익하게 하거나 대부할 수 있다. (개정 2014.12.23.)

④ 기금관리기관은 국민체육 진흥, 청소년 육성 또는 기금 조성을 위하여 기금의 일부나 기금관리기관의 시설·물품, 그 밖의 재산의 일부를 다음의 기금이나 사업 등에 출연하거나 출자할 수 있다. (개정 2014.12.23.)

1. 「청소년기본법」에 따른 청소년육성기금
2. 경기단체의 기본 재산
3. 경륜·경정 사업과 종합 유선 방송 사업
4. 제36조제1항제3호에 따른 체육시설의 설치·관리·운영

제22조(기금의 사용 등) ① 기금은 다음 각 호의 사업이나 지원 등을 위하여 사용한다. (개정 2012.2.17., 2014.12.23., 2015.3.27., 2016.5.29.)

1. 국민체육 진흥을 위한 연구·개발 및 그 보급 사업
2. 국민체육시설 확충을 위한 지원 사업
3. 선수와 체육지도자 양성을 위한 사업
4. 선수·체육지도자 및 체육인의 복지 향상을 위한 사업
5. 광고나 그 밖에 기금 조성을 위한 사업
6. 제14조제4항에 따른 장려금 및 생활 보조금의 지원
7. 제17조제2항 및 제3항에 따른 자금의 융자
8. 제24회 서울올림픽대회와 제8회 서울장애인올림픽대회를 기념하기 위한 사업
9. 삭제 (2014.12.23.)
10. 통합체육회, 대한장애인체육회, 한국도핑방지위원회, 생활체육 관련 체육단체와 체육 과학 연구 기관 및 체육인재육성 관련 단체의 운영·지원
11. 저소득층의 체육 활동 지원
11의2. 「스포츠산업 진흥법」 제2조제2호에 따른 스포츠산업 진흥을 위한 지원 사업
12. 그 밖에 체육 진흥을 위한 사업으로서 대통령령으로 정하는 사업

② 제1항에도 불구하고 제29조제2항에 따라 기금에 출연되어 조성된 재원 중 대통령령으로 정하는 배분 비율에 해당하는 금액에 대해서는 다음 각 호의 목적에 사용할 수 있다. 이 경우 그 시기 및 방법에 대해서는 대통령령으로 정한다. (신설 2014.12.23.)

1. 대통령령으로 정하는 지방자치단체의 공공체육시설의 개수·보수 지원. 이 경우 개수·보수에 사용되는 총 재원 중 기금의 지원 비율은 대통령령으로 정한다.
2. 체육진흥투표권 발행 대상 운동경기를 주최하는 단체의 지원, 체육진흥투표권 비발행 대상 종목의 육성과 스포츠 공정성 제고를 위한 사업의 지원. 이 경우 지원 대상사업은 문화체육관광부령으로 정한다.
3. 다음 각 목에 해당하는 체육·문화예술 사업의 지원
   가. 학교 체육 활성화를 위한 사업
   나. 학교 및 직장 운동경기부 활성화를 위한 사업
   다. 심판 양성 및 지원을 위한 사업
   라. 체육·문화예술 분야 전문인력 양성 사업
   마. 문화예술 취약분야 육성을 위한 사업
   바. 그 밖에 체육·문화예술 진흥을 위하여 특별히 지원이 필요한 사업

③ 제19조제2항에 따라 기금을 관리하는 기관(이하 "기금관리기관"이라 한다)이 기금을 운용·관리하는 경우에 국가나 지방자치단체는 그 기금 조성을 지원하기 위하여 기금관리기관에 국유 또는 공유의 시설·물품, 그 밖의 재산을 그 용도나 목적에 지장을 주지 아니하는 범위에서 무상으로 사용·수익하게 하거나 대부할 수 있다. (개정 2014.12.23.)

④ 기금관리기관은 국민체육 진흥, 청소년 육성, 스포츠산업 진흥 또는 기금 조성을 위하여 기금의 일부나 기금관리기관의 시설·물품, 그 밖의 재산의 일부를 다음의 기금이나 사업 등에 출연하거나 출자할 수 있다. 다만, 제5호의 경우 문화체육관광부장관이 스포츠산업에 대한 투자분을 인정한 경우에만 출자할 수 있다. (개정 2014.12.23., 2016.5.29.)

1. 「청소년기본법」에 따른 청소년육성기금
2. 경기단체의 기본 재산
3. 경륜·경정 사업과 종합 유선 방송 사업
4. 제36조제1항제3호에 따른 체육시설의 설치·관리·운영
5. 「스포츠산업 진흥법」 제16조에 따른 조합 또는 회사 (시행일 : 2016.8.4.) 제22조

제22조의2(자료제공의 요청 및 전산망의 이용) ① 기금관리기관은 제22조제1항제6호 및 제11호에 따른 지원대상 자격 및 자격 유지의 적정성을 확인하기 위하여 필요한 경우 가족관계증명·국세·지방세·토지·건물·건강보험 및 국민연금에 관한 자료 등 대통령령으로 정하는 자료를 관계 기관의 장에게 요청할 수 있고, 해당 기관의 장은 특별한 사유가 없으면 요청에 따라야 한다. 다만, 「전자정부법」 제36조제1항에 따른 행정정보 공동이용을 통하여 확인할 수 있는 사항은 예외로 한다.
② 기금관리기관은 제1항에 따른 자료의 확인을 위하여 「사회복지사업법」 제6조의2제2항에 따른 정보시스템을 연계하여 사용할 수 있다. (본조신설 2012.2.17.)

제23조(부가금의 징수) ① 기금관리기관이 제20조제1항제3호에 따른 부가금을 징수하려면 미리 문화체육관광부장관의 승인을 받아야 한다. (개정 2008.2.29.)
② 제1항에 따른 부가금은 골프장 시설 입장료의 10분의 1을 초과할 수 없다.
③ 기금관리기관은 제1항에 따른 승인을 받으면 골프장 시설의 운영자에게 그 승인 내용을 통보하여야 하며, 그 내용을 통보받은 해당 골프장 시설의 운영자는 그 시설 이용자로부터 제1항에 따른 부가금을 수납하여 기금관리기관에 내야 한다.
④ 제3항에 따른 부가금의 징수 대상이 되는 골프장 시설의 운영자가 수납한 부가금을 내는 때에는 부가금 수납부 사본 등 부가금 수납과 관련된 서류를 기금관리기관에 제출하여야 한다.
⑤ 부가금의 징수 방법, 납부 시기 및 부가금 수납 관련 서류 등에 필요한 사항은 대통령령으로 정한다.

제4장 체육진흥투표권의 발행

제24조(체육진흥투표권의 발행사업 등) ① 서울올림픽기념국민체육진흥공단은 국민의 여가 체육 육성 및 체육 진흥 등에 필요한 재원 조성을 위하여 체육진흥투표권 발행 사업을 할 수 있다.
② 체육진흥투표권의 종류, 투표 방법, 단위 투표 금액, 대상 운동경기 및 각종 국내외 운동경기대회, 그 밖에 필요한 사항은 대통령령으로 정한다. 다만, 체육진흥투표권의 연간 발행회차는 서울올림픽기념국민체육진흥공단과 제25조에 따른 수탁사업자가 매년 협의하여 정하되, 문화체육관광부장관의 승인을 받아야 한다. (개정 2011.4.5.)
③ 제1항에 따른 체육진흥투표권의 발행 사업에 대하여는 「사행행위 등 규제 및 처벌특례법」을 적용하지 아니한다.

제25조(체육진흥투표권 발행 사업의 위탁 등) ① 서울올림픽기념국민체육진흥공단은 체육진흥투표권 발행 사업을 효율적으로 수행하기 위하여 대통령령으로 정하는 바에 따라 문화체육관광부장관의 승인을 받아 단체나 개인에게 체육진흥투표권 발행 사업을 위탁하여 운영하도록 한다. (개정 2008.2.29.)
② 제1항에 따라 체육진흥투표권 발행 사업의 위탁 승인 대상이 되는 단체 또는 개인(이하 "수탁사업자"라 한다)은 다음 각 호의 모든 요건을 갖추어야 한다.
1. 체육진흥투표권 발행 사업 수행에 필요한 경제적·기술적 능력이 있을 것
2. 국내외에서 거짓이나 그 밖의 부정한 체육진흥투표권 발행 사업, 그 밖에 비슷한 사업 수행으로 처벌받은 사실이 없을 것
3. 그 밖에 대통령령으로 정하는 사항

제26조(유사행위의 금지 등) ① 서울올림픽기념국민체육진흥공단과 수탁사업자가 아닌 자는 체육진흥투표권 또는 이와 비슷한 것을 발행(정보통신망에 의한 발행을 포함한다)하여 결과를 적중시킨 자에게 재물이나 재산상의 이익을 제공하는 행위(이하 "유사행위"라 한다)를 하여서는 아니 된다.
② 누구든지 다음 각 호의 어느 하나에 해당하는 행위를 하여서는 아니 된다.
1. 「정보통신망 이용촉진 및 정보보호 등에 관한 법률」 제2조제1항제1호에 따른 정보통신망을 이용하여 체육진흥투표권이나 이와 비슷한 것을 발행하는 시스템을 설계·제작·유통 또는 공중이 이용할 수 있도록 제공하는 행위
2. 유사행위를 위하여 해당 운동경기 관련 정보를 제공하는 행위
3. 유사행위를 홍보하거나 체육진흥투표권 또는 이와 비슷한 것의 구매를 중개 또는 알선하는 행위
③ 삭제 (2014.1.28.)

④ 삭제 (2014.1.28.) (전문개정 2012.2.17.)

제27조(환급금) ① 수탁사업자는 체육진흥투표권을 구매하고 운동경기 결과를 적중시킨 자에 대하여 대통령령으로 정하는 바에 따라 그 체육진흥투표권 발매 금액 중 100분의 50 이상을 환급금으로 내주어야 한다.

② 제1항에 따른 환급금의 채권은 그 지급 개시일부터 1년간 행사하지 아니하면 소멸시효가 완성되며, 소멸시효가 완성된 환급금은 기금에 귀속된다.

제28조(위탁 운영비) 수탁사업자는 체육진흥투표권의 발매 금액에 대하여 문화체육관광부장관이 정하는 비율의 금액을 체육진흥투표권 발행 사업 시행에 따른 운영 경비 및 수탁 수수료 등을 포함하는 위탁 운영비로 취득할 수 있다. 이 경우 취득 금액은 발매 금액의 100분의 25를 초과할 수 없다. (개정 2008.2.29.)

제29조(수익금의 사용) ① 수탁사업자는 매 사업연도 체육진흥투표권 발행 사업의 총매출액 중 제27조에 따른 환급금과 제28조에 따른 위탁 운영비를 제외한 금액에 대하여는 문화체육관광부령으로 정하는 바에 따라 서울올림픽기념국민체육진흥공단으로 넘겨준다. (개정 2008.2.29.)

② 서울올림픽기념국민체육진흥공단은 제1항에 따라 수탁사업자로부터 넘겨받은 금액을 기금에 출연하고, 그 결과를 문화체육관광부장관에게 보고하여야 한다. (개정 2014.12.23.)

③ 삭제 (2014.12.23.)

④ 삭제 (2014.12.23.)

제30조(체육진흥투표권의 구매 제한 등) ① 수탁사업자는 「청소년보호법」 제2조제1호에 따른 청소년에게 체육진흥투표권을 판매하거나 환급금을 내주어서는 안 된다. (개정 2011.4.5.)

② 다음 각 호의 어느 하나에 해당하는 자는 체육진흥투표권을 구매·알선하거나 양도받아서는 아니 된다.

1. 체육진흥투표권 발행사업자와 수탁사업자
2. 체육진흥투표권 발행 사업에 대하여 감독하는 지위에 있는 자
3. 체육진흥투표권 발행 대상 운동경기의 선수·감독·코치·심판 및 경기단체의 임직원
4. 체육진흥투표권 발행 대상 운동경기를 주최하는 단체의 임직원
5. 그 밖에 체육진흥투표권 발행 사업에 종사하는 자

③ 수탁사업자는 제2항 각 호의 어느 하나에 해당하는 자에게 제27조에 따른 환급금을 내주어서는 아니 된다. (신설 2012.2.17.)

④ 수탁사업자는 「소득세법」 제84조제1호에 규정된 금액 이상의 환급금을 지급받을 자가 제3항에 따른 환급금 지급 금지 대상자인지 확인하기 위하여 필요한 경우 경기단체 또는 체육진흥투표권 발행 대상 운동경기를 주최하는 단체에 제2항제3호 및 제4호에 해당하는 사람의 성명 및 주민등록번호 등 개인정보에 관한 자료의 제출을 요청할 수 있다. (신설 2012.2.17., 2014.12.23.)

⑤ 제2항제2호 및 제5호에 해당하는 자의 범위는 대통령령으로 정한다. (개정 2012.2.17.)

제31조(사업 계획의 승인과 감독 등) ① 서울올림픽기념국민체육진흥공단은 다음 연도 체육진흥투표권 발행 사업의 운영 계획과 수입 지출 예산서를 수탁사업자로부터 제출받아 매 연도 말까지 문화체육관광부장관의 승인을 받아야 한다. 이를 변경하려는 때에도 또한 같다. (개정 2008.2.29.)

② 수탁사업자는 매 사업연도가 끝난 후 2개월 이내에 사업 실적과 결산 보고서를 서울올림픽기념국민체육진흥공단을 거쳐 문화체육관광부장관에게 제출하여야 한다. (개정 2008.2.29.)

③ 문화체육관광부장관은 이 법을 시행하기 위하여 필요하다고 인정하면 수탁사업자에게 감독상 필요한 명령이나 처분을 할 수 있다. (개정 2008.2.29.)

제32조(체육진흥투표권 발매의 무효 등) ① 체육진흥투표권을 발매한 후 그 투표 대상 운동경기의 개최 기간 중에 일정 수의 운동경기가 개최되지 아니하거나 개최되더라도 그 결과를 확정할 수 없는 경우에는 대통령령으로 정하는 바에 따라 그 체육진흥투표권 발매를 무효로 하거나 그 운동경기의 결과에 대한 적중 특례를 둘 수 있다.

② 제1항에 따라 발매가 무효로 된 체육진흥투표권을 가진 자는 수탁사업자에게 구매 금액의 반환을 청구할 수 있다.

③ 제2항에 따른 구매 금액의 반환청구권은 발매가 무효로 된 날의 다음날부터 1년간 행사하지 아니하면 시효로 소멸하며, 그 구매 금액은 기금에 귀속된다.

제5장 체육단체의 육성

제33조(통합체육회) ① 체육 진흥에 관한 다음 각 호의 사업과 활동을 하게 하기 위하여 문화체육관광부장관의 인가를 받아 통합체육회(이하 "체육회"라 한다)를 설립한다. 〈개정 2008.2.29., 2009.3.18., 2014.1.28., 2015.3.27.〉
  1. 체육회에 가맹된 경기단체와 생활체육종목단체 등의 사업과 활동에 대한 지도와 지원
  2. 체육대회의 개최와 국제 교류
  3. 선수 양성과 경기력 향상 등 전문체육 진흥을 위한 사업
  4. 체육인의 복지 향상
  5. 국가대표 은퇴선수 지원사업
  5의2. 생활체육 프로그램 개발 및 보급
  5의3. 스포츠클럽 및 체육동호인조직의 활동 지원
  5의4. 생활체육 진흥에 관한 조사 및 연구
  5의5. 전문체육과 생활체육과의 연계 사업
  6. 그 밖에 체육 진흥을 위하여 필요한 사업
② 체육회는 제1항에 따른 목적 달성에 필요한 경비를 마련하기 위하여 대통령령으로 정하는 바에 따라 수익사업을 할 수 있다.
③ 체육회는 법인으로 한다.
④ 체육회는 정관으로 정하는 바에 따라 지부·지회 또는 해외 지회를 둘 수 있다.
⑤ 체육회의 회원과 회비 징수에 필요한 사항은 정관으로 정한다.
⑥ 체육회의 임원 중 회장은 정관으로 정하는 바에 따라 투표로 선출하되, 문화체육관광부장관의 승인을 받아 취임한다. 〈개정 2008.2.29., 2015.5.18.〉
⑦ 체육회는 제6항에 따른 회장 선출에 대한 선거관리를 정관으로 정하는 바에 따라 「선거관리위원회법」에 따른 중앙선거관리위원회에 위탁하여야 한다. 〈신설 2015.5.18.〉
⑧ 체육회에 관하여 이 법에서 규정한 것 외에는 「민법」 중 사단법인에 관한 규정을 준용한다. 〈개정 2015.5.18.〉 〈제목개정 2015.3.27.〉

제34조(대한장애인체육회) ① 장애인 체육 진흥에 관한 다음 각 호의 사업과 활동을 하게 하기 위하여 문화체육관광부장관의 인가를 받아 대한장애인체육회(이하 "장애인체육회"라 한다)를 설립한다. 〈개정 2008.2.29.〉
  1. 장애인 경기단체의 사업과 활동에 대한 지도와 지원
  2. 장애인 체육경기대회 개최와 국제 교류
  3. 장애인 선수 양성과 경기력 향상 등 장애인 전문체육 진흥을 위한 사업
  4. 장애인 생활체육의 육성과 보급
  5. 장애인 선수, 장애인 체육지도자와 장애인 체육계 유공자의 복지 향상
  6. 그 밖에 장애인 체육 진흥을 위하여 필요한 사업
② 장애인체육회는 제1항에 따른 목적 달성에 필요한 경비를 마련하기 위하여 대통령령으로 정하는 바에 따라 수익사업을 할 수 있다.
③ 장애인체육회는 법인으로 한다.
④ 장애인체육회는 정관으로 정하는 바에 따라 지부·지회 또는 해외 지회를 둘 수 있다.
⑤ 장애인체육회의 회원과 회비 징수에 필요한 사항은 정관으로 정한다.
⑥ 장애인체육회는 임원으로서 회장·부회장·이사 및 감사를 둔다.
⑦ 제6항에 따른 임원의 정원, 임기 및 선출 방법 등은 정관으로 정한다. 다만, 회장은 정관으로 정하는 바에 따라 투표로 선출하되, 문화체육관광부장관의 승인을 받아 취임한다. 〈개정 2008.2.29., 2015.5.18.〉
⑧ 장애인체육회는 제7항 단서에 따른 회장 선출에 대한 선거관리를 정관으로 정하는 바에 따라 「선거관리위원회법」에 따른 중앙선거관리위원회에 위탁하여야 한다. 〈신설 2015.5.18.〉
⑨ 장애인체육회에 관하여 이 법에서 규정한 것 외에는 「민법」 중 사단법인에 관한 규정을 준용한다. 〈개정 2015.5.18.〉

제35조(한국도핑방지위원회의 설립) ① 도핑과 관련된 다음 각 호의 사업과 활동을 하게 하기 위하여 문화체육관광부장관의 인

가를 받아 한국도핑방지위원회(이하 "도핑방지위원회"라 한다)를 설립한다. (개정 2008.2.29.)
 1. 도핑 방지를 위한 교육, 홍보, 정보 수집 및 연구
 2. 도핑 검사 계획의 수립과 집행
 3. 도핑 검사 결과의 관리와 그 결과에 따른 제재
 4. 도핑 방지를 위한 국내외 교류와 협력
 5. 치료 목적으로 제2조제10호의 약물이나 방법을 예외적으로 사용하는 것에 대한 허용 기준의 수립과 그 시행
 6. 그 밖에 도핑 방지를 위하여 필요한 사업과 활동
② 도핑방지위원회는 법인으로 한다.
③ 도핑방지위원회는 위원장 1명과 부위원장 1명을 포함한 11명 이내의 위원으로 구성하고, 위원의 임기와 선출 방법 등은 정관으로 정한다.
④ 도핑방지위원회는 제1항에 따른 사업과 활동에 필요한 경비를 마련하기 위하여 대통령령으로 정하는 바에 따라 수익사업을 할 수 있다.
⑤ 도핑방지위원회에 관하여 이 법에 정한 것 외에는 「민법」 중 재단법인에 관한 규정을 준용한다.
⑥ 도핑방지위원회는 그 업무를 수행하기 위하여 필요하면 관계 행정기관의 소속 공무원이나 관계 기관·단체 등의 임직원의 파견을 요청할 수 있다.

제35조의2(선수의 도핑 검사) 경기단체에 등록된 선수는 문화체육관광부령으로 정하는 바에 따라 도핑방지위원회의 도핑 검사를 받아야 한다. 이 경우 도핑 검사의 대상자 선정기준 및 선정방법은 도핑방지위원회가 정한다. (본조신설 2015.5.18.)

제36조(서울올림픽기념국민체육진흥공단) ① 제24회 서울올림픽대회를 기념하고 국민체육 진흥을 위한 다음의 사업을 하게 하기 위하여 문화체육관광부장관의 인가를 받아 서울올림픽기념국민체육진흥공단(이하 "진흥공단"이라 한다)을 설립한다. (개정 2008.2.29.)
 1. 제24회 서울올림픽대회 기념사업
 2. 기금의 조성, 운용 및 관리와 이에 딸린 사업
 3. 체육시설의 설치·관리 및 이에 따른 부동산의 취득·임대 등 운영 사업
 4. 체육 과학의 연구
 5. 그 밖에 문화체육관광부장관이 인정하는 사업
② 진흥공단은 법인으로 한다.
③ 진흥공단에 관하여 이 법 및 「공공기관의 운영에 관한 법률」에서 규정한 것 외에는 「민법」 중 재단법인에 관한 규정을 준용한다. (개정 2014.12.23.)
④ 진흥공단은 제1항제3호에 따른 체육시설 중 제24회 서울올림픽대회를 위하여 설치된 체육시설의 유지·관리에 드는 경비를 충당하기 위하여 그 체육시설에 입장하는 자로부터 입장료를 받을 수 있다.
⑤ 제4항의 입장료를 받으려면 문화체육관광부장관의 승인을 받아야 한다. 승인받은 사항을 변경하려는 때에도 또한 같다. (개정 2008.2.29.)

제37조(임원) 진흥공단에는 이사장 1명을 포함한 15명 이내의 이사와 감사 1명을 둔다. (전문개정 2014.12.23.)

제38조 삭제 (2014.12.23.)

제39조(회계 감독 등) ① 진흥공단은 대통령령으로 정하는 바에 따라 매 회계연도의 사업 계획과 예산에 대하여 문화체육관광부장관의 승인을 받아야 한다. (개정 2008.2.29.)
② 진흥공단은 매 회계연도가 끝난 후 2개월 이내에 사업 실적과 결산 보고서를 문화체육관광부장관에게 제출하여야 한다. (개정 2008.2.29.)
③ 문화체육관광부장관은 진흥공단에 대하여 사업이나 재산 상태를 검사하거나 감독상 필요한 명령을 할 수 있다. (개정 2008.2.29.)

제40조(자금 차입 등) 체육회, 장애인체육회, 도핑방지위원회 또는 진흥공단은 사업 목적을 달성하기 위하여 필요하면 문화체육관광부장관의 승인을 받아 자금을 차입(국제기관, 외국 정부 또는 외국인 등으로부터 차입하는 경우를 포함한다)하거나 물자를 도입할 수 있다. (개정 2008.2.29.)

제41조(조세 감면 등) ① 정부는 체육회와 진흥공단에 대하여 「조세특례제한법」으로 정하는 바에 따라 조세를 감면한다.
② 체육회에 기부되거나 진흥공단에 출연 또는 기부된 재산에 대하여는 「조세특례제한법」으로 정하는 바에 따라 소득 계

산의 특례를 적용한다.

③ 체육회, 장애인체육회, 도핑방지위원회 또는 진흥공단이 그 운영과 활동을 위하여 동산이나 부동산의 취득 등을 하는 경우에 관계 법령에 따라 매입하여야 할 각종 채권 등의 매입 의무는 국가 기관의 예에 준하여 면제한다.

제42조(유사 명칭의 사용 금지) 체육회, 장애인체육회, 도핑방지위원회나 진흥공단이 아닌 자는 통합체육회, 대한장애인체육회, 한국도핑방지위원회나 서울올림픽기념국민체육진흥공단 또는 이와 비슷한 명칭을 사용하지 못한다. 〈개정 2015.3.27.〉

제43조(감독) 체육회, 장애인체육회, 도핑방지위원회 및 진흥공단은 문화체육관광부장관이 감독한다. 〈개정 2008.2.29.〉

제6장 보칙

제44조(보고·검사 등) ① 문화체육관광부장관이나 지방자치단체의 장은 이 법의 시행을 위하여 필요하면 이 법의 적용을 받는 체육회, 장애인체육회, 진흥공단, 수탁사업자, 그 밖에 체육단체나 직장에 대하여 그 업무에 관한 보고를 명하거나 소속 공무원에게 그 사업소·사업장 등에 출입하여 장부·서류, 그 밖의 물건을 검사하게 할 수 있다. 〈개정 2008.2.29.〉

② 제1항에 따라 검사를 하는 공무원은 그 권한을 표시하는 증표를 지니고 이를 관계인에게 내보여야 한다.

제45조(청문) 문화체육관광부장관은 다음 각 호의 어느 하나에 해당하는 경우에는 청문을 하여야 한다. 〈개정 2014.5.28.〉

1. 제11조의4제1항에 따라 지정기관의 지정을 취소하려는 경우
2. 제12조제1항에 따라 체육지도자의 자격을 취소하려는 경우
3. 제16조의2제4항에 따라 인증기관의 지정을 취소하려는 경우
4. 제17조제7항에 따라 우수 업체 지정을 취소하려는 경우 〈전문개정 2012.2.17.〉

제45조의2(포상금 지급) ① 진흥공단은 다음 각 호의 어느 하나에 해당하는 자를 관계 행정기관, 진흥공단, 수탁사업자 또는 수사기관에 신고하거나 고발한 자에게 포상금을 지급할 수 있다. 〈개정 2014.1.28.〉

1. 제14조의3제1항을 위반하여 재물이나 재산상의 이익을 받은 운동경기의 선수(「초·중등교육법」 제2조에 따른 학교의 학생선수는 제외한다)·감독·코치·심판 및 경기단체 임직원
2. 제26조제1항 또는 제2항을 위반한 자
3. 제26조제1항에서 금지하는 행위를 이용하여 도박을 한 자
4. 제30조제1항 또는 제2항을 위반한 자
5. 속임수나 위력(威力)을 사용하여 체육진흥투표권 발행 대상 운동경기의 공정한 시행을 방해한 자

② 제1항에 따른 포상금 지급의 기준·방법과 절차, 구체적인 지급액 등에 관하여 필요한 사항은 문화체육관광부령으로 정한다. 〈본조신설 2012.2.17.〉

제46조(권한의 위임·위탁) 문화체육관광부장관은 대통령령으로 정하는 바에 따라 이 법에 따른 권한의 일부를 특별시장·광역시장·도지사·특별자치도지사나 특별시·광역시·도·특별자치도의 교육감에게 위임하거나 관계 행정기관이나 단체에 위탁할 수 있다. 〈개정 2008.2.29., 2012.2.17.〉

제46조의2(규제의 재검토) 문화체육관광부장관은 제28조 후단에 따른 취득 금액 제한에 대하여 2015년 1월 1일을 기준으로 3년마다(매 3년이 되는 해의 1월 1일 전까지를 말한다) 그 타당성을 검토하여 개선 등의 조치를 하여야 한다. 〈본조신설 2014.12.23.〉

제47조(벌칙) 다음 각 호의 어느 하나에 해당하는 자는 7년 이하의 징역이나 7천만원 이하의 벌금에 처한다. 〈개정 2014.1.28.〉

1. 제14조의3제1항을 위반하여 부정한 행위를 한 운동경기의 선수(「초·중등교육법」 제2조에 따른 학교의 학생선수는 제외한다)·감독·코치·심판 및 경기단체 임직원
2. 제26조제1항을 위반한 자 〈전문개정 2012.2.17.〉

제48조(벌칙) 다음 각 호의 어느 하나에 해당하는 자는 5년 이하의 징역이나 5천만원 이하의 벌금에 처한다. 〈개정 2014.1.28.〉

1. 제14조의3의 재물이나 재산상의 이익을 약속·제공 또는 제공할 의사를 표시한 자(「초·중등교육법」 제2조에 따른 학교의 학생선수는 제외한다)
2. 제14조의3을 위반한 운동경기의 선수(「초·중등교육법」 제2조에 따른 학교의 학생선수는 제외한다)·감독·코치·심판 및 경기단체 임직원
3. 제26조제1항의 금지행위를 이용하여 도박을 한 자
4. 제26조제2항제1호에 해당하는 행위를 한 자

5. 제30조제2항을 위반한 자
6. 속임수나 위력을 사용하여 체육진흥투표권 발행 대상 운동경기의 공정한 시행을 방해한 자 (전문개정 2012.2.17.)

제49조(벌칙) 다음 각 호의 어느 하나에 해당하는 자는 3년 이하의 징역이나 3천만원 이하의 벌금에 처한다.
1. 제26조제2항제2호 또는 제3호에 해당하는 행위를 한 자
2. 제30조제1항을 위반한 자 (전문개정 2012.2.17.)

제50조 삭제 (2012.2.17.)

제51조(몰수·추징) ① 제47조제2호에 따라 처벌받은 자가 유사행위를 하기 위하여 소유·소지한 기기 및 장치 등 물건과 유사행위를 통하여 얻은 재물은 몰수한다. (개정 2014.1.28.)
② 제47조제1호 및 제48조제1호·제2호에 따른 재물은 몰수한다. (개정 2014.1.28.)
③ 제1항 및 제2항에 따른 물건과 재물을 몰수하기 불가능하거나 재산상의 이익을 취득한 경우에는 그 가액(價額)을 추징한다. (전문개정 2012.2.17.)

제52조(자격정지의 병과) 제47조제1호 및 제48조제1호·제2호에 따른 죄에는 10년 이하의 자격정지를 병과(倂科)할 수 있다. (개정 2012.2.17., 2014.1.28.)

제53조(징역과 벌금의 병과) 제47조부터 제49조까지의 규정에 해당하는 죄를 범한 자에게는 징역과 벌금을 병과할 수 있다. (전문개정 2012.2.17.)

제54조(양벌규정) 법인의 대표자나 법인 또는 개인의 대리인, 사용인, 그 밖의 종업원이 그 법인 또는 개인의 업무에 관하여 제47조제2호의 위반행위를 하면 그 행위자를 벌하는 외에 그 법인 또는 개인에게도 해당 조문의 벌금형을 과(科)한다. 다만, 법인 또는 개인이 그 위반행위를 방지하기 위하여 해당 업무에 관하여 상당한 주의와 감독을 게을리하지 아니한 경우에는 그러하지 아니하다. (개정 2014.1.28.) (전문개정 2012.2.17.)

제55조(과태료) ① 정당한 사유 없이 제23조제4항을 위반하여 부가금 납부 관련 서류를 기금관리기관에 제출하지 아니하거나 거짓으로 제출한 자에게는 500만원 이하의 과태료를 부과한다.
② 제10조제3항, 제21조제1항, 제29조제1항, 제31조제1항 또는 제2항을 위반한 자에게는 200만원 이하의 과태료를 부과한다.
③ 다음 각 호의 어느 하나에 해당하는 자에게는 100만원 이하의 과태료를 부과한다.
1. 제42조를 위반한 자
2. 제44조제1항에 따른 보고를 하지 아니하거나 거짓으로 보고한 자
3. 제44조제1항에 따른 검사를 거부·방해 또는 기피한 자
④ 제1항부터 제3항까지의 규정에 따른 과태료는 대통령령으로 정하는 바에 따라 문화체육관광부장관이나 지방자치단체의 장이 부과·징수한다. (개정 2008.2.29.)
⑤ 삭제 (2012.2.17.)
⑥ 삭제 (2012.2.17.)
⑦ 삭제 (2012.2.17.)

부 칙 (법률 제13246호, 2015.3.27.)

제1조(시행일) 이 법은 공포 후 1년이 경과한 날부터 시행한다.

제2조(통합체육회의 설립준비) ① 문화체육관광부장관은 이 법 공포일부터 3개월 이내에 통합체육회의 설립에 관한 사무를 처리하기 위하여 준비위원회(이하 "준비위원회"라 한다)를 구성하여야 한다.
② 준비위원회는 문화체육관광부장관이 임명 또는 위촉하는 15명 이내의 준비위원으로 구성하며, 준비위원회 위원장은 준비위원 중에서 호선한다.

제3조(통합체육회의 설립절차) ① 준비위원회는 이 법 공포 후 1년이 경과하기 전까지 통합체육회의 정관을 작성하여 문화체육관광부장관의 인가를 받아야 한다.
② 설립 당시의 통합체육회의 회장은 정관에 대하여 문화체육관광부장관의 인가를 받은 후 정관으로 정하는 바에 따라 선출하되 문화체육관광부장관의 승인을 받아야 하며, 회장 선출에 대한 선거관리는 준비위원회에서 담당한다.
③ 준비위원회는 제1항에 따라 인가를 받은 때에는 지체 없이 연명(連名)으로 통합체육회의 설립등기를 한 후 제2항에 따른 회장에게 그 사무를 인계하여야 한다.

④ 준비위원회는 제3항에 따른 사무인계가 끝났을 때에는 해산된 것으로 보며, 준비위원은 해촉된 것으로 본다.

제4조(대한체육회 및 국민생활체육회에 대한 경과조치) ① 이 법 시행 당시 대한체육회와 「생활체육진흥법」 제7조에 따라 설립된 국민생활체육회(이하 "국민생활체육회"라 한다)는 준비위원회가 부칙 제3조제3항에 따라 통합체육회의 설립등기를 한 때에 제33조의 개정규정에 따라 설립된 통합체육회로 본다. 이 경우 대한체육회와 국민생활체육회는 각각의 정관 및 「민법」 중 법인의 해산 및 청산에 관한 규정에도 불구하고 해산된 것으로 보며, 대한체육회와 국민생활체육회의 모든 권리·의무·재산 및 회원은 통합체육회가 포괄 승계한다.

② 제1항에 따라 통합체육회에 승계될 재산의 가액은 제1항에 따른 설립등기일 전일의 장부가액으로 한다.

③ 이 법 시행 당시 대한체육회와 국민생활체육회의 등기부, 그 밖의 공부상의 명의는 통합체육회의 명의로 본다.

제5조(임직원에 대한 경과조치) ① 이 법 시행 당시 대한체육회 및 국민생활체육회의 임원은 부칙 제4조에 따라 해산된 것으로 보는 때에 그 임기가 종료된 것으로 본다.

② 이 법 시행 당시 대한체육회 및 국민생활체육회의 직원은 이 법에 따른 통합체육회의 직원으로 임용된 것으로 본다.

제6조(대한체육회 및 국민생활체육회에 파견된 공무원 또는 임직원에 대한 경과조치) 이 법 시행 당시 국가·지방자치단체·법인 또는 그 밖의 단체에서 대한체육회 및 국민생활체육회에 파견된 공무원 또는 임직원은 이 법에 따른 통합체육회에 파견된 공무원 또는 임직원으로 본다.

제7조(종전의 행위에 관한 경과조치) 이 법 시행 당시 대한체육회 및 국민생활체육회가 행한 행위는 이 법에 따른 통합체육회가 행한 행위로 본다.

제8조(다른 법률의 개정) ① 개별소비세법 일부를 다음과 같이 개정한다.

제19조의2제1호 중 "대한체육회"를 "통합체육회"로 한다.

② 사격 및 사격장 안전관리에 관한 법률 일부를 다음과 같이 개정한다.

제13조제1호가목 중 "대한체육회"를 "통합체육회"로 한다.

제9조(다른 법령과의 관계) 이 법 시행 당시 다른 법령에서 종전의 「국민체육진흥법」 중 대한체육회 또는 그 규정을 인용한 경우에 이 법 가운데 그에 해당하는 규정이 있으면 종전의 규정을 갈음하여 이 법 또는 이 법의 해당 규정을 인용한 것으로 본다.

부칙 (법률 제13302호, 2015.5.18.)

제1조(시행일) 이 법은 공포 후 6개월이 경과한 날부터 시행한다.

제2조(선거관리에 관한 경과조치) 이 법 시행 전에 투표일이 공고되어 실시 중인 선거의 관리는 제33조제7항 및 제34조제8항의 개정규정에도 불구하고 종전의 규정에 따른다.

부칙 (제13959호, 2016.2.3.)

이 법은 공포한 날부터 시행한다. 다만, 제13246호 국민체육진흥법 일부개정법률 제18조의 개정규정은 2016년 3월 28일부터 시행한다.

국민체육진흥법시행령

시행 2016.2.3.
대통령령 제26940호, 2016.2.3., 일부개정

제1장 총칙

제1조(목적) 이 영은 「국민체육진흥법」에서 위임된 사항과 그 시행에 필요한 사항을 규정함을 목적으로 한다.
제2조(정의) 이 영에서 사용하는 용어의 뜻은 다음과 같다. (개정 2014.7.7.)
　1. 삭제 (2014.7.28.)
　2. "우수 선수"란 국내전국대회에서 대회신기록을 수립하거나 입상한 선수(단체경기에서 입상한 경우에는 그 단체경기에 참가한 각 선수를 말한다)나 국제경기대회(친선경기대회는 제외한다)에 파견된 선수로서 문화체육관광부장관이 인정한 선수를 말한다.
　3. "경기경력"이란 학교, 직장 등에서 선수로 활동한 경력을 말한다.
　4. "경기지도경력"이란 학교, 직장 등에서 선수를 직접 지도한 경력을 말한다.
　5. "지도경력"이란 학교, 직장이나 체육시설(「체육시설의 설치·이용에 관한 법률」제5조부터 제7조까지의 규정에 따른 체육시설과 제10조에 따른 체육시설업의 시설을 말한다)에서 선수나 일반인을 직접 지도한 경력을 말한다.
　6. "스포츠지도사"란 별표 1의 자격 종목에 대하여 전문체육이나 생활체육을 지도하는 사람을 말한다.
　7. "건강운동관리사"란 개인의 체력적 특성에 적합한 운동 형태, 강도, 빈도 및 시간 등 운동 수행방법에 대하여 지도·관리하는 사람을 말한다.
　8. "장애인스포츠지도사"란 장애유형에 따른 운동방법 등에 대한 지식을 갖추고 별표 1의 자격 종목에 대하여 장애인을 대상으로 전문체육이나 생활체육을 지도하는 사람을 말한다.
　9. "유소년스포츠지도사"란 유소년(만 3세부터 중학교 취학 전까지를 말한다. 이하 같다)의 행동양식, 신체발달 등에 대한 지식을 갖추고 별표 1의 자격 종목에 대하여 유소년을 대상으로 체육을 지도하는 사람을 말한다.
　10. "노인스포츠지도사"란 노인의 신체적·정신적 변화 등에 대한 지식을 갖추고 별표 1의 자격 종목에 대하여 노인을 대상으로 생활체육을 지도하는 사람을 말한다.

제2장 체육 진흥 시책과 체육 진흥 계획의 수립

제3조(국민체육 진흥 시책) ① 「국민체육진흥법」(이하 "법"이라 한다) 제4조제1항에 따라 문화체육관광부장관이 수립하여 시행하는 국민체육 진흥에 관한 기본 시책(이하 "기본시책"이라 한다)에는 다음 각 호의 사항이 포함되어야 한다.
　1. 생활체육의 진흥
　2. 선수와 체육지도자의 보호·육성
　3. 체육시설의 설치와 유지·보수 및 관리
　4. 체육과학의 진흥
　5. 여가 체육 활동의 육성·지원
　6. 그 밖에 국민체육 진흥에 관한 사항
② 문화체육관광부장관은 기본시책을 수립한 때에는 특별시장·광역시장·특별자치시장·도지사 또는 특별자치도지사(이하 "시·도지사"라 한다)에게 알려야 한다. (개정 2012.6.29.)
③ 문화체육관광부장관은 기본시책에 따라 연도별 국민체육 진흥 시행계획을 수립하여 시행하여야 한다. (시행일 : 2012.7.1.) 제3조제2항 개정규정 중 특별자치시 및 특별자치시장에 관한 규정
제4조(지방체육 진흥 계획) ① 시·도지사는 기본시책에 따라 해당 특별시·광역시·특별자치시·도 또는 특별자치도의 체육 진흥 계획을 수립하여야 하며, 이를 시장·군수·구청장(자치구의 구청장을 말한다. 이하 같다)에게 알려야 한다. (개정 2012.6.29.)
② 시장·군수·구청장은 제1항에 따른 체육 진흥 계획에 따라 해당 시·군·구(자치구를 말한다)의 체육 진흥 계획을 수

립하여 시행하여야 한다.
③ 지방자치단체의 장은 제1항과 제2항에 따른 체육 진흥 계획과 그 추진 실적을 문화체육관광부령으로 정하는 바에 따라 문화체육관광부장관(시장·군수·구청장의 경우에는 시·도지사)에게 보고하여야 한다. (시행일 : 2012.7.1.) 제4조제1항 개정규정 중 특별자치시 및 특별자치시장에 관한 규정

제3장 학교 체육과 생활체육의 진흥

제5조(체육의 날과 체육 주간) ① 법 제7조제1항에 따라 매년 10월 15일을 "체육의 날"로 하고, 매년 4월의 마지막 주간을 "체육 주간"으로 한다.
② 제1항에 따른 체육의 날과 체육 주간이 속하는 달에는 학교에서는 운동회 또는 체육대회와 그 밖의 체육행사를 하고, 직장에서는 그 실정에 맞는 체육행사를 할 수 있다.
③ 지방자치단체는 제1항에 따른 체육 주간에는 그 실정에 따라 다음 각 호의 행사를 할 수 있다.
1. 운동경기와 생활체육행사
2. 씨름과 그네 등 민속체육행사
3. 레크리에이션활동
4. 체육에 관한 전시회와 강연회 등
5. 그 밖에 국민체육 진흥에 관한 행사
④ 국가는 제3항에 따른 체육행사를 지원할 수 있다.

제6조(학교 체육의 진흥을 위한 조치) 법 제9조에 따라 학생의 체력 증진과 체육 활동의 육성을 위하여 학교가 취하여야 할 조치는 다음 각 호와 같다.
1. 운동회나 체육대회의 실시
2. 학생에 대한 한 종목 이상의 운동 권장과 지도
3. 체육동호인조직의 결성 등 학생의 자발적 체육 활동의 육성·지원
4. 운동경기부와 선수의 육성·지원
5. 그 밖에 학교 체육의 진흥을 위하여 필요한 사항

제7조(직장 체육의 진흥을 위한 조치) ① 법 제10조제2항 및 제3항에 따라 체육동호인조직과 체육진흥관리위원회를 설치하고 체육지도자(체육동호인에게 생활체육을 지도할 수 있는 자격이 있는 체육지도자로 한정한다)를 두어야 하는 직장은 상시 근무하는 직장인이 1천명 이상인 국가기관과 공공단체로 한다. (개정 2014.7.7.)
② 법 제10조제4항에 따라 한 종목 이상의 운동경기부를 설치·운영하고 체육지도자(운동경기부의 선수에게 전문체육을 지도할 수 있는 자격이 있는 체육지도자로 한정한다)를 두어야 하는 공공기관 및 직장은 상시 근무하는 직장인이 1천명 이상인 공공기관(「공공기관의 운영에 관한 법률」에 따른 공공기관을 말한다. 이하 같다)과 공공단체로 한다. (개정 2014.7.7.)
③ 제1항이나 제2항에 해당하는 공공기관 및 직장이 지역을 달리하여 사무실이나 사업장을 가지고 있는 경우에는 체육지도자 및 운동경기부를 1개의 사무실이나 사업장에만 배치하거나 설치할 수 있다. (개정 2014.7.7.)
④ 시장·군수·구청장은 제1항부터 제3항까지에 해당하는 공공기관 및 직장이 다음 각 호의 어느 하나에 해당하는 경우에는 체육지도자의 배치 및 운동경기부의 설치를 면제할 수 있다. (개정 2014.7.7.)
1. 「공익법인의 설립·운영에 관한 법률」에 따른 공익법인으로서 자체수입보다 지원금, 찬조금 및 기부금 등 외부지원에 의존하여 운영되는 법인
2. 제2항에 따른 공공기관과 공공단체 중 관계 중앙행정기관의 장이 문화체육관광부장관과 협의하여 인정하는 기관
3. 그 밖에 경영 악화로 인한 인원 감축 등 직장 여건상 부득이한 사정이 있다고 시장·군수·구청장이 인정하는 공공기관 및 직장
⑤ 제1항과 제2항에 따른 공공기관 및 직장의 장은 운동경기부와 체육동호인조직의 활동을 위한 시설을 제공하고 필요한 경비를 지원하여야 하며, 연 1회 이상 직장체육대회와 직장대항 경기대회를 개최하여야 한다.
⑥ 제1항과 제2항에 따라 체육동호인조직과 운동경기부를 설치·운영하고 체육지도자를 둔 공공기관 및 직장의 장은 1개월 이내에 시장·군수·구청장에게 그 내용을 보고하여야 한다. 운동경기부와 체육동호인조직이 폐지·변경되었을 때에도 또한 같다. (개정 2014.7.7.)

제4장 선수와 체육지도자의 보호·육성

제8조(체육지도자의 양성과 자질향상) ① 문화체육관광부장관은 법 제11조제1항에 따라 국민체육 진흥을 위한 체육지도자의 양성과 자질 향상을 위하여 다음 각 호의 시책을 마련하여야 한다.
  1. 국내외 교육기관이나 단체에의 위탁교육
  2. 체육지도자의 해외 파견과 국외 체육지도자의 국내 초빙강습
  3. 국외 체육계의 조사와 연구
  4. 체육지도자의 양성을 위한 연수
  5. 체육지도자에 대한 기술과 정보의 지원
  6. 그 밖에 체육지도자의 양성과 자질 향상을 위하여 필요한 시책
② 체육지도자의 자격은 18세 이상인 사람에게 부여한다. (개정 2014.7.7.)

제9조(스포츠지도사) ① 스포츠지도사는 1급 전문스포츠지도사, 2급 전문스포츠지도사, 1급 생활스포츠지도사, 2급 생활스포츠지도사로 구분한다.
② 1급 전문스포츠지도사는 별표 1에 따른 자격 종목의 2급 전문스포츠지도사 자격을 취득한 후 3년 이상 해당 자격 종목의 경기지도경력이 있는 사람으로서 동일 자격 종목에 대하여 1급 전문스포츠지도사 자격을 취득하기 위한 법 제11조제2항에 따른 체육지도자 자격검정(이하 "자격검정"이라 한다)에 합격하고, 법 제11조제2항에 따른 체육지도자 연수과정(이하 "연수과정"이라 한다)을 이수한 사람으로 한다.
③ 2급 전문스포츠지도사는 해당 자격 종목에 대하여 4년 이상의 경기경력이 있는 사람으로서 2급 전문스포츠지도사 자격을 취득하기 위한 자격검정에 합격하고, 연수과정을 이수한 사람으로 한다. 이 경우 다음 각 호의 어느 하나에 해당하는 사람에 대해서는 그 수업연한을 경기경력으로 본다.
  1. 「고등교육법」 제2조에 따른 학교에서 체육 분야에 관한 학문을 전공하고 졸업한 사람(졸업 예정자를 포함한다)
  2. 문화체육관광부장관이 인정하는 외국의 제1호에 해당하는 학교(학제 또는 교육과정으로 보아 제1호에 따른 학교와 같은 수준이거나 그 이상인 학교를 말한다)에서 체육 분야에 관한 학문을 전공하고 졸업한 사람
④ 1급 생활스포츠지도사는 별표 1에 따른 자격 종목의 2급 생활스포츠지도사 자격을 취득한 후 3년 이상 해당 자격 종목의 지도경력이 있는 사람으로서 동일 자격 종목에 대하여 1급 생활스포츠지도사 자격을 취득하기 위한 자격검정에 합격하고, 연수과정을 이수한 사람으로 한다.
⑤ 2급 생활스포츠지도사는 2급 생활스포츠지도사 자격을 취득하기 위한 자격검정에 합격하고, 연수과정을 이수한 사람으로 한다. (전문개정 2014.7.7.)

제9조의2(건강운동관리사) ① 건강운동관리사는 다음 각 호의 어느 하나에 해당하는 사람으로서 건강운동관리사 자격을 취득하기 위한 자격검정에 합격하고, 연수과정을 이수한 사람으로 한다.
  1. 「고등교육법」 제2조에 따른 학교에서 체육 분야에 관한 학문을 전공하고 졸업한 사람(졸업 예정자를 포함한다)
  2. 문화체육관광부장관이 인정하는 외국의 제1호에 해당하는 학교(학제 또는 교육과정으로 보아 제1호에 따른 학교와 같은 수준이거나 그 이상인 학교를 말한다)에서 체육 분야에 관한 학문을 전공하고 졸업한 사람
② 건강운동관리사는 의사가 의학적 검진을 통하여 건강증진 및 합병증 예방 등을 위하여 치료와 병행하여 운동이 필요하다고 인정하는 사람에 대해서는 의사의 의뢰(「의료기사 등에 관한 법률 시행령」 제2조제1항제3호의 신체교정운동 및 재활훈련은 제외한다)를 받아 운동 수행방법을 지도·관리한다. (본조신설 2014.7.7.)

제9조의3(장애인스포츠지도사) ① 장애인스포츠지도사는 1급 장애인스포츠지도사, 2급 장애인스포츠지도사로 구분한다.
② 1급 장애인스포츠지도사는 별표 1에 따른 자격 종목의 2급 장애인스포츠지도사 자격을 취득한 후 3년 이상 해당 자격 종목의 지도경력이 있는 사람으로서 동일 자격 종목에 대하여 1급 장애인스포츠지도사 자격을 취득하기 위한 자격검정에 합격하고 연수과정을 이수한 사람으로 한다.
③ 2급 장애인스포츠지도사는 2급 장애인스포츠지도사 자격을 취득하기 위한 자격검정에 합격하고 연수과정을 이수한 사람으로 한다. (본조신설 2014.7.7.)

제9조의4(유소년스포츠지도사) 유소년스포츠지도사는 유소년스포츠지도사 자격을 취득하기 위한 자격검정에 합격하고 연수과정을 이수한 사람으로 한다. (본조신설 2014.7.7.)

제9조의5(노인스포츠지도사) 노인스포츠지도사는 노인스포츠지도사 자격을 취득하기 위한 자격검정에 합격하고 연수과정을 이

수한 사람으로 한다. (본조신설 2014.7.7.)
제9조의6(스포츠지도사 등의 자격 종목) 스포츠지도사, 장애인스포츠지도사, 유소년스포츠지도사와 노인스포츠지도사의 자격 종목은 별표 1과 같다. (본조신설 2014.7.7.)
제10조(자격검정의 실시 등) ① 자격검정은 필기시험과 실기시험 및 구술시험으로 구분하여 실시한다. 다만, 1급 전문스포츠지도사 자격검정은 필기시험만 실시한다.
② 체육지도자의 종류별 자격검정의 시험 과목은 별표 2와 같다.
③ 자격검정은 연 1회 실시한다. 다만, 법 제11조의2에 따른 체육지도자 자격검정기관(이하 "자격검정기관"이라 한다)의 장은 필요한 경우에는 문화체육관광부장관의 승인을 받아 자격검정의 횟수를 조정하여 실시할 수 있다.
④ 자격검정기관은 자격검정에 필요한 사항을 심의하기 위하여 문화체육관광부령으로 정하는 바에 따라 자격검정위원회를 두어야 한다.
⑤ 자격검정기관의 장은 시험의 출제, 검토 또는 채점 등을 위하여 해당 분야에 전문성이 있는 사람으로서 문화체육관광부령으로 정하는 자격이 있는 사람을 필기시험과 실기 및 구술시험의 시험위원으로 각각 위촉하여야 한다.
⑥ 자격검정의 필기시험에 합격한 사람에 대해서는 다음에 실시되는 자격검정의 필기시험을 1회 면제한다.
⑦ 제1항부터 제6항까지에서 규정한 사항 외에 자격검정의 실시 등에 필요한 사항은 문화체육관광부령으로 정한다. (전문개정 2014.7.7.)
제10조의2(자격검정이나 연수과정의 일부 면제) ① 법 제11조제2항 단서에 따라 다음 각 호의 어느 하나에 해당하는 사람에게는 자격검정이나 연수과정의 일부를 면제할 수 있다.
  1. 학교체육교사
  2. 국가대표선수(국가대표선수이었던 사람을 포함한다)
  3. 문화체육관광부장관이 지정하는 프로스포츠단체에 등록된 프로스포츠선수
  4. 체육지도자의 자격을 보유한 사람으로서 보유한 자격 종목이 아닌 다른 자격 종목으로 같은 종류와 등급에 해당하는 체육지도자 자격을 취득하려는 사람
  5. 체육지도자의 자격을 보유한 사람으로서 보유한 자격 종목과 같은 자격 종목으로 다른 종류의 체육지도자 자격을 취득하려는 사람
② 자격검정이나 연수과정의 일부 면제 대상 및 요건과 일부 면제 시 체육지도자 자격 취득에 필요한 자격검정 및 연수과정에 관한 사항은 별표 3과 같다. (본조신설 2014.7.7.)
제10조의3(자격검정기관의 지정) ① 문화체육관광부장관은 법 제11조의2제1항에 따라 「고등교육법」 제2조에 따른 학교, 체육단체 또는 경기단체 중에서 다음 각 호의 요건을 모두 충족하는 기관을 자격검정기관으로 지정할 수 있다.
  1. 체육단체 또는 경기단체의 경우 비영리법인일 것
  2. 자격검정 실시를 위한 조직, 인력 및 시설을 갖추고 있을 것
  3. 자격검정에 관한 체육계 및 관련 단체의 의견수렴 체계를 갖추고 있을 것
  4. 자격종목에 관한 전문성 및 대표성을 확보하고 있을 것(실기 및 구술시험의 자격검정기관으로 한정한다)
② 제1항에 따른 지정기준의 세부 내용, 지정 절차 등 자격검정기관 지정에 필요한 사항은 문화체육관광부장관이 정하여 고시한다. (본조신설 2014.7.7.)
제10조의4(자격검정계획) 법 제11조의2제2항에 따른 자격검정계획에는 다음 각 호의 사항이 포함되어야 한다.
  1. 원서 접수, 시험 일정 및 장소에 관한 사항
  2. 시험의 출제 기준 및 시험위원에 관한 사항
  3. 시험 문제의 관리 및 시험 감독에 관한 사항
  4. 채점 및 합격자 공고에 관한 사항
  5. 제10조제4항에 따른 자격검정위원회의 구성 및 운영에 관한 사항
  6. 자격검정 실시 관련 예산에 관한 사항
  7. 그 밖에 자격검정의 관리 및 운영에 필요한 사항 (본조신설 2014.7.7.)
제11조(연수과정) 체육지도자 종류별 연수과정의 내용은 별표 4와 같다. (전문개정 2014.7.7.)
제11조의2(연수기관의 지정 등) ① 문화체육관광부장관은 법 제11조의2제1항에 따라 「고등교육법」 제2조에 따른 학교, 체육단체 또는 경기단체 중에서 다음 각 호의 요건을 모두 충족하는 기관을 법 제11조의2에 따른 체육지도자 연수기관(이하 "

연수기관"이라 한다)으로 지정할 수 있다.
1. 체육단체 또는 경기단체의 경우 비영리법인일 것
2. 연수과정의 운영을 위한 조직, 인력 및 시설을 갖추고 있을 것
3. 해당 지역에 연수기관의 설치 · 운영 수요가 있을 것
4. 현장실습을 위한 여건을 갖추고 있을 것
② 연수기관의 종류는 다음 각 호와 같다. 다만, 문화체육관광부장관이 필요하다고 인정하는 경우에는 두 종류 이상의 연수기관을 통합하여 운영하게 할 수 있다.
1. 1급 전문스포츠지도사 연수기관
2. 2급 전문스포츠지도사 연수기관
3. 1급 생활스포츠지도사 연수기관
4. 2급 생활스포츠지도사 연수기관
5. 건강운동관리사 연수기관
6. 1급 장애인스포츠지도사 연수기관
7. 2급 장애인스포츠지도사 연수기관
8. 유소년스포츠지도사 연수기관
9. 노인스포츠지도사 연수기관
③ 연수기관의 장은 문화체육관광부령으로 정하는 바에 따라 연수기관의 운영에 필요한 사항을 심의하기 위하여 운영위원회를 두어야 한다.
④ 연수기관(제2항제1호, 제5호 및 제6호의 연수기관은 제외한다)은 문화체육관광부장관의 승인을 받아 제10조의2에 따른 자격검정이나 연수과정을 일부 면제받는 사람을 대상으로 특별 연수과정을 둘 수 있다. 이 경우 특별 연수과정의 내용은 문화체육관광부장관이 정한다.
⑤ 제1항에 따른 지정기준의 세부 내용, 지정 절차 등 연수기관 지정에 필요한 사항은 문화체육관광부장관이 정하여 고시한다.
⑥ 연수기간 및 이수요건 등 연수과정의 운영에 필요한 사항은 문화체육관광부령으로 정한다. (본조신설 2014.7.7.)

제11조의3(연수계획) 법 제11조의2제2항에 따른 연수계획에는 다음 각 호의 사항이 포함되어야 한다.
1. 원서 접수, 연수의 일정, 장소 및 운영 인력에 관한 사항
2. 연수과정(현장실습을 포함한다)에 관한 사항
3. 연수대상자 관리에 관한 사항
4. 제11조의2제3항에 따른 운영위원회의 구성 및 운영에 관한 사항
5. 연수기관 운영 관련 예산에 관한 사항
6. 그 밖에 연수과정의 운영에 필요한 사항 (본조신설 2014.7.7.)

제12조(선수와 체육지도자의 보호 · 육성) ① 국가와 지방자치단체는 법 제14조제1항에 따라 체육장학제도의 마련, 직장의 알선, 장애연금 지급, 상해보험제도의 활용 등 선수와 체육지도자의 보호와 육성을 위한 대책을 마련하여야 한다.
② 직장의 장은 그가 고용하는 선수와 체육지도자가 형의 선고나 징계에 따라 면직하는 경우를 제외하고는 그 신분을 보장하여야 한다.
③ 학교와 직장의 장은 그가 고용하고 있는 체육지도자에 대하여 문화체육관광부장관으로부터 국가대표선수의 지도를 위한 파견요청이 있는 경우에는 그 요청에 따라야 한다.

제13조(대한민국체육상 등) ① 국가는 법 제14조제2항에 따라 다음 각 호의 어느 하나에 해당하는 사람에게는 매년 대한민국체육상을 수여한다.
1. 우수 선수로서 국민체육 발전에 뚜렷한 공적이 있는 사람
2. 체육에 관한 연구에 뚜렷한 공적이 있는 사람
3. 체육지도에 뚜렷한 공적이 있는 사람
4. 그 밖에 국민체육 진흥에 뚜렷한 공적이 있는 사람
② 제1항에 따른 대한민국체육상의 수여에 필요한 사항은 문화체육관광부령으로 정한다.
③ 지방자치단체가 법 제14조제2항에 따라 시행하는 표창제도에 관하여 필요한 사항은 조례로 정한다.

제14조(우수 선수의 고용) 국가·지방자치단체 및 공공기관 외에 법 제14조제3항에 따라 우수 선수와 그 체육지도자(선수에게 전문체육을 지도할 수 있는 자격이 있는 체육지도자로 한정한다)를 고용하여야 하는 단체의 범위는 제7조제2항에 따라 운동경기부를 설치·운영하여야 하는 공공단체로 한다. (개정 2014.7.7.)

제15조(장려금 또는 생활 보조금의 지급) ① 법 제14조제4항에서 "대통령령으로 정하는 대회"란 세계선수권대회, 장애인세계선수권대회, 유니버시아드대회, 아시아경기대회, 장애인아시아경기대회, 농아인올림픽대회, 그 밖에 문화체육관광부장관이 인정하는 대회를 말한다. (개정 2016.2.3.)

② 법 제14조제4항에 따라 올림픽대회, 장애인올림픽대회 및 제1항에 따른 대회에서 입상한 선수에게는 경기력향상연구연금을, 그 지도자에게는 체육지도자 연구비 등의 장려금을 지급한다. (개정 2014.7.7.)

③ 법 제14조제4항에 따라 체육을 통한 국위의 선양, 선수의 지도, 생활체육의 진흥 등에 뚜렷한 공이 있다고 문화체육관광부장관이 인정하는 원로 체육인에게는 생활안정을 지원하기 위한 생활 보조금을 지급한다.

④ 제2항과 제3항에 따른 장려금과 생활 보조금 지급대상자의 선정 및 지급 기준과 지급방법 등에 관하여 필요한 사항은 문화체육관광부장관이 정한다.

제15조의2(대한민국체육유공자 지정 대상) ① 법 제14조의2제1항에 따른 대한민국체육유공자 지정 대상은 다음 각 호의 어느 하나에 해당되는 사람으로 한다. (개정 2014.12.31.)

1. 다음 각 목의 국제경기대회에 파견하는 국가대표선수나 그 국가대표선수를 지도하기 위하여 대한체육회, 대한장애인체육회 또는 경기단체가 선정한 사람 중에서 그 국제경기대회의 경기, 훈련 또는 이를 위한 지도 중에 사망한 사람
   가. 국제올림픽위원회 및 국제장애인올림픽위원회가 주관하는 올림픽대회
   나. 아시아올림픽평의회 및 아시아장애인올림픽위원회가 주관하는 아시아경기대회
   다. 국제대학스포츠연맹이 주관하는 유니버시아드대회
   라. 국제경기연맹이 주관하는 종목별 세계선수권대회
2. 제1호 각 목의 국제경기대회에 파견하는 국가대표선수나 그 국가대표선수를 지도하기 위하여 대한체육회, 대한장애인체육회 또는 경기단체가 선정한 사람 중에서 그 국제경기대회의 경기, 훈련 또는 이를 위한 지도 중에 장애를 입은 사람으로서 「장애인복지법」에 따라 장애등급 1급 또는 2급으로 등록된 사람(국제경기대회에 경기, 훈련 또는 이를 위한 지도 이전부터 장애를 가졌던 사람이 국제경기대회에 경기, 훈련 또는 이를 위한 지도 중에 입은 장애로 장애등급이 변경되어 같은 법에 따른 장애등급 1급 또는 2급의 장애를 갖게 된 경우를 포함한다)

② 제1항에도 불구하고 사망 또는 중증 장애의 원인이 다음 각 호의 어느 하나에 해당하는 경우에는 대한민국체육유공자 지정 대상에서 제외한다.

1. 본인의 고의 또는 중대한 과실로 인한 경우
2. 경기, 훈련 또는 이를 위한 지도와 관련 없는 사고, 재해 또는 사적(私的)인 행위로 인한 경우 (본조신설 2014.7.28.)

제15조의3(대한민국체육유공자의 유족 및 가족의 범위) ① 법 제14조의2에 따라 보상을 받는 대한민국체육유공자의 유족 및 가족의 범위는 다음 각 호와 같다.

1. 배우자
2. 자녀
3. 부모
4. 성년인 직계비속(直系卑屬)이 없는 조부모
5. 60세 미만의 직계존속(直系尊屬)과 성년인 형제자매가 없는 미성년 제매(弟妹)

② 제1항제1호의 배우자의 경우, 사실혼 관계에 있는 사람을 포함한다. 다만, 배우자 및 사실혼 관계에 있는 사람이 대한민국체육유공자와 혼인 또는 사실혼 후 그 대한민국체육유공자가 아닌 다른 사람과 사실혼 관계에 있거나 있었던 경우는 제외한다.

③ 제1항제2호의 자녀의 경우, 양자(養子)는 대한민국체육유공자가 직계비속이 없어 입양한 사람 1명만을 자녀로 본다.

④ 제1항제3호 부모의 경우 생부(生父)와 생모(生母)를 부모로 본다. 다만, 계부(繼父)가 대한민국체육유공자를 양육하거나 부양한 사실이 있는 경우에는 생부 또는 계부 중 대한민국체육유공자를 주로 양육하거나 부양한 사람 1명을 부로 보고, 계모(繼母)가 대한민국체육유공자를 양육하거나 부양한 사실이 있는 경우에는 생모 또는 계모 중 대한민국체육유공자를 주로 양육하거나 부양한 사람 1명을 모로 본다.

⑤ 제1항제4호의 조부모의 경우, 성년인 직계비속이 문화체육관광부령으로 정하는 생활능력이 없는 정도의 장애인이거

나 다음 각 호의 어느 하나에 해당하는 사람으로서 의무복무 중인 경우에는 성년인 직계비속이 없는 것으로 본다. 〈개정 2015.11.20.〉
  1. 「병역법」 제16조 또는 제20조에 따라 입영된 현역병(본인이 지원하지 아니하고 임용된 부사관을 포함한다)
  2. 「병역법」 제22조에 따라 소집된 상근예비역
  3. 「병역법」 제24조 및 제25조에 따라 전환복무된 경비교도, 의무경찰 및 의무소방원
  4. 「병역법」 제2조에 따른 사회복무요원으로 소집된 사람
  ⑥ 제1항제5호의 미성년 제매의 경우, 60세 미만의 직계존속과 성년인 형제자매가 있더라도 문화체육관광부령으로 정하는 생활능력이 없는 정도의 장애인이거나 제5항 각 호의 어느 하나에 해당하는 사람으로서 의무복무 중인 경우에는 60세 미만의 직계존속과 성년인 형제자매가 없는 것으로 본다. 〈본조신설 2014.7.28.〉

제15조의4(대한민국체육유공자 등의 지정) ① 대한민국체육유공자, 그 유족 또는 가족으로 지정받으려는 사람은 문화체육관광부장관에게 대한민국체육유공자, 그 유족 또는 가족으로 지정하여 줄 것을 문화체육관광부령으로 정하는 바에 따라 신청하여야 한다.
  ② 문화체육관광부장관은 제1항에 따른 지정 신청을 받은 경우 법 제14조의2제3항에 따른 국가대표선수보상심사위원회(이하 "보상심사위원회"라 한다)의 심의·의결을 거쳐 대한민국체육유공자, 그 유족 또는 가족으로 지정한다.
  ③ 보상심사위원회는 제2항에 따라 대한민국체육유공자 인정에 관하여 심의·의결하는 경우 국가대표선수 또는 국가대표선수를 지도하는 사람이 사망하거나 중증 장애를 입게 된 경위를 고려하여야 한다. 〈본조신설 2014.7.28.〉

제15조의5(대한민국체육유공자 등의 변동신고) ① 제15조의4에 따라 지정된 대한민국체육유공자, 그 유족 또는 가족은 다음 각 호의 어느 하나에 해당하게 되는 경우 그 사실을 증명할 수 있는 서류를 갖추어 문화체육관광부장관에게 신고하여야 한다.
  1. 사망한 경우
  2. 국적을 상실한 경우
  3. 제15조의3에 따른 유족 또는 가족에 해당하지 아니하게 된 경우
  4. 제15조의3에 따른 유족 또는 가족에 해당하게 된 경우
  5. 제15조의16제2항에 해당하게 된 경우
  6. 제15조의17제1항제1호부터 제4호까지의 어느 하나 또는 같은 조 제2항에 해당하게 된 경우
  7. 1년 이상 계속하여 행방불명이거나 그 행방불명 사유가 소멸된 경우
  8. 성명, 주소 또는 생년월일이 변동된 경우
  9. 그 밖에 문화체육관광부령으로 정하는 신상(身上) 변동이 있는 경우
  ② 문화체육관광부장관은 제1항에 따른 신고를 받으면 유족의 순위변경, 보상 대상으로부터의 배제, 추가지정 등의 조치사항을 그 신고인에게 통보하여야 한다. 〈본조신설 2014.7.28.〉

제15조의6(보상의 개시) 법 제14조의2에 따른 대한민국체육유공자에 대한 보상은 대한민국체육유공자로 지정된 날이 속하는 달부터 한다. 다만, 제15조의7제4항에 따른 생활조정수당 및 제15조의14제1항에 따른 요양급여에 대한 보조는 그 신청한 날이 속하는 달부터 한다. 〈본조신설 2014.7.28.〉

제15조의7(연금 및 수당) ① 다음 각 호에 해당하는 사람에게는 문화체육관광부령으로 정하는 바에 따른 월액의 연금을 지급한다.
  1. 제15조의2제1항제1호에 따른 대한민국체육유공자의 경우 : 대한민국체육유공자의 유족 중 선순위자 1명
  2. 제15조의2제1항제2호에 따른 대한민국체육유공자의 경우 : 대한민국체육유공자 및 그가 사망한 경우에는 유족 중 선순위자 1명
  ② 제1항에 따른 연금의 지급 대상이 되는 유족 중 자녀는 미성년인 자녀로 한정하되, 문화체육관광부령으로 정하는 생활능력이 없는 정도의 장애가 있으면 그가 성년이 된 경우에도 미성년인 자녀의 예에 따라 지급한다. 문화체육관광부령으로 정하는 생활능력이 없는 정도의 장애가 있는 미성년 제매가 성년이 된 경우에도 또한 같다.
  ③ 제1항에 따른 연금의 지급을 받을 유족의 순위는 제15조의3제1항 각 호의 순위로 한다. 다만, 같은 순위자가 2명 이상이면 다음 각 호의 구분에 따라 연금을 지급한다.
  1. 나이가 많은 사람을 우선하되, 대한민국체육유공자를 주로 부양하거나 양육한 사람이 있으면 그를 우선한다.
  2. 제1호에도 불구하고 같은 순위의 유족 간의 협의에 의하여 같은 순위 유족 중 1명을 연금을 받을 사람으로 지정한 경우에는 그 사람에게 연금을 지급한다.
  ④ 다음 각 호에 해당하는 사람에게는 그의 신청을 받아 문화체육관광부령으로 정하는 바에 따라 생활수준을 고려하여 월

액의 생활조정수당을 지급할 수 있다. 이 경우 문화체육관광부장관은 생활조정수당의 지급을 신청하는 사람에게 소득·재산 등에 관한 자료를 함께 제출하도록 할 수 있다.
1. 대한민국체육유공자
2. 대한민국체육유공자의 유족 중 제1항에 따른 연금을 받는 사람
⑤ 대한민국체육유공자 중에서 장애의 정도가 심하여 다른 사람의 보호 없이는 활동이 어려운 사람에게는 문화체육관광부령으로 정하는 바에 따라 간호수당을 지급한다. 〈본조신설 2014.7.28.〉

제15조의8(사망위로금) 제15조의7제1항제2호에 따라 연금을 받고 있던 대한민국체육유공자가 사망한 경우 그 유족에게 제15조의7제3항에 따른 연금 지급순위에 따라 문화체육관광부령으로 정하는 바에 따라 사망위로금을 지급한다. 〈본조신설 2014.7.28.〉

제15조의9(의료지원) 문화체육관광부장관은 대한민국체육유공자가 그 상이처(傷痍處)에 대하여 병원의 진료를 받거나 보철구를 필요로 하는 경우 예산의 범위에서 진료비와 보철구를 지원할 수 있다. 〈본조신설 2014.7.28.〉

제15조의10(교육지원) ①「초·중등교육법」제2조에 따른 중학교, 고등학교 및 그 밖에 이에 준하는 학교(같은 법 제60조의2에 따른 외국인학교는 제외한다)는 학년별 정원의 1퍼센트의 범위에서 대한민국체육유공자, 그 배우자(제15조의2제1항제1호에 해당하는 대한민국체육유공자의 배우자로 한정한다. 이하 이 조에서 같다) 및 자녀를 취학(입학·재입학·편입학 또는 전입학하는 경우를 포함한다. 이하 이 조에서 같다)시켜야 한다. 다만, 「초·중등교육법 시행령」제76조에 따른 특성화중학교 및 같은 영 제76조의2제2호부터 제4호까지에 따른 고등학교는 학교장이 실시하는 별도 전형에 의하여 입학 여부를 결정한다.
② 문화체육관광부장관은 대한민국체육유공자, 그 배우자 및 자녀(30세 이전에 교육기관에 취학하는 경우로 한정한다)가 다음 각 호의 교육기관에 취학하는 경우 교육에 필요한 수업료, 입학금, 기성회비 및 그 밖의 학비와 학습보조비를 문화체육관광부령으로 정하는 바에 따라 지원할 수 있다.
1. 「초·중등교육법」제2조에 따른 중학교, 고등학교 및 그 밖에 이에 준하는 학교. 다만, 같은 법 제60조의2에 따른 외국인학교는 제외한다.
2. 「고등교육법」제2조에 따른 학교. 다만, 같은 법 제29조의2의 대학원과 같은 법 제30조의 대학원대학은 제외한다.
3. 「평생교육법」에 따라 학력이 인정되는 평생교육시설
4. 「학점인정 등에 관한 법률」에 따라 평가인정을 받은 학습과정을 운영하는 교육훈련기관 〈본조신설 2014.7.28.〉

제15조의11(취업지원) ① 대한민국체육유공자 및 그 배우자와 자녀는 문화체육관광부장관의 추천에 의하여 「근로자직업능력 개발법」에 따른 직업능력개발훈련시설에서 직업능력개발훈련을 받을 수 있다. 이 경우 그 비용은 국가가 부담한다.
② 문화체육관광부장관은 제1항에 따라 추천할 직업능력개발훈련 대상자의 수를 정하는 경우 「직업교육훈련 촉진법」제10조에 따른 우선실시비율의 범위에서 고용노동부장관과 협의하여 정한다.
③ 문화체육관광부장관은 제1항에 따라 직업능력개발훈련을 받는 대한민국체육유공자 및 그 배우자와 자녀가 취업에 필요한 자격이나 능력 등을 개발하려는 경우 문화체육관광부령으로 정하는 바에 따라 장려금을 지원할 수 있다. 〈본조신설 2014.7.28.〉

제15조의12(주택의 우선 공급) ① 대한민국체육유공자와 그 유족에 대하여 국가나 지방자치단체에 의하여 건립되거나 국가의 융자를 받아 건립되는 주택을 우선하여 공급하게 할 수 있다.
② 제1항에 따라 우선하여 공급하는 가구수와 공급대상자의 선정 기준 등은 문화체육관광부장관이 해당 주택을 건설하는 사업주체와 협의하여 정한다. 〈본조신설 2014.7.28.〉

제15조의13(생업지원) ①「공공기관의 운영에 관한 법률」에 따른 공공기관으로서 문화체육관광부장관이 지정하는 체육 분야의 공공기관은 소관 시설 안에 식료품·사무용품·신문 등 일상 생활용품의 판매를 위한 매점의 운영이나 자동판매기 등의 설치를 허가 또는 위탁하는 경우 제15조의4에 따라 지정된 대한민국체육유공자와 그 유족의 신청이 있으면 이를 우선적으로 반영하여야 한다.
② 제1항에 따른 허가 또는 위탁을 받은 대한민국체육유공자와 그 유족은 중대한 질병 등 특별한 사유가 없는 한 직접 그 사업에 종사하여야 한다. 〈본조신설 2014.7.28.〉

제15조의14(그 밖의 지원) ① 문화체육관광부장관은 다음 각 호의 어느 하나에 해당하는 사람 중 「노인장기요양보험법」제23조제1항제1호 또는 제2호에 따른 재가급여나 시설급여를 받는 사람으로서 문화체육관광부령으로 정하는 사람에 대해서는 그의 신청을 받아 문화체육관광부령으로 정하는 바에 따라 본인이 부담하여야 할 비용의 일부를 보조할 수 있다.

1. 대한민국체육유공자
2. 대한민국체육유공자의 배우자
3. 대한민국체육유공자의 유족 중 부모

② 대한민국체육유공자와 그 배우자, 대한민국체육유공자의 활동을 직접 보조하는 자 1명 및 대한민국체육유공자의 유족 중 제15조의7제3항에 따른 선순위자 1명에 대해서는 문화체육관광부령으로 정하는 바에 따라 국가나 지방자치단체가 관리하는 고궁이나 공원 등의 시설을 무료 또는 할인된 요금으로 이용하게 할 수 있다. (본조신설 2014.7.28.)

제15조의15(보상심사위원회) ① 보상심사위원회의 회의는 위원장이 필요하다고 인정하거나 재적위원 3분의 1 이상이 요청하는 경우 위원장이 소집한다.
② 위원장은 보상심사위원회의 회의를 소집하려면 회의 개최 7일 전까지 회의의 일시·장소 및 심의할 안건을 각 위원에게 통지하여야 한다. 다만, 긴급하게 회의를 소집하여야 하거나 부득이한 사유가 있는 경우에는 회의 개최 전날까지 통보할 수 있다.
③ 보상심사위원회의 회의는 위원장을 포함하여 재적위원 과반수의 출석으로 개의(開議)하고, 출석위원 과반수의 찬성으로 의결한다.
④ 위원장이 부득이한 사유로 직무를 수행할 수 없을 때에는 부위원장이 그 직무를 대행한다.
⑤ 보상심사위원회의 사무 처리를 위하여 보상심사위원회에 간사 1명을 두되, 문화체육관광부장관이 문화체육관광부 소속 공무원 중에서 임명한다.
⑥ 문화체육관광부장관은 보상심사위원회의 위원이 다음 각 호의 어느 하나에 해당하는 경우에는 해당 위원을 해임하거나 해촉(解囑)할 수 있다. (신설 2015.12.31.)
1. 심신장애로 인하여 직무를 수행할 수 없게 된 경우
2. 직무와 관련된 비위사실이 있는 경우
3. 직무태만, 품위손상이나 그 밖의 사유로 인하여 위원으로 적합하지 아니하다고 인정되는 경우
4. 위원 스스로 직무를 수행하는 것이 곤란하다고 의사를 밝히는 경우
⑦ 이 영에서 규정한 사항 외에 보상심사위원회의 운영에 필요한 사항은 보상심사위원회의 의결을 거쳐 위원장이 정한다. (개정 2015.12.31.) (본조신설 2014.7.28.)

제15조의16(보상의 정지) ① 문화체육관광부장관은 대한민국체육유공자가 다음 각 호의 어느 하나에 해당하는 품위손상행위를 한 경우에는 보상심사위원회의 의결을 거쳐 3년의 범위에서 기간을 정하여 제15조의7부터 제15조의14까지의 규정에 따라 그와 그 유족 또는 가족이 받을 수 있는 보상의 전부 또는 일부를 하지 아니한다.
1. 대한민국체육유공자가 그 신분을 이용하여 부당한 혜택을 강요하거나 알선하는 행위
2. 폭행·협박, 기물파손 또는 그 밖의 방법으로 부당하게 공무집행을 방해하는 행위
3. 그 밖에 대한민국체육유공자로서 품위를 손상하여 사회적 물의를 야기하는 행위
② 문화체육관광부장관은 대한민국체육유공자가 「형법」에 규정된 죄(과실에 의한 경우는 제외한다)를 범하여 금고 이상의 실형을 선고받고 그 형이 확정된 경우에는 그 확정된 날이 속하는 달의 다음 달부터 선고받은 실형의 기간 동안 제15조의7에 따라 그가 받을 연금 및 수당을 지급하지 아니한다. (본조신설 2014.7.28.)

제15조의17(보상 대상으로부터의 배제) ① 문화체육관광부장관은 제15조의2부터 제15조의14까지의 규정을 적용받고 있거나 적용받을 대한민국체육유공자가 다음 각 호의 어느 하나에 해당하면 제15조의16에도 불구하고 제15조의2부터 제15조의14까지의 규정의 적용 대상에서 제외하고, 제15조의7부터 제15조의14까지의 규정에 따라 대한민국체육유공자, 그 유족 또는 가족이 받을 수 있는 모든 보상을 하지 아니한다.
1. 「국가보안법」을 위반하여 금고 이상의 실형을 선고받고 그 형이 확정된 경우
2. 「형법」 제87조부터 제90조까지, 제92조부터 제101조까지 또는 제103조를 위반하여 금고 이상의 실형을 선고받고 그 형이 확정된 경우
3. 다음 각 목의 어느 하나에 해당하는 죄를 범하여 금고 1년 이상의 실형을 선고받고 그 형이 확정된 경우
   가. 「형법」 제250조부터 제253조까지의 죄 또는 그 미수죄, 제287조, 제288조(결혼을 목적으로 제288조제1항의 죄를 범한 경우는 제외한다), 제289조(결혼을 목적으로 제289조제2항의 죄를 범한 경우는 제외한다), 제290조, 제291조, 제292조(결혼을 목적으로 한 제288조제1항 또는 결혼을 목적으로 한 제289조제2항의 죄로 약취, 유인 또는 매매된 사람을 수수 또는 은닉한 경우 및 결혼을 목적으로 한 제288조제1항 또는 결혼을 목적으로 한 제289조제2항의 죄를

범할 목적으로 사람을 모집, 운송 또는 전달한 경우는 제외한다) 및 제294조(결혼을 목적으로 제288조제1항 또는 결혼을 목적으로 제289조제2항의 죄를 범한 경우의 미수범, 결혼을 목적으로 한 제288조제1항 또는 결혼을 목적으로 한 제289조제2항의 죄로 약취, 유인 또는 매매된 사람을 수수 또는 은닉한 죄의 미수범은 제외한다)의 죄, 제297조부터 제301조까지, 제301조의2, 제302조, 제303조와 제305조의 죄, 제333조부터 제336조까지의 죄 또는 그 미수죄, 제337조부터 제339조까지의 죄 또는 제337조·제338조 전단·제339조의 미수죄, 제351조(제347조, 제347조의2, 제348조의 상습범으로 한정한다)의 죄 또는 그 미수죄

　나. 「폭력행위 등 처벌에 관한 법률」 제2조제1항, 제3조제3항 및 제6조(제2조제1항과 제3조제3항의 미수범으로 한정한다)의 죄
　다. 「특정범죄 가중처벌 등에 관한 법률」 제5조, 제5조의2, 제5조의4 및 제5조의5의 죄
　라. 「특정경제범죄 가중처벌 등에 관한 법률」 제3조의 죄
　마. 「성폭력범죄의 처벌 등에 관한 특례법」 제3조부터 제10조까지 및 제15조(제3조부터 제9조까지의 미수범으로 한정한다)의 죄
　바. 「아동·청소년의 성보호에 관한 법률」 제7조, 제8조, 제11조부터 제16조까지 및 제17조제1항의 죄
4. 「국가공무원법」 제2조 및 「지방공무원법」 제2조에 규정된 공무원과 국가 또는 지방자치단체에서 일상적으로 공무에 종사하는 문화체육관광부령으로 정하는 직원으로서 재직기간 중 직무와 관련된 「형법」 제129조부터 제133조까지, 제355조부터 제357조까지의 죄, 「특정범죄 가중처벌 등에 관한 법률」 제2조 및 제3조의 죄를 범하여 금고 1년 이상의 형을 선고받고 그 형이 확정된 경우
5. 상습적으로 제15조의16제1항제1호 및 제2호의 어느 하나에 해당하는 품위손상행위를 한 경우

② 문화체육관광부장관은 제15조의2부터 제15조의14까지의 규정을 적용받고 있거나 적용받을 대한민국체육유공자의 유족이나 가족이 제1항 각 호의 어느 하나에 해당하면 제15조의2부터 제15조의14까지의 규정의 적용 대상에서 제외하고, 제15조의7부터 제15조의14까지의 규정에 따라 그가 받을 수 있는 모든 보상을 하지 아니한다.

③ 문화체육관광부장관은 제1항에 따라 제15조의2부터 제15조의14까지의 규정의 적용 대상에서 제외된 자가 다음 각 호의 어느 하나에 해당하게 되면 그 뉘우친 정도가 현저하다고 인정되는 경우에만 그의 신청을 받아 다시 제15조의7부터 제15조의14까지에 따른 보상을 할 수 있다. 다만, 제1항제2호에 해당하는 경우에는 그러하지 아니하다.
1. 금고 이상의 형을 선고받은 경우에는 그 집행이 끝나거나 집행을 받지 아니하기로 확정된 날부터 3년이 지난 경우
2. 제1호 외의 경우에는 제15조의2부터 제15조의14까지의 규정의 적용 대상에서 제외된 날부터 2년이 지난 경우

④ 문화체육관광부장관은 제1항제5호에 해당하는 사유로 대한민국체육유공자, 그 유족 또는 가족을 제15조의2부터 제15조의14까지의 규정의 적용 대상에서 제외하거나, 제3항에 따라 제15조의2부터 제15조의14까지의 규정의 적용 대상에서 제외된 자를 다시 제15조의2부터 제15조의14까지의 규정의 적용 대상자로 할 경우에는 보상심사위원회의 의결을 거쳐야 한다.

⑤ 문화체육관광부장관은 제15조의16제2항에 따라 보상을 정지하거나 제1항과 제2항에 따라 제15조의2부터 제15조의14까지의 규정의 적용 대상에서 제외하려는 경우에는 전과기록(前科記錄)을 관리하는 기관에 범죄경력의 확인을 요구할 수 있다.　　(본조신설 2014.7.28.)

제16조(여가 체육의 육성) 국가와 지방자치단체는 법 제16조제1항에 따른 여가 체육의 육성과 지원을 위하여 다음 각 호의 시책을 마련하여야 한다.
1. 레크리에이션의 지도와 보급
2. 여가 체육 관련 단체의 육성과 지원
3. 프로경기의 육성과 운영의 지도
4. 경마·경륜 및 경정의 건전한 운영 지도
5. 그 밖에 여가 체육의 육성을 위하여 필요한 시책

제4장의2 생활체육 활동 및 체력 인증 (신설 2015.5.28.)

제16조의2(인증기관의 지정 기준) 법 제16조의2제2항에서 "대통령령으로 정하는 지정 기준"이란 다음 각 호의 기준을 말한다.
1. 생활체육 활동 및 체력에 대한 인증 업무(이하 "인증 업무"라 한다)에 사용할 공간으로서 문화체육관광부장관이 정하여

고시하는 규격의 공간을 확보할 것
2. 문화체육관광부장관이 정하여 고시하는 인원의 인증 업무 전담인력을 확보할 것
3. 인증 업무의 수행에 필요한 재원조달 능력 등 문화체육관광부장관이 정하여 고시하는 사업 수행 능력이 있을 것 (본조신설 2015.5.28.)

제16조의3(인증기관의 지정 절차) ① 법 제16조의2제2항에 따른 인증기관(이하 "인증기관"이라 한다)으로 지정받으려는 자는 문화체육관광부령으로 정하는 인증기관 지정신청서에 제16조의2에 따른 지정 기준을 갖추었음을 증명하는 서류를 첨부하여 문화체육관광부장관에게 제출하여야 한다.
② 문화체육관광부장관은 제1항에 따른 신청을 받은 경우에는 신청일부터 90일 이내에 신청 기관이 제16조의2에 따른 지정 기준을 갖추었는지 여부를 검토·확인하여야 한다.
③ 문화체육관광부장관은 인증기관을 지정한 경우에는 문화체육관광부령으로 정하는 인증기관 지정서를 발급하여야 한다.
④ 법 제16조의2에 따라 인증기관을 지정하거나 인증기관의 지정을 취소한 경우에는 이를 인터넷 홈페이지 또는 그 밖의 효과적인 방법으로 공고하여야 한다. (본조신설 2015.5.28.)

제5장 체육 용구의 생산 장려 등

제17조(체육 용구의 생산 장려) ① 법 제17조제1항에 따라 생산을 장려하여야 하는 체육 용구와 기자재(이하 "체육용구등"이라 한다)는 다음 각 호의 것 중 문화체육관광부장관이 산업통상자원부장관과 협의하여 정하는 것으로 한다. (개정 2013.3.23.)
1. 국내외 각종 경기대회 경기종목에 사용되는 체육용구등
2. 학교 체육에 사용되는 체육용구등
3. 장애인 체육에 사용되는 체육용구등
4. 그 밖에 국민체육 진흥을 위하여 필요한 체육용구등
② 국가와 지방자치단체는 체육용구등의 생산 장려를 위하여 다음 각 호의 조치를 하여야 한다.
1. 체육용구등의 생산업체에 대한 융자알선과 자금지원
2. 체육용구등의 생산업체에 대한 기술지원

제18조(자금의 융자 등) ① 법 제17조제2항과 제3항에 따른 자금의 융자에 필요한 사항은 문화체육관광부령으로 정한다. 이 경우 융자이율은 미리 기획재정부장관과 협의하여야 한다.
② 법 제17조제3항제4호에서 "대통령령으로 정하는 업종"이란 다음 각 호의 어느 하나에 해당하는 것을 말한다.
1. 체육용구등의 품질향상을 위한 연구·개발 사업
2. 체육용구등의 생산을 위한 원자재 구입 및 설비투자업
3. 체육시설의 설치 및 개·보수업
4. 체육 관련 용역 생산을 위한 설비투자업
5. 체육 관련 용역의 상품화를 위한 연구·개발 사업

제6장 국민체육진흥기금

제19조(기금의 관리·운용) ① 법 제19조제1항에 따른 국민체육진흥기금(이하 "기금"이라 한다)은 문화체육관광부장관이 정하는 바에 따라 기금의 재원별로 구분하여 기업회계의 원칙에 따라 회계처리하여야 한다.
② 법 제36조에 따른 서울올림픽기념국민체육진흥공단(이하 이 장에서 "기금관리기관"이라 한다)은 다음 연도의 기금운용계획안을 수립하여 매년 5월 20일까지 문화체육관광부장관에게 제출하여야 한다.
③ 기금관리기관은 회계연도마다 기금의 결산 보고서를 작성하여 다음 연도 2월 20일까지 문화체육관광부장관에게 제출하여야 한다.
④ 기금관리기관은 다음 각 호의 서류를 분기 말 현재를 기준으로 작성하여 분기 종료 후 15일 이내에 문화체육관광부장관에게 제출하여야 한다.
1. 대차대조표
2. 손익계산서

3. 수입과 지출계산서

4. 기금운용현황보고서

⑤ 기금의 관리·운용에 관하여 이 영에서 규정한 사항 외에 필요한 사항은 문화체육관광부장관이 정한다.

제20조(입장료에 대한 부가금 등) ① 법 제20조제1항제3호에서 "입장료"란 명칭과 관계없이 같은 호에 따른 골프장 시설을 이용하여 체육활동을 할 목적으로 이용자가 부담하는 금액을 말한다.

② 제1항에 따른 입장료의 금액은 각종 세금의 포함 여부와 관계 없이 입장권이나 이와 유사한 것에 적힌 액면금액으로 한다.

제21조(그 밖의 수입금) 법 제20조제1항제8호에서 "대통령령으로 정하는 수입금"이란 다음 각 호와 같다. 〈개정 2014.12.31.〉

1. 법 제22조제3항에 따라 기금관리기관이 국유나 공유의 시설·물품, 그 밖의 재산을 무상으로 사용·수익하거나 대부받은 경우 그로 인한 수익금

2. 「경륜·경정법」 제18조제1항제1호에 따른 기금에의 출연금

3. 그 밖에 문화체육관광부장관이 인정하는 수입금

제22조(올림픽 휘장 사업) ① 법 제21조제1항에 따라 올림픽을 상징하는 표지 등의 사용 승인을 받으려면 다음 각 호의 서류(전자문서를 포함한다)를 첨부하여 대한올림픽위원회에 제출하여야 한다.

1. 휘장 사업의 사업계획서

2. 그 밖에 대한올림픽위원회가 필요하다고 인정하는 자료

② 법 제21조제3항에 따른 사용료는 대한올림픽위원회가 문화체육관광부장관과 협의하여 고시하는 금액으로 한다.

제23조(기금의 사용범위) ① 법 제22조제1항제12호에 따른 "대통령령으로 정하는 사업"은 다음 각 호와 같다. 〈개정 2012.6.29., 2014.12.31.〉

1. 생활체육의 보급과 진흥사업

2. 국내외 체육대회와 그 관련 행사

3. 체육 진흥에 관한 홍보사업

4. 국제학술대회 등 외국과의 체육교류사업

5. 체육과학의 진흥사업

6. 체육과학 기자재와 체육 용구의 확보

7. 기금의 관리·운용

8. 경기단체의 운영·지원

9. 학생의 자발적인 체육활동의 육성·지원

10. 국민여가활동을 위한 시설확충과 지원사업

11. 제12조제1항에 따른 내책에 필요한 경비와 제15조제2항에 따른 장려금의 지원

12. 국민체육 진흥과 관련된 산업체의 지원

② 문화체육관광부장관은 법 제22조제1항에 따른 사업이나 지원 등을 하는 경우 정부출연에 의한 기금의 원본(元本)의 사용이 불가피하다고 인정될 때에는 기획재정부장관과 협의하여 그 일부를 기금관리기관으로 하여금 사용하게 하고 다음 회계연도의 정부 세출예산에 계상·보전할 수 있다. 〈개정 2014.12.31.〉

제23조의2(기금의 배분 비율 등) ① 법 제22조제2항 각 호 외의 부분 전단에서 "대통령령으로 정하는 배분 비율"이란 100분의 20을 말하며, 지원 대상별 구체적 배분 비율은 다음 각 호와 같다.

1. 법 제22조제2항제1호 및 이 조 제2항에 따른 지방자치단체의 공공체육시설의 개수·보수를 위한 지원 : 100분의 5

2. 법 제22조제2항제2호에 따른 체육진흥투표권 발행 대상 운동경기를 주최하는 단체의 지원 및 체육진흥투표권 비발행 대상 종목의 육성과 스포츠 공정성 제고를 위한 사업의 지원 : 100분의 10

3. 법 제22조제2항제3호에 따른 체육·문화예술 사업의 지원 : 100분의 5

② 법 제22조제2항제1호 전단에서 "대통령령으로 정하는 지방자치단체의 공공체육시설"이란 「체육시설의 설치·이용에 관한 법률」 제5조에 따른 전문체육시설 또는 같은 법 제6조에 따른 생활체육시설로서 지방자치단체가 설치·운영하는 다음 각 호의 어느 하나에 해당하는 체육시설과 「초·중등교육법」 제3조제2호에 따른 공립학교에 설치되어 지역주민에게 개방되는 체육시설로서 다음 각 호의 어느 하나에 해당하는 체육시설을 말한다.

1. 준공된 지 10년이 경과한 체육시설

2. 「장애인·노인·임산부 등의 편의증진보장에 관한 법률」에 따른 편의시설의 설치를 위하여 개수·보수가 필요한 체육시설
3. 이용자 등의 건강과 안전에 위해를 끼칠 우려가 있어 긴급히 개수·보수할 필요가 있는 시설로서 문화체육관광부장관이 정하여 고시하는 기준을 충족하는 체육시설

③ 법 제22조제2항제1호 후단에 따라 개수·보수에 사용되는 총 재원(용지매입비는 제외한다. 이하 같다) 중 기금의 지원 비율은 100분의 30으로 한다. 다만, 제2항제2호 또는 제3호에 따른 체육시설을 개수·보수하는 경우 기금의 지원 비율은 문화체육관광부장관이 정하는 바에 따라 총 재원의 100분의 30 이상으로 할 수 있다.

④ 제1항 각 호에 따른 지원의 세부기준 및 절차 등에 관하여 필요한 사항은 문화체육관광부장관이 정한다. (본조신설 2014.12.31.)

(종전 제23조의2는 제23조의3으로 이동 (2014.12.31.))

제23조의3(자료제공의 요청 범위) 법 제22조의2제1항 본문에 따른 "대통령령으로 정하는 자료"란 다음 각 호의 자료를 말한다. (개정 2015.11.30.)
1. 주민등록표 등본·초본
2. 가족관계기록사항에 관한 증명서
3. 지방세 납세증명서
4. 건물등기사항증명서 및 토지등기사항증명서
5. 국민연금가입자 증명서
6. 건강보험료 납부확인서
7. 자동차 및 건설기계 등록원부
8. 국민기초생활수급자 증명서
9. 차상위계층 확인서
10. 그밖에 법 제22조제1항제6호 및 제11호에 따른 지원대상 자격 및 자격유지의 적정성을 확인할 수 있는 자료 (본조신설 2012.6.29.)

(제23조의2에서 이동 (2014.12.31.))

제24조(부가금 징수의 승인 등) ① 기금관리기관이 법 제23조제1항에 따라 부가금 징수의 승인을 받으려면 다음 각 호의 사항을 갖추어 문화체육관광부장관에게 신청하여야 한다.
1. 목적
2. 부가금 징수 대상
3. 방법
4. 기간
5. 부가금 징수 예정액
6. 사업계획과 수지예산
7. 징수비용 명세서와 지급방법
8. 그밖의 참고사항

② 기금관리기관은 제1항제1호부터 제7호까지의 사항을 변경하려면 문화체육관광부장관의 승인을 받아야 한다.

③ 부가금 징수액은 징수비용에 충당할 수 없다. 다만, 문화체육관광부장관이 특별한 사유가 있다고 인정하여 승인한 경우에는 부가금 징수액의 100분의 5를 초과하지 아니하는 범위에서 징수비용에 충당할 수 있다.

④ 문화체육관광부장관은 법 제23조제1항에 따라 부가금 징수의 승인을 받은 기금관리기관이 승인조건을 위반하여 징수하였을 때에는 그 승인을 취소하거나 징수를 중지 또는 제한할 수 있다.

제25조(부가금의 수납방법 등) ① 법 제23조제3항에 따라 골프장 시설의 운영자가 부가금을 수납하여 기금관리기관에 낼 때에는 현금으로 수납하여 내야 한다. 다만, 기금관리기관의 장은 정보통신망을 이용하여 전자화폐·전자결제 등의 방법으로 내게 할 수 있다.

② 골프장 시설의 운영자는 매월 말일까지 수납한 부가금을 다음 달 10일까지 기금관리기관에 내야 한다.

③ 법 제23조제4항에서 "부가금 수납과 관련된 서류"란 골프장 시설 입장료에 대한 부가금수납명세서와 부가금수납부 사

본을 말한다.

④ 골프장 시설의 운영자는 제3항에 따른 서류 중 부가금수납명세서(전자문서로 된 명세서를 포함한다)는 매월 말일까지의 수납 명세를 기록하여 다음 달 10일까지 기금관리기관에 제출하고, 부가금수납부 사본은 기금관리기관이 요구하는 경우 그 요구를 받은 날부터 10일 이내에 기금관리기관에 제출하여야 한다.

제7장 체육진흥투표권의 발행

제26조(체육진흥투표권의 종류 등) ① 법 제24조제1항에 따른 체육진흥투표권(이하 "체육진흥투표권"이라 한다)의 종류는 투표방법에 따라 다음 각 호와 같이 구분한다.
1. 승부식 : 체육진흥투표 대상 운동경기의 결과를 예측하여 승·패나 무승부를 표시하도록 한 투표항목으로 구성된 것
2. 점수식 : 체육진흥투표 대상 운동경기의 결과를 예측하여 득점·실점을 표시하도록 한 투표항목으로 구성된 것
3. 혼합식 : 체육진흥투표 대상 운동경기의 결과를 예측하여 승·패나 무승부를 표시하도록 한 투표항목과 득점·실점을 표시하도록 한 투표항목으로 구성된 것
4. 특별식 : 체육진흥투표 대상 운동경기의 우승자, 등위, 득점 선수 등 경기팀 또는 선수의 성적·기록을 예측하여 표시하도록 한 투표항목으로 구성된 것

② 체육진흥투표권의 종류는 환급방법에 따라 다음 각 호와 같이 구분한다.
1. 고정환급률식 : 체육진흥투표 적중자에게 제33조제1항제1호에 따른 환급금을 등위별로 환급하도록 구성된 것
2. 고정배당률식 : 체육진흥투표 적중자에게 투표항목별로 정해진 배당률에 따라 환급금을 환급하도록 구성된 것

③ 체육진흥투표권에 투표한 자에 대한 등위결정은 체육진흥투표 대상 운동경기의 결과와 체육진흥투표권에 투표한 결과가 일치하는 정도에 따라서 정하되, 그 구체적인 방법은 법 제36조에 따른 서울올림픽기념국민체육진흥공단(이하 "진흥공단"이라 한다)이 문화체육관광부장관의 승인을 받아 정한다.

제27조(체육진흥투표권의 발행 심사) 법 제25조제1항에 따라 체육진흥투표권 발행 사업을 위탁받은 단체나 개인(이하 "수탁사업자"라 한다)이 체육진흥투표권을 발행하려면 미리 발행 대상이 되는 운동경기와 투표 방법 등에 관하여 다음 각 호의 사항을 적은 신청서(전자문서로 된 신청서를 포함한다)를 진흥공단에 제출하여 그 대상과 투표 방법 등의 적정성에 관한 심사를 받아야 한다.
1. 운동경기 종목과 경기에 참가하는 팀의 명칭
2. 운동경기의 개최일시·장소 및 횟수
3. 체육진흥투표권의 종류와 투표 방법
4. 체육진흥투표 적중자의 등위 결정

제28조(체육진흥투표권의 발행) ① 체육진흥투표권의 단위 투표 금액은 1천원 이하로 하고, 발행회차별 1인당 총투표금액은 10만원 이하로 한다.

② 체육진흥투표권은 1개 경기나 일정 기간 동안 개최되는 2개 경기 이상의 운동경기를 대상으로 하여 발행한다.

③ 삭제 (2012.1.6.)

④ 체육진흥투표권은 해당 체육진흥투표 대상 운동경기의 개최장소와 일정이 확정된 후에 발매하여야 하며, 체육진흥투표 대상 운동경기가 1개 경기인 경우에는 그 대상 운동경기 시작 10분 전에, 체육진흥투표 대상 운동경기가 2개 경기 이상인 경우에는 구매자가 투표하는 그 대상 운동경기의 최초의 운동경기 시작 10분 전에 마감하여야 한다. 다만, 체육진흥투표 대상 운동경기(체육진흥투표 대상 운동경기가 2개 경기 이상인 경우에는 구매자가 투표하는 그 대상 운동경기의 최초의 운동경기를 말한다)가 수탁사업자의 체육진흥투표권 발행 업무 시간 외의 시간에 개최되는 경우에는 그 발행 업무가 종료되는 시간 10분 전에 마감하여야 한다. (개정 2012.1.6.)

⑤ 체육진흥투표권에는 체육진흥투표권의 종류, 체육진흥투표 대상 운동경기, 투표 방법과 단위 투표 금액, 그 밖에 문화체육관광부령으로 정하는 사항을 적어야 한다.

제29조(체육진흥투표권 발행 대상 운동경기) 체육진흥투표권 발행 대상이 되는 운동경기의 종목은 축구·농구·야구·배구·골프·씨름과 그 밖에 문화체육관광부장관이 정하는 종목으로 하되, 다음 각 호의 어느 하나에 해당하는 운동경기로 한다. (개정 2012.1.6.)
1. 다음 각 목의 요건을 모두 갖춘 운동경기 주최단체 중 문화체육관광부장관이 지정하는 단체(이하 "주최단체"라 한다)

가 개최하는 운동경기
    가. 운동경기를 계획성 있고 안정적으로 개최할 수 있는 능력을 갖고 있을 것
    나. 주최단체에 소속된 경기팀의 선수, 감독, 코치 및 심판에 관한 등록과 등록말소를 할 수 있는 권한을 갖고 있을 것
    다. 개최하는 운동경기에 대한 경기규칙을 정하고 있을 것
 2. 주최단체가 선수단을 구성하여 참가하는 국내외 운동경기
 3. 제1호가목 및 다목의 요건을 구비한 국내외 운동경기(제1호 및 제2호에 따른 운동경기는 제외한다)

제30조(체육진흥투표권 발행 사업의 위탁 승인) ① 법 제25조제1항에 따라 체육진흥투표권 발행 사업을 위탁받으려는 자는 다음 각 호의 서류를 진흥공단에 제출하여야 한다. 다만, 「전자정부법」 제36조제1항에 따른 행정정보의 공동이용을 통하여 제출서류에 대한 정보를 확인할 수 있는 경우에는 그 확인으로 제출서류를 갈음하여야 한다. (개정 2010.5.4., 2010.11.2., 2015.12.30.)
 1. 체육진흥투표권 발행 사업의 수탁운영계획서
 2. 신청인(법인의 경우에는 대표자와 임원을 말한다)의 성명·생년월일을 적은 서류(외국인의 경우에는 「출입국관리법」 제88조에 따른 외국인등록 사실증명과 법 제25조제2항제2호의 요건을 갖추었음을 증명할 수 있는 서류로서 해당 국가의 정부 또는 그 밖의 권한 있는 기관이 발행한 서류나 공증인이 공증한 신청인의 진술서로서 「재외공관공증법」에 따라 해당 국가에 주재하는 영사관이 확인한 서류를 말한다)
 3. 정관과 법인 등기사항증명서(법인인 경우에만 해당하며, 외국법인의 경우에는 이를 갈음할 수 있는 서류를 말한다)
 4. 「외국인투자 촉진법」에 따른 외국인투자를 증명할 수 있는 서류(외국인인 경우에만 해당한다)
 5. 법 제25조제2항제1호와 제3호에 따른 수탁사업자의 요건을 갖추었음을 증명하는 서류
② 진흥공단은 제1항에 따른 서류를 제출받으면 위탁운영승인 신청서(전자문서로 된 신청서를 포함한다)에 다음 각 호의 사항을 적은 위탁운영계획서와 제1항 각 호의 서류(법인 등기사항증명서는 제외한다)를 첨부하여 문화체육관광부장관에게 제출하여야 한다. 이 경우 문화체육관광부장관은 「전자정부법」 제36조제1항에 따른 행정정보의 공동이용을 통하여 법인 등기사항증명서를 확인하여야 한다. (개정 2010.5.4., 2010.11.2.)
 1. 위탁을 받으려는 자의 명칭과 주된 사무소의 소재지
 2. 위탁업무, 위탁기간 및 위탁해지 등에 관한 사항
 3. 주최단체와의 협조 등에 관한 사항
 4. 그 밖에 체육진흥투표권 발행 사업의 위탁운영과 관련된 사항

제31조(수탁사업자의 요건) ① 법 제25조제2항제1호에 따른 경제적 능력은 수탁사업의 안정적 운영에 필요한 자본금과 필요자금 조달능력 등을 말한다.
② 법 제25조제2항제1호에 따른 기술적 능력은 다음 각 호의 능력을 말한다.
 1. 체육진흥투표권 발매시스템(단말기를 포함한다)의 운영, 유지·보수, 보안 및 장애방지 등에 관한 능력
 2. 체육진흥투표권 소프트웨어의 개발 및 운영 등에 관한 능력
③ 법 제25조제2항제3호에서 "대통령령으로 정하는 사항"이란 다음 각 호에 해당하는 것을 말한다.
 1. 영업활동과 재산상황 등으로 보아 체육진흥투표권 발행 사업을 수행하는 데 필요한 도덕성과 사회적 신용이 있을 것
 2. 장기수지전망과 예상수익 등을 포함한 수탁운영계획서가 타당하고 실행가능성이 있을 것
 3. 체육 진흥을 위한 지원계획을 가지고 있을 것
④ 진흥공단은 수탁사업자의 선정 기준, 절차, 방법 등을 미리 공고하여야 한다.

제32조(발행 사업 위탁운영의 범위) 법 제25조에 따라 체육진흥투표권 발행 사업을 위탁하여 운영하는 경우 위탁운영의 범위는 다음 각 호와 같다.
 1. 체육진흥투표권의 발매
 2. 환급금의 지급
 3. 체육진흥투표권 발매시스템(단말기를 포함한다)의 운영, 유지 및 보수(발매시스템의 감독업무 수행에 필요한 사항은 제외한다)
 4. 체육진흥투표권 발매 무효 시 반환금의 지급
 5. 그 밖에 체육진흥투표 대상 운동경기의 홍보 등 운영 관련 업무

제33조(환급금) ① 법 제27조제1항에 따른 환급금은 다음 각 호와 같다.

1. 고정환급률식 체육진흥투표권 : 해당 투표 대상 운동경기에 대한 체육진흥투표권 발매금액의 100분의 50. 다만, 투표 적중자가 없는 경우 이월 횟수와 이에 따른 환급금 지급방법에 관한 사항은 진흥공단이 문화체육관광부장관의 승인을 받아 정한다.
2. 고정배당률식 체육진흥투표권 : 해당 사업연도의 고정배당률식 체육진흥투표권 발매금액 총액의 100분의 50부터 100분의 70까지

② 법 제27조제1항에 따라 체육진흥투표 적중자에게는 다음 각 호의 계산식에 따라 산출한 환급금을 지급한다.
1. 고정환급률식 체육진흥투표권 : 체육진흥투표 적중자에게 지급하는 등위별 단위 체육진흥투표권에 대한 환급금=(환급금 총액×문화체육관광부령으로 정하는 체육진흥투표 적중자 등위별 비율)×1/등위별 적중 단위 체육진흥투표권 수
2. 고정배당률식 체육진흥투표권 : 체육진흥투표 적중자에게 지급하는 단위 체육진흥투표권에 대한 환급금=단위 투표금액×단위 적중 투표항목의 환급배당률(이 계산식에 따라 산출된 해당 사업연도의 환급금 총액이 해당 사업연도의 체육진흥투표권 발매금액의 100분의 50에 미치지 못하는 경우 그 차액은 진흥공단이 문화체육관광부장관의 승인을 받아 정하는 방법에 따라 환급금으로 지급한다)

③ 제2항에 따른 환급금이 체육진흥투표권의 단위 투표 금액에 미치지 못하는 경우에는 단위 투표 금액을 환급금으로 한다.
④ 제2항에 따른 환급금을 지급할 때 그 금액에 10원 미만의 단수가 있는 경우에는 10원으로 계산한다.

제34조(위탁 운영비) ① 문화체육관광부장관은 법 제28조에 따른 위탁 운영비의 비율을 정할 경우에는 체육진흥투표권 발행 사업의 운영비용, 예상매출액 및 예상수익 등을 종합적으로 고려하여야 한다.
② 문화체육관광부장관은 체육진흥투표권 발매금액의 액수에 따라 위탁 운영비의 비율을 달리 정할 수 있다.

제35조 삭제 (2014.12.31.)

제36조(주최단체의 사업계획서 제출 등) ① 주최단체는 경기개최에 관한 사업계획서(전자문서로 된 계획서를 포함한다)와 수입 지출 예산서(전자문서로 된 예산서를 포함한다)를 매년 전년도 11월 30일까지 진흥공단을 거쳐 문화체육관광부장관에게 제출하여야 한다. 다만, 사업연도 중에 지정을 받은 경우에는 지정받은 후 1개월 이내에 제출하여야 한다.
② 제1항에 따른 사업계획서와 수입 지출 예산서를 변경한 경우에는 그 변경사유와 변경내용을 적은 서류를 진흥공단을 거쳐 문화체육관광부장관에게 제출하여야 한다.

제37조(체육진흥투표권의 구매 등이 제한되는 사람의 범위) ① 법 제30조제2항제2호에서 "체육진흥투표권 발행 사업에 대하여 감독하는 지위에 있는 자"란 문화체육관광부 소속 공무원으로서 체육진흥투표권 발행 사업 관련 업무를 담당하는 사람을 말한다.
② 법 제30조제2항제5호에서 "그 밖에 체육진흥투표권 발행 사업에 종사하는 자"란 진흥공단의 체육진흥투표권 발행 사업 부서의 임직원과 수탁사업자의 임직원을 말한다.

제38조(사업 계획의 승인과 감독 등) ① 수탁사업자는 법 제31조제1항에 따라 다음 연도 체육진흥투표권 발행 사업의 운영 계획(전자문서로 된 운영 계획을 포함한다)과 수입 지출 예산서(전자문서로 된 예산서를 포함한다)를 매년 11월 30일까지 진흥공단에 제출하여야 한다.
② 제1항에 따른 체육진흥투표권 발행 사업의 운영 계획에는 다음 각 호의 사항이 포함되어야 한다.
1. 체육진흥투표권의 종류, 투표 방법 및 체육진흥투표 적중자의 등위 결정
2. 체육진흥투표권 발행 대상 운동경기의 명칭과 개최일정 등
3. 체육진흥투표권 발행 대상 운동경기의 선정과 공고
4. 체육진흥투표권의 발행 대상 운동종목과 연간 발행 횟수
5. 체육진흥투표권의 발매방법
6. 환급금의 지급
7. 고정환급률식 체육진흥투표권과 고정배당률식 체육진흥투표권의 연간 예상 판매금액
8. 고정배당률식 체육진흥투표권의 연간 목표 환급률 변동계획
9. 체육진흥투표권 발매시스템의 운영 및 유지·보수
10. 고객 불만 처리와 서비스
11. 그 밖에 체육진흥투표권 발행 사업과 관련하여 문화체육관광부령으로 정하는 사항

③ 수탁사업자는 법 제31조제2항에 따른 결산 보고서를 제출할 때에는 다음 각 호의 서류를 첨부하여야 한다.
1. 재무제표와 그 부속서류

2. 공인회계사의 감사보고서
3. 그 밖에 결산의 내용 확인에 필요한 서류

제39조(체육진흥투표권 발매의 무효 등) ① 고정환급률식 체육진흥투표권을 발매한 후 해당 투표 대상 운동경기의 개최 기간 중에 다음 각 호의 어느 하나에 해당하는 수의 운동경기가 개최되지 아니하거나 개최되더라도 그 결과를 확정할 수 없을 경우에는 해당 투표 대상 운동경기에 대한 체육진흥투표권의 발매는 무효로 한다.
1. 체육진흥투표 대상 운동경기가 1개 경기 이상 4개 경기 이하인 경우 : 1개 경기 이상
2. 체육진흥투표 대상 운동경기가 5개 경기 이상 8개 경기 이하인 경우 : 2개 경기 이상
3. 체육진흥투표 대상 운동경기가 9개 경기 이상인 경우 : 3개 경기 이상

② 고정배당률식 체육진흥투표권을 발매한 후 구매자가 표기한 운동경기 전체가 해당 투표 대상 운동경기의 개최 기간 중에 개최되지 아니하거나 개최되더라도 그 결과를 확정할 수 없을 경우에는 해당 구매자에 대한 체육진흥투표권의 발매는 무효로 한다.
③ 제1항과 제2항에 따라 무효로 된 체육진흥투표권을 가지고 있는 자는 수탁사업자에게 구매금액의 반환을 청구할 수 있다.

제40조(체육진흥투표의 적중 특례) ① 고정환급률식 체육진흥투표권을 발매한 후 해당 투표 대상 운동경기의 개최 기간 중에 다음 각 호의 어느 하나에 해당하는 수의 운동경기가 개최되지 아니하거나 개최되더라도 그 결과를 확정할 수 없는 경우에는 해당 경기의 결과를 맞춘 것으로 보아 체육진흥투표 대상 전체 운동경기의 적중 여부를 결정한다.
1. 체육진흥투표 대상 운동경기가 5개 이상 8개 이하인 경우 : 1개 경기
2. 체육진흥투표 대상 운동경기가 9개 이상인 경우 : 2개 경기 이하

② 고정배당률식 체육진흥투표권을 발매한 후 구매자가 표기한 운동경기의 일부가 해당 투표 대상 운동경기 개최 기간 중에 개최되지 아니하거나 개최되더라도 그 결과를 확정할 수 없는 경우에는 해당 경기의 결과를 맞춘 것으로 보아 체육진흥투표 대상 전체 운동경기의 적중 여부를 결정한다. 이 경우 해당 경기의 환급배당률은 1로 본다.

제8장 체육단체의 육성

제41조(대한체육회 등의 수익사업) ① 법 제33조제2항 및 법 제34조제2항에 따라 대한체육회 및 대한장애인체육회는 다음 각 호의 수익사업을 할 수 있다.
1. 부동산 임대사업
2. 체육시설의 운영사업
3. 그 밖에 문화체육관광부장관이 국민체육 진흥을 위하여 필요하다고 인정하는 사업

② 법 제35조제4항에 따라 한국도핑방지위원회는 다음 각 호의 수익사업을 할 수 있다.
1. 도핑방지를 위한 교육사업
2. 도핑방지를 위한 인쇄물, 시청각 자료, 기념품 등의 제작·판매사업

③ 대한체육회, 대한장애인체육회 및 한국도핑방지위원회가 제1항과 제2항에 따른 수익사업을 하려는 경우에는 미리 문화체육관광부장관의 승인을 받아야 한다.

제42조(체육시설의 입장료 징수 승인) ① 진흥공단이 법 제36조제5항에 따라 입장료 징수의 승인을 받으려면 다음 각 호의 서류(전자문서를 포함한다)를 첨부하여 문화체육관광부장관에게 신청하여야 한다.
1. 입장료 산정 기초자료
2. 입장료 징수계획서

② 진흥공단은 제1항에 따라 승인을 받은 입장료를 변경하려면 그 사유서를 첨부하여 문화체육관광부장관의 승인을 받아야 한다.

제43조(진흥공단의 사업 계획 등) ① 진흥공단은 법 제39조제1항에 따라 다음 회계연도의 사업 계획과 예산에 관하여 문화체육관광부장관의 승인을 받으려면 매 회계연도 11월 30일까지 다음 각 호의 서류(전자문서를 포함한다)를 첨부하여 문화체육관광부장관에게 신청하여야 한다.
1. 사업운영계획서
2. 예산안(예산총칙, 추정 대차대조표, 추정 손익계산서 및 그 부속명세서를 포함한다)

② 진흥공단은 제1항에 따른 사업 계획과 예산을 변경하려면 그 변경사유와 변경내용을 기재한 서류를 문화체육관광부장

관에게 제출하여 승인을 받아야 한다.
③ 진흥공단이 법 제39조제2항에 따라 제출하는 매 회계연도의 사업 실적과 결산 보고서에는 다음 각 호의 서류를 첨부하여야 한다.
1. 해당 연도의 대차대조표와 손익계산서
2. 해당 연도의 사업 계획과 집행실적 대비표
3. 공인회계사의 검사의견서와 감사의 감사의견서
4. 그 밖에 결산의 내용을 확인할 수 있는 부속서류

제9장 보칙

제44조(권한의 위탁) ① 문화체육관광부장관은 법 제46조에 따라 제2조제2호에 따른 우수 선수 인정에 관한 권한을 대한체육회와 대한장애인체육회에 위탁한다. (개정 2014.7.7.)
② 문화체육관광부장관은 법 제46조에 따라 다음 각 호의 업무를 진흥공단에 위탁한다. (개정 2015.5.28.)
1. 법 제11조제3항에 따른 체육지도자 자격증 발급 및 재발급
2. 제16조의3제1항에 따른 인증기관 지정신청서의 접수
3. 제16조의3제2항에 따른 지정 기준을 갖추었는지 여부의 검토·확인 (제목개정 2015.5.28.)

제44조의2(규제의 재검토) ① 문화체육관광부장관은 다음 각 호의 사항에 대하여 다음 각 호의 기준일을 기준으로 3년마다(매 3년이 되는 해의 기준일과 같은 날 전까지를 말한다) 그 타당성을 검토하여 개선 등의 조치를 하여야 한다. (개정 2014.7.7., 2014.12.9., 2014.12.31., 2015.5.28., 2015.12.30.)
1. 제9조, 제9조의2 및 제9조의3에 따른 체육지도자 자격 요건 : 2015년 1월 1일
2. 제10조제2항 및 별표 2에 따른 체육지도자의 자격검정 시험 과목 : 2015년 1월 1일
3. 제10조의2 및 별표 3에 따른 자격검정이나 연수과정의 일부면제 : 2015년 1월 1일
4. 제10조의3제1항에 따른 자격검정기관의 지정기준 : 2015년 1월 1일
5. 제11조의2제1항에 따른 연수기관의 지정기준 : 2015년 1월 1일
5의2. 제16조의2에 따른 인증기관의 지정 기준 : 2016년 1월 1일
6. 제24조에 따른 부가금 징수에 관한 승인 절차 등 : 2014년 1월 1일
7. 제25조에 따른 부가금의 수납방법 등 : 2014년 1월 1일
7의2. 제26조에 따른 체육진흥투표권의 종류 등 : 2015년 1월 1일
7의3. 제28조에 따른 체육진흥투표권의 발행 : 2015년 1월 1일
7의4. 제33조에 따른 환급금의 산정 : 2016년 1월 1일
7의5. 제34조에 따른 위탁 운영비의 비율 : 2016년 1월 1일
8. 제45조에 따른 과태료의 부과기준 : 2014년 1월 1일
② 문화체육관광부장관은 제42조에 따른 체육시설의 입장료 징수 승인 절차에 대하여 2015년 1월 1일을 기준으로 2년마다(매 2년이 되는 해의 1월 1일 전까지를 말한다) 그 타당성을 검토하여 개선 등의 조치를 하여야 한다. (신설 2014.12.9.)
(본조신설 2013.12.30.)

제44조의3(고유식별정보 등의 처리) ① 문화체육관광부장관(해당 권한이 위임·위탁된 경우에는 그 권한을 위임·위탁받은 자를 포함한다), 제10조의3에 따라 지정된 자격검정기관 및 제11조의2에 따라 지정된 연수기관은 다음 각 호의 사무를 수행하기 위하여 불가피한 경우 「개인정보 보호법 시행령」 제19조제1호 및 제4호에 따른 주민등록번호 및 외국인등록번호가 포함된 자료를 처리할 수 있다.
1. 법 제11조제2항에 따른 자격검정에 관한 사무
2. 법 제11조제2항에 따른 연수과정에 관한 사무
3. 법 제11조제3항에 따른 자격증의 발급 또는 재발급에 관한 사무
② 문화체육관광부장관은 다음 각 호의 사무를 수행하기 위하여 불가피한 경우 「개인정보 보호법 시행령」 제18조제2호에 따른 범죄경력자료에 해당하는 정보 및 같은 영 제19조제1호에 따른 주민등록번호가 포함된 자료를 처리할 수 있다.
1. 제15조의2 및 제15조의4에 따른 대한민국체육유공자 등의 지정

    2. 제15조의16제2항에 따른 보상의 정지
    3. 제15조의17제1항 및 제2항에 따른 보상 대상으로부터의 배제
  ③ 진흥공단은 다음 각 호의 사무를 수행하기 위하여 불가피한 경우 「개인정보 보호법 시행령」 제19조제1호에 따른 주민등록번호가 포함된 자료를 처리할 수 있다. (개정 2014.12.31.)
    1. 법 제22조제1항제3호에 따른 선수와 체육지도자 양성을 위한 사업
    2. 법 제22조제1항제4호에 따른 선수·체육지도자 및 체육인의 복지 향상을 위한 사업
    3. 법 제22조제1항제6호에 따른 장려금 및 생활 보조금의 지원
    4. 법 제22조제1항제11호에 따른 저소득층 체육 활동 지원
  ④ 대한체육회는 법 제33조제1항제3호에 따른 선수 양성과 경기력 향상 등 전문체육 진흥을 위한 사업을 수행하기 위하여 불가피한 경우 「개인정보 보호법 시행령」 제19조제1호에 따른 주민등록번호가 포함된 자료를 처리할 수 있다.
  ⑤ 대한장애인체육회는 법 제34조제1항제3호에 따른 장애인 선수 양성과 경기력 향상 등 장애인 전문체육 진흥을 위한 사업을 수행하기 위하여 불가피한 경우 「개인정보 보호법 시행령」 제19조제1호에 따른 주민등록번호가 포함된 자료를 처리할 수 있다.
  (전문개정 2014.7.28.) (시행일 : 2015.1.1.) 제44조의3제1항

제45조(과태료의 부과기준) ① 법 제55조제1항부터 제3항까지의 규정에 따른 과태료의 부과기준은 별표 5와 같다. (개정 2014.7.7.)
  ② 문화체육관광부장관은 위반행위의 정도, 위반횟수, 위반행위의 동기와 그 결과 등을 고려하여 별표에 따른 과태료 금액의 2분의 1의 범위에서 그 금액을 가중하거나 감경할 수 있다. 다만, 가중하는 경우에도 법 제55조제1항부터 제3항까지의 규정에 따른 과태료 금액의 상한을 초과할 수 없다. (본조신설 2010.9.17.)

부칙 (제26940호, 2016.2.3.)

제1조(시행일) 이 영은 공포한 날부터 시행한다.
제2조(장려금 등의 지급대상 대회에 관한 적용례) 제15조제1항의 개정규정은 이 영 시행 이후 개최되는 장애인세계선수권대회 또는 장애인아시아경기대회부터 적용한다.

국민체육진흥법시행규칙

시행 2015.12.31.
문화체육관광부령 제241호, 2015.12.31., 타법개정

제1조(목적) 이 규칙은 「국민체육진흥법」 및 같은 법 시행령에서 위임된 사항과 그 시행에 필요한 사항을 규정함을 목적으로 한다.

제2조(지방체육진흥계획) ① 지방자치단체의 장이 「국민체육진흥법 시행령」(이하 "영"이라 한다) 제4조제1항 또는 제2항에 따라 해당 지방자치단체의 체육진흥계획을 수립할 때에는 특별시·광역시·도의 교육감(이하 "시·도 교육감"이라 한다) 또는 시·군·구(자치구를 말한다)의 교육장과 협의를 하여야 한다.

② 영 제4조제3항에 따른 해당 연도의 체육 진흥 계획의 보고는 매년 1월 31일까지, 그 추진 실적의 보고는 다음해 1월 31일까지 하여야 한다.

제3조(체육지도자의 배치 면제 등) ① 영 제7조제4항에 따라 체육지도자의 배치 및 운동경기부의 설치를 면제받으려는 공공기관 및 직장의 장은 별지 제1호서식의 신청서를 관할 시장·군수 또는 구청장(자치구의 구청장을 말한다. 이하 같다)에게 제출하여야 한다. (개정 2014.12.31.)

② 영 제7조제6항에 따라 체육동호인조직과 운동경기부의 설치·운영보고, 체육지도자의 배치보고를 하려는 공공기관 및 직장의 장은 별지 제2호서식의 보고서를 관할 시장·군수 또는 구청장에게 제출하여야 한다. (개정 2014.12.31.) (제목개정 2014.12.31.)

제4조(자격검정의 공고 등) ① 「국민체육진흥법」(이하 "법"이라 한다) 제11조의2에 따른 체육지도자 자격검정기관(이하 "자격검정기관"이라 한다)의 장은 자격검정의 실시일부터 1개월 전까지 자격검정의 시행일, 장소, 방법 및 그 밖에 자격검정에 필요한 사항을 자격검정기관의 게시판, 인터넷 홈페이지 또는 그 밖에 효과적인 방법으로 공고하여야 한다.

② 자격검정을 받으려는 사람은 별지 제3호서식에 따른 체육지도자 자격검정 수험원서(전자문서로 된 수험원서를 포함한다)를 자격검정기관에 제출하여야 한다. (전문개정 2014.12.31.)

제5조(자격검정의 방법) ① 영 제10조제1항에 따른 자격검정의 필기시험은 선택형 필기시험을 원칙으로 하되, 필요한 경우 기입형을 혼용할 수 있다.

② 영 제10조제1항에 따른 자격검정의 실기시험 및 구술시험은 다음 각 호의 사항을 중점적으로 평가하되, 실기시험에 합격한 사람에 한하여 구술시험에 응시할 수 있다. 이 경우 청각 및 언어장애인은 수화로 응시하도록 하여야 한다.

1. 실기시험 : 실기기술과 지도능력
2. 구술시험 : 해당 자격종목의 경기규칙과 운영방식의 이해도, 지도자의 적성 및 언어 구사력

③ 영 제10조제1항에 따른 자격검정의 실기시험 및 구술시험의 채점은 해당 자격 종목별로(건강운동관리사의 경우에는 1개의 자격종목이 있는 것으로 본다) 3명 이상의 시험위원이 하여야 한다. (전문개정 2014.12.31.)

제6조(합격의 결정) ① 제5조제1항에 따른 필기시험의 합격자는 과목마다 만점의 40퍼센트 이상을 득점하고 전 과목 평균의 60퍼센트 이상을 득점한 사람으로 한다.

② 제1항에 따른 필기시험 합격자에 한하여 제5조제2항에 따른 실기시험 및 구술시험에 응시할 수 있으며, 실기시험 및 구술시험의 합격자는 실기시험과 구술시험에서 각각 만점의 70퍼센트 이상 득점한 사람으로 한다.

③ 자격검정기관의 장은 자격검정을 마친 후 30일 이내에 그 결과를 자격검정기관의 게시판이나 인터넷홈페이지에 공고하고, 자동응답전화 등을 이용하여 합격자인지 여부를 알 수 있도록 하여야 한다.

④ 자격검정기관의 장은 제1항 및 제2항에 따라 합격자를 결정한 후 10일 이내에 그 결과를 문화체육관광부장관에게 보고하여야 한다. (전문개정 2014.12.31.)

제7조(자격검정위원회의 구성 등) ① 영 제10조제4항에 따른 자격검정위원회(이하 "자격검정위원회"라 한다)는 다음 각 호의 사항을 심의한다.

1. 자격검정의 기본 방침
2. 영 제10조의4에 따른 자격검정계획 및 이를 시행하기 위한 세부 계획에 관한 사항
3. 자격검정 시험의 출제 방침
4. 자격검정 시험의 합격자 결정
5. 그 밖에 자격검정에 필요한 사항으로서 위원장이 자격검정위원회의 회의에 부치는 사항

② 자격검정위원회는 위원장 1명과 부위원장 1명을 포함한 9명 이내의 위원으로 구성한다.
③ 자격검정위원회의 위원장은 자격검정기관의 장이 되고, 부위원장은 위원 중에서 호선(互選)하며, 위원은 체육에 관한 학식과 경험이 풍부한 사람 중에서 자격검정기관의 장이 위촉한다.
④ 위원의 임기는 1년으로 하되, 보궐위원의 임기는 전임위원 임기의 남은 기간으로 한다.
⑤ 자격검정위원회의 사무를 처리하기 위하여 자격검정위원회에 간사 1명을 두되, 간사는 자격검정기관의 직원 중에서 위원장이 임명한다.
⑥ 제1항부터 제5항까지에서 규정한 사항 외에 자격검정위원회의 운영에 필요한 사항은 자격검정위원회의 의결을 거쳐 위원장이 정한다. (전문개정 2014.12.31.)

제8조(위원의 제척·기피·회피) ① 자격검정위원회의 위원이 다음 각 호의 어느 하나에 해당하는 경우에는 그 직무집행에서 제척(除斥)된다.
1. 위원 또는 그 배우자나 배우자이었던 사람이 해당 자격검정의 응시자인 경우
2. 위원이 해당 자격검정의 응시자와 친족관계에 있거나 있었던 경우

② 자격검정의 응시자는 위원에게 공정한 심의를 기대하기 어려운 사정이 있는 경우에는 위원회에 기피신청을 할 수 있고, 위원회는 기피신청이 타당하다고 인정할 때에는 기피의 결정을 한다.
③ 위원은 제1항의 사유에 해당하는 것을 알았거나 제2항의 사유에 해당한다고 판단한 경우에는 스스로 그 심의에서 회피(回避)하여야 한다. (전문개정 2014.12.31.)

제9조(시험위원의 자격) ① 영 제10조제5항에 따른 필기시험의 시험위원은 다음 각 호의 어느 하나에 해당하는 사람이어야 한다.
1. 체육 분야의 박사 학위가 있는 사람
2. 대학 또는 전문대학에서 체육 분야의 조교수 이상으로 재직하고 있거나 재직하였던 사람
3. 체육 분야에서 10년 이상 실무에 종사한 사람으로서 체육분야에 관한 학식과 경험이 풍부하다고 자격검정기관의 장이 인정하는 사람

② 영 제10조제5항에 따른 실기시험 및 구술시험의 시험위원은 다음 각 호의 어느 하나에 해당하는 사람이어야 한다.
1. 해당 체육지도자의 자격이 있는 사람으로서 지도경력이 3년 이상인 사람
2. 대학 또는 전문대학에서 체육 분야의 조교수 이상으로 재직하고 있거나 재직하였던 사람으로서 해당 종목에 대한 지도 경력이 3년 이상인 사람
3. 체육지도자의 자격 종목에 관한 전문성 및 대표성을 확보하고 있는 체육단체 또는 경기단체에 등록된 사람으로서 지도경력이 3년 이상인 사람

③ 자격검정기관의 장은 제1항 및 제2항에 따른 시험위원이나 시험위원이었던 사람이 시험의 공정성을 떨어뜨리거나 자격검정과 관련된 규정 등을 위반하였을 때에는 해당 시험위원을 해촉하거나 앞으로 실시하게 될 자격검정의 시험위원으로 위촉하지 아니하는 등 필요한 조치를 하여야 한다. (전문개정 2014.12.31.)

제10조(자격검정계획의 제출) ① 자격검정기관의 장은 법 제11조의2제2항에 따라 매년 1월 말까지 영 제10조의4에 따른 자격검정계획을 수립하여 문화체육관광부장관에게 제출하여야 한다.
② 자격검정기관의 장은 제1항에 따라 수립된 자격검정계획을 변경하려는 경우에는 자격검정의 실시일부터 1개월 전까지 문화체육관광부장관에게 변경된 자격검정계획을 제출하여야 한다.
③ 자격검정기관의 장은 자격검정계획을 시행하기 위한 세부 계획을 수립하여 제4조제1항에 따른 자격검정의 공고 예정일부터 15일 전까지 문화체육관광부장관에게 제출하여야 한다. (전문개정 2014.12.31.)

제11조(연수과정의 공고 등) ① 법 제11조의2에 따른 체육지도자 연수기관(이하 "연수기관"이라 한다)의 장은 연수과정을 시행하려는 경우 연수과정 시작일부터 1개월 전까지 해당 연수과정을 시행한다는 사실을 연수기관의 게시판, 인터넷 홈페이지 또는 그 밖에 효과적인 방법으로 공고하여야 한다.
② 체육지도자 연수를 받으려는 사람은 별지 제4호서식의 체육지도자 연수지원서(전자문서로 된 연수지원서를 포함한다)를 연수기관에 제출하여야 한다. (전문개정 2014.12.31.)

제12조(연수과정) ① 연수기관의 장은 다음 각 호의 기준을 충족하는 범위에서 문화체육관광부장관의 승인을 받아 연수기간을 정한다.
1. 1급 전문스포츠지도사 및 1급 장애인스포츠지도사 연수과정 : 250시간 이상
2. 1급 생활스포츠지도사 연수과정 : 120시간 이상

3. 2급 전문스포츠지도사, 2급 생활스포츠지도사, 2급장애인스포츠지도사, 유소년스포츠지도사 및 노인스포츠지도사 연수과정 : 90시간 이상
4. 건강운동관리사 연수과정 : 200시간 이상
5. 영 제11조의2제4항에 따른 특별 연수과정 : 40시간 이상

② 연수기관의 장은 영 제11조에 따른 연수과정별로 교과과정을 정하여 문화체육관광부장관의 승인을 받아야 한다. (전문개정 2014.12.31.)

제13조(연수과정의 이수) ① 체육지도자 자격을 취득하려는 사람은 제6조제1항에 따라 필기시험에 합격한 해의 12월 31일부터 3년 이내(「병역법」에 따른 병역 복무를 위하여 군에 입대한 경우의 의무복무 기간은 포함하지 아니한다)에 연수과정을 이수하여야 한다.
② 연수대상자는 연수과정 연수시간의 100분의 90 이상을 참여한 경우에는 해당 연수과정을 이수한 것으로 본다.
③ 연수기관의 장은 해당 연수과정을 마친 후 10일 이내에 연수 이수자 명단 등 연수 결과를 문화체육관광부장관에게 보고하여야 한다. (전문개정 2014.12.31.)

제14조(연수의 중단) ① 연수기관의 장은 연수 대상자가 다음 각 호의 어느 하나에 해당하는 경우에는 운영위원회의 심의를 거쳐 연수를 중단하도록 할 수 있다.
1. 연수 대상자가 다른 사람에게 대리로 연수를 받도록 한 경우
2. 연수를 극히 게을리 한 경우
3. 질병이나 그 밖에 연수 대상자의 특수한 사정으로 인하여 연수를 계속 받을 수 없게 된 경우

② 제1항에 따라 연수 중단 조치를 받은 사람이 체육지도자 자격을 취득하려는 경우에는 해당 연수과정을 처음부터 다시 밟아야 한다.
③ 연수기관의 장은 제1항에 따른 연수 중단 조치를 한 경우에는 10일 이내에 문화체육관광부장관에게 보고하여야 한다. (전문개정 2014.12.31.)

제15조(운영위원회의 구성 등) ① 영 제11조의2제3항에 따른 운영위원(이하 "운영위원회"라 한다)는 다음 각 호의 사항을 심의한다.
1. 연수과정 운영에 관한 기본 방침
2. 영 제11조의3에 따른 연수계획 및 이를 시행하기 위한 세부 계획에 관한 사항
3. 연수과정별 교과과정의 편성과 강사의 선정
4. 연수대상자와 연수이수자의 결정
5. 제14조에 따른 연수의 중단에 관한 사항
6. 그 밖에 연수에 필요한 사항으로서 위원장이 운영위원회의 회의에 부치는 사항

② 운영위원회는 위원장 1명과 부위원장 1명을 포함한 9명 이내의 위원으로 구성한다.
③ 위원상은 연수기관의 장이 되고, 부위원장은 연수기관의 부원장이 되며, 위원은 체육에 관한 학식과 경험이 풍부한 사람 중에서 연수기관의 장이 위촉한다.
④ 위원의 임기는 1년으로 하되, 보궐위원의 임기는 전임위원 임기의 남은 기간으로 한다.
⑤ 운영위원회의 사무를 처리하기 위하여 운영위원회에 간사 1명을 두되, 간사는 연수기관 직원 중에서 위원장이 임명한다.
⑥ 운영위원회 위원의 제척·기피·회피에 관하여는 제8조를 준용한다. 이 경우 "자격검정"은 "연수과정"으로 "응시자"는 "연수대상자"로 본다.
⑦ 제1항부터 제6항까지에서 규정한 사항 외에 운영위원회의 운영에 필요한 사항은 운영위원회의 의결을 거쳐 위원장이 정한다. (전문개정 2014.12.31.)

제16조(연수계획의 제출) ① 연수기관의 장은 법 제11조의2제2항에 따라 매년 2월말까지 영 제11조의3에 따른 연수계획을 수립하여 문화체육관광부장관에게 제출하여야 한다.
② 연수기관의 장은 제1항에 따라 수립된 연수계획을 변경하려는 경우에는 연수 시작 1개월 전까지 문화체육관광부장관에게 제출하여야 한다.
③ 연수기관의 장은 연수계획을 시행하기 위한 세부 계획을 수립하여 제11조제1항에 따른 연수과정 시행의 공고 예정일부터 15일 전까지 문화체육관광부장관에게 제출하여야 한다. (전문개정 2014.12.31.)

제17조(운영세칙) ① 이 규칙에서 정한 것 외에 체육지도자 자격검정에 필요한 사항은 문화체육관광부장관의 승인을 받아 자격

검정기관의 장이 정한다.

② 이 규칙에서 정한 것 외에 체육지도자 연수에 필요한 사항은 문화체육관광부장관의 승인을 받아 연수기관의 장이 정한다. (전문개정 2014.12.31.)

제18조(자격증의 발급) ① 제6조에 따라 자격검정에 합격하고 제13조에 따라 연수과정을 이수하였거나 자격검정이나 연수과정의 일부를 면제받은 사람으로서 체육지도자 자격증을 발급받으려는 사람은 별지 제5호서식의 체육지도자 자격증 발급신청서(전자문서로 된 신청서를 포함한다)를 법 제36조에 따른 서울올림픽기념국민체육진흥공단(이하 "진흥공단"이라 한다)에 제출하여야 한다.

② 진흥공단은 제1항에 따라 신청한 사람이 제6조에 따라 자격검정에 합격하고 제13조에 따라 연수과정을 이수하였거나 면제 대상자인지를 확인한 후 해당 체육지도자 자격증을 발급한다.

③ 제2항에 따른 체육지도자 자격증은 다음 각 호의 구분에 따른다.
1. 전문스포츠지도사 자격증 : 별지 제5호의2서식
2. 생활스포츠지도사 자격증 : 별지 제5호의3서식
3. 건강운동관리사 자격증 : 별지 제5호의4서식
4. 장애인스포츠지도사 자격증 : 별지 제5호의5서식
5. 유소년스포츠지도사 자격증 : 별지 제5호의6서식
6. 노인스포츠지도사 자격증 : 별지 제5호의7서식

④ 진흥공단은 제2항에 따라 체육지도자 자격증을 발급하는 경우에는 발급하려는 자격증의 종류별로 별지 제5호의8서식의 체육지도자 등록부에 기록하여야 한다. (전문개정 2014.12.31.)

제19조(자격증의 재발급 등) 체육지도자 자격증을 발급받은 사람은 다음 각 호의 어느 하나에 해당하여 자격증을 다시 발급받으려고 할 때에는 별지 제5호의9서식의 체육지도자 자격증 재발급 신청서(전자문서로 된 신청서를 포함한다)를 진흥공단에 제출하여야 한다.
1. 자격증을 잃어버렸거나 헐어 못쓰게 된 경우
2. 자격증의 기재사항이 변경된 경우 (전문개정 2014.12.31.)

제20조(수수료) ① 법 제11조제3항에 따른 수수료의 금액은 실비(實費)를 고려하여 문화체육관광부장관이 정한다.

② 제1항에 따른 해당 수수료는 자격검정기관, 연수기관 및 진흥공단에 현금 또는 정보통신망을 이용한 전자화폐·전자결제 등의 방법으로 내야 한다.

③ 자격검정기관 또는 연수기관은 다음 각 호의 어느 하나에 해당하는 경우에는 제2항에 따라 받은 수수료의 전부 또는 일부를 다음 각 호의 구분에 따라 반환하여야 한다.
1. 수수료를 과오납한 경우 : 과오납한 금액 전액
2. 자격검정기관의 귀책사유로 자격검정에 응시하지 못한 경우 : 자격검정 응시수수료 전액
3. 연수기관의 귀책사유로 연수를 받지 못한 경우 : 연수 수수료 전액
4. 자격검정 또는 연수 시작일 3일 전까지 접수를 취소하는 경우 : 문화체육관광부장관이 정하는 금액 (전문개정 2014.12.31.)

제21조(자격검정기관 등에 대한 평가) 문화체육관광부장관은 자격검정기관 및 연수기관에 대하여 법 제11조의3에 따라 그 지정일부터 3년마다 다음 각 호의 사항을 평가하여야 한다.
1. 자격검정기관 : 영 제10조의3제1항에 따른 자격검정기관 지정요건의 충족 여부 및 영 제10조의4에 따른 자격검정계획의 시행에 관한 사항
2. 연수기관 : 영 제11조의2제1항에 따른 연수기관 지정요건의 충족 여부 및 영 제11조의3에 따른 연수계획의 시행에 관한 사항 (전문개정 2014.12.31.)

제22조(위반행위별 처분 기준) 법 제11조의4제2항에 따른 위반행위별 처분 기준은 별표 1과 같다. (전문개정 2014.12.31.)

제23조(체육지도자의 자격취소 등) ① 법 제12조제1항에 따라 체육지도자 자격이 취소된 사람은 같은 조 제4항에 따라 자격이 취소된 날부터 30일 이내에 해당 자격증을 우편 또는 그 밖의 방법으로 문화체육관광부장관에게 반납하여야 한다.

② 법 제12조제5항에 따른 행정처분의 세부적인 기준은 별표 4와 같다. (개정 2015.8.12.) (전문개정 2014.12.31.)

제24조(대한민국체육상) ① 영 제13조제1항에 따른 대한민국체육상(이하 "체육상"이라 한다)의 종류는 경기상, 연구상, 지도상, 심판상, 공로상, 진흥상, 극복상 및 특수체육상으로 한다. (개정 2014.10.2.)

② 체육상의 시상은 매년 체육의 날이 속하는 달에 한다.

③ 수상자에게는 상장과 부상을 수여한다. (제25조에서 이동 (2015.8.12.))

제24조의2 삭제 (2014.12.31.)

제25조(체육상 수상 대상자의 추천) ① 제24조에 따른 체육상 수상 대상자는 다음 각 호에 해당하는 기관 또는 단체의 장이 추천한다. (개정 2012.4.5., 2015.8.12.)
  1. 중앙행정기관의 장, 시·도지사, 시·도 교육감
  2. 전문대학 이상의 학교 및 이에 준하는 각종 학교의 장
  3. 그 밖에 문화체육관광부장관이 인정하는 체육단체 또는 체육관계 학술단체의 장

② 제1항에 따라 체육상 수상 대상자를 추천하려면 별지 제6호서식의 추천서에 다음 각 호의 서류를 첨부하여 문화체육관광부장관에게 제출하여야 한다. (개정 2012.4.5., 2015.8.12.)
  1. 별지 제6호의2서식의 공적조서 2부
  2. 공적을 증명하는 자료 1부 (제26조에서 이동, 종전 제25조는 제24조로 이동 (2015.8.12.))

제26조(수상자의 결정) ① 문화체육관광부장관은 체육상 시상을 할 때마다 체육상심사위원회를 구성하여 그 심사를 거쳐 체육상 수상자를 결정한다.
② 체육상심사위원회는 체육에 관한 학식과 경험이 풍부하고 덕망이 있는 사람 중에서 문화체육관광부장관이 임명하거나 위촉하는 26명 이내의 위원으로 구성한다. (제27조에서 이동, 종전 제26조는 제25조로 이동 (2015.8.12.))

제26조의2(생활능력이 없는 정도의 장애인) 영 제15조의3제5항 각 호 외의 부분 및 같은 조 제6항에서 "문화체육관광부령으로 정하는 생활능력이 없는 정도의 장애인"이란 별표 5의 장애구분표에 해당하는 심신장애가 있는 사람을 말한다. (본조신설 2015.8.12.)

제26조의3(대한민국체육유공자 등의 지정) ① 영 제15조의4제1항에 따라 대한민국체육유공자 및 그 유족 또는 가족으로 지정받으려는 사람은 별지 제7호서식의 지정신청서에 다음 각 호의 서류를 첨부하여 문화체육관광부장관에게 제출하여야 한다. 다만, 고령, 부상, 질병, 신체적·정신적 장애 또는 그 밖의 부득이한 사유로 직접 지정 신청을 하기 어려운 경우에는 가족 또는 대리인이 대한민국체육유공자 및 그 유족 또는 가족의 지정을 신청할 수 있다.
  1. 대한민국체육유공자 지정 대상자가 국가대표선수 또는 그 지도자로서 소속하였던 단체(대한체육회, 대한장애인체육회 또는 경기단체를 말한다)의 장이 발행한 국가대표선수 또는 그 지도자로 훈련이나 국제경기대회(대한민국체육유공자 지정 대상자가 중증장애를 입거나 사망하게 된 원인이 된 사건이 발생한 훈련 또는 국제경기대회를 말한다)에 참가하였다는 확인서(대한민국체육유공자의 지정 신청을 하는 경우에만 제출한다)
  2. 「장애인복지법」에 따른 장애등급 1급 또는 2급에 해당하는 대한민국체육유공자 지정 대상자의 장애(국제경기대회의 경기, 훈련 또는 이를 위한 지도 중에 입은 장애로 장애등급이 변경되어 같은 법에 따른 장애등급 1급 또는 2급의 장애를 갖게 된 경우를 포함한다)가 경기, 훈련 또는 이를 위한 지도 중에 일어난 사고 등이 원인이 되어 발생했는지에 대한 의료기관 소견서(대한민국체육유공자의 지정 신청을 하는 경우에만 제출한다)
  3. 신청인의 가족관계기록사항에 관한 증명서 1통
  4. 제적등본 1통(가족관계기록사항에 관한 증명서를 통하여 대한민국체육유공자 또는 그 지정 대상자와의 관계를 확인할 수 없는 경우에만 제출한다)
  5. 신청인의 사진(3센티미터× 4센티미터) 1매
  6. 사실혼 관계를 증명할 수 있는 서류 1통(신청인이 대한민국체육유공자 또는 그 지정 대상자와 사실혼 관계에 있는 경우에만 제출한다)
  7. 대한민국체육유공자 또는 그 지정 대상자를 주로 부양하거나 양육한 사실을 증명할 수 있는 서류 1통(신청인이 대한민국체육유공자 또는 그 지정 대상자를 주로 부양하거나 양육한 사실이 있는 경우에만 제출한다)

② 경기단체의 장이 제1항제1호에 따른 확인서를 발행하려는 경우에는 대한체육회장 또는 대한장애인체육회장의 확인을 받아야 한다.
③ 문화체육관광부장관은 제1항제2호에 따라 제출된 의료기관 소견서의 보완이 필요한 경우에는 법 제14조의2제3항에 따른 국가대표선수보상심사위원회(이하 "보상심사위원회"라 한다)의 심의·의결을 거쳐 의료기관 소견서를 추가로 제출하도록 요구할 수 있다.
④ 제1항에 따른 지정 신청을 받은 문화체육관광부장관은 「전자정부법」 제36조제1항에 따른 행정정보의 공동이용을 통하여 신청인의 주민등록표 등본 및 장애인등록증(신청인이 영 제15조의2제1항제2호에 따른 대한민국체육유공자 지정 대

상자인 경우로 한정한다)을 확인하여야 한다. 다만, 신청인이 확인에 동의하지 아니하는 경우에는 이를 첨부하도록 하여야 한다.

⑤ 문화체육관광부장관은 대한민국체육유공자, 그 유족 또는 가족으로 지정하려는 경우에는 보상심사위원회의 심의·의결을 거쳐야 한다. 다만, 영 제15조의3에 따른 대한민국체육유공자의 유족 또는 가족에 해당하는 사실이 가족관계기록사항에 관한 증명서나 제적등본 등 공적인 기록에 의하여 객관적인 사실로 확인되는 경우에는 보상심사위원회의 심의·의결을 거치지 아니할 수 있다.

⑥ 문화체육관광부장관은 제5항에 따라 지정된 대한민국체육유공자에 대하여 대한민국체육유공자 증서를 발급하여야 하고, 대한민국체육유공자나 그 유족 중 영 제15조의7제3항에 따른 선순위자 1명에게 대한민국체육유공자증 및 대한민국체육유공자유족증을 발급하여야 한다.

⑦ 제1항부터 제6항까지에서 규정한 사항 외에 대한민국체육유공자 등의 지정에 필요한 사항은 문화체육관광부장관이 정한다. (본조신설 2015.8.12.)

제26조의4(신상 변동신고) 영 제15조의5제1항제9호에서 "문화체육관광부령으로 정하는 신상 변동이 있는 경우"란 다음 각 호의 어느 하나에 해당하는 경우를 말한다.
1. 연금을 지급받고 있는 사람의 사망으로 인하여 다음 순위자가 연금을 지급받으려는 경우
2. 대한민국체육유공자를 주로 부양·양육한 사람의 변동으로 연금 수급자나 선순위 유족의 변동이 있는 경우
3. 같은 순위 유족 간의 협의에 의하여 연금 수급자의 변동이 있는 경우 (본조신설 2015.8.12.)

제26조의5(연금 및 수당) ① 영 제15조의7제1항 및 제2항에 따라 월별로 지급하는 연금의 지급액은 다음 각 호와 같다.
1. 영 제15조의2제1항제1호에 따른 대한민국체육유공자의 유족 및 같은 항 제2호에 따른 대한민국체육유공자가 사망한 경우의 유족 : 「통계법」 제17조에 따라 통계청장이 지정통계로 지정한 가계동향조사에 따른 전년도 전체 가구의 월평균 가계소비지출액의 100분의 50(유족이 미성년 자녀 또는 미성년 제매인 경우에는 100분의 60)의 범위에서 문화체육관광부장관이 정하여 고시하는 금액
2. 영 제15조의2제1항제2호에 따른 대한민국체육유공자
   가. 장애등급 1급 : 「통계법」 제17조에 따라 통계청장이 지정통계로 지정한 가계동향조사에 따른 전년도 전체 가구의 월평균 가계소비지출액의 100분의 90의 범위에서 문화체육관광부장관이 정하여 고시하는 금액
   나. 장애등급 2급 : 「통계법」 제17조에 따라 통계청장이 지정통계로 지정한 가계동향조사에 따른 전년도 전체 가구의 월평균 가계소비지출액의 100분의 80의 범위에서 문화체육관광부장관이 정하여 고시하는 금액

② 영 제15조의7제2항 전단 및 후단에서 "문화체육관광부령으로 정하는 생활능력이 없는 정도의 장애"란 별표 5의 장애구분표에 해당하는 심신장애를 말한다.

③ 문화체육관광부장관은 영 제15조의7제4항에 따른 생활조정수당을 다음 각 호의 기준에 따라 지급한다.
1. 가족이 3명 이하인 경우
   가. 「국민기초생활 보장법」 제7조제1항제1호에 따른 생계급여 또는 같은 항 제3호에 따른 의료급여의 수급자인 경우 : 월 200,000원
   나. 대상자가 「국민기초생활 보장법」 제2조제10호에 따른 차상위계층(같은 법 제7조제1항제2호에 따른 주거급여 또는 같은 항 제4호에 따른 교육급여의 수급자를 포함한다)인 경우 : 월 150,000원
2. 가족이 4명 이상인 경우
   가. 대상자가 「국민기초생활 보장법」 제7조제1항제1호에 따른 생계급여 또는 같은 항 제3호에 따른 의료급여의 수급자인 경우 : 월 250,000원
   나. 대상자가 「국민기초생활 보장법」 제2조제10호에 따른 차상위계층(같은 법 제7조제1항제2호에 따른 주거급여 또는 같은 항 제4호에 따른 교육급여의 수급자를 포함한다)인 경우 : 월 200,000원

④ 문화체육관광부장관은 제3항에 따른 생활조정수당을 지급하는 경우에는 영 제15조의7제4항 각 호에 해당하는 사람이 제3항에 따른 지급대상자인지 여부를 확인하기 위하여 관련 기관에 필요한 자료의 제출을 요청할 수 있다. 이 경우 자료제출을 요청받은 기관은 특별한 사정이 없으면 요청에 따라야 한다.

⑤ 영 제15조의7제5항에 따른 간호수당은 보상심사위원회의 심의를 거쳐 다른 사람의 보호 없이는 활동이 어렵다고 인정된 사람에게 다음 각 호의 구분에 따라 지급한다. 다만, 「장애인활동 지원에 관한 법률」 제16조제1항제1호에 따른 활동보조를 제공받는 사람에 대해서는 지급하지 아니한다.

1. 「장애인복지법」에 따른 장애등급 1급에 해당하는 사람으로서 다른 사람의 보호 없이는 활동이 어려운 사람 : 월 2,100,000원
2. 「장애인복지법」에 따른 장애등급 2급에 해당하는 사람으로서 다른 사람의 보호 없이는 활동이 어려운 사람 : 월 1,400,000원 (본조신설 2015.8.12.)

제26조의6(사망위로금) ① 영 제15조의8에 따른 사망위로금의 지급액은 다음 각 호와 같다.
1. 대한민국체육유공자가 「장애인복지법」에 따른 장애등급 1등급에 해당한 경우 : 1,504,000원
2. 대한민국체육유공자가 「장애인복지법」에 따른 장애등급 2등급에 해당한 경우 : 927,000원
② 제1항에 따른 사망위로금을 지급받으려는 사람은 문화체육관광부장관이 정하는 서류를 문화체육관광부장관에게 제출하여야 한다. (본조신설 2015.8.12.)

제26조의7(의료지원) ① 문화체육관광부장관은 대한민국체육유공자가 그 상이처(傷痍處)와 관련하여 병원의 진료를 받고 진료비를 납부한 경우에는 그 진료비의 전부 또는 일부를 예산의 범위에서 지원할 수 있다. 이 경우 대한민국체육유공자가 납부한 진료비에 대하여 보험금 등을 지급받을 수 있는 경우에는 그 지급 금액을 제외한 금액에 대하여 지원할 수 있다.
② 제1항에 따라 진료비 지원을 받으려는 사람은 병원이 발행한 진단서 등 상이처에 대하여 진료를 받았음을 입증할 수 있는 서류와 진료비 영수증 등 진료비를 납부하였음을 증명하는 서류를 문화체육관광부장관에게 제출하여야 한다.
③ 문화체육관광부장관은 대한민국체육유공자가 그 상이처의 수술 또는 그 상이처로 인하여 발생한 질환으로 인하여 보철구가 필요하다는 의료기관의 소견서에 따라 보철구의 구입비 또는 수리비를 지불한 경우에는 보철구의 구입·수리비의 전부 또는 일부를 예산의 범위에서 지원할 수 있다. 이 경우 대한민국체육유공자가 지불한 보철구의 구입·수리비에 대하여 보험금 등을 지급받을 수 있는 경우에는 그 지급 금액을 제외한 금액에 대하여 지원할 수 있다.
④ 제3항에 따라 보철구의 구입비 또는 수리비 지원을 받으려는 사람은 보철구가 필요하다는 의료기관의 소견서와 보철구의 구입·수리비 영수증을 문화체육관광부장관에게 제출하여야 한다.
⑤ 제1항부터 제4항까지에서 규정한 사항 외에 의료지원에 필요한 사항은 문화체육관광부장관이 정한다. (본조신설 2015.8.12.)

제26조의8(교육지원) ① 영 제15조의10제1항에 따른 교육지원을 받으려는 사람은 문화체육관광부장관에게 대한민국체육유공자나 그 배우자(제15조의2제1항제1호에 해당하는 대한민국체육유공자의 배우자로 한정한다. 이하 이 조에서 같다) 또는 자녀임을 확인하는 서류를 발급받아 배정·입학원서와 함께 교육장, 특별시·광역시·도 또는 특별자치도의 교육감 또는 학교장에게 제출하여야 한다.
② 문화체육관광부장관은 대한민국체육유공자, 그 배우자 및 자녀(30세 이전에 교육기관에 취학하는 자녀로 한정한다. 이하 이 조에서 같다)가 영 제15조의10제2항 각 호의 교육기관에 취학하는 경우 수업료, 입학금, 기성회비 및 그 밖의 학비(이하 이 조에서 "수업료등"이라 한다)를 지원한다. 다만, 대한민국체육유공자의 자녀가 대학, 원격대학 형태외 평생교육시설 및 전문대학 이상의 학위 취득에 필요한 학점이 인정되는 학습과정을 운영하는 교육훈련기관(이하 "대학등"이라 한다)으로서 사립인 대학등에서 교육을 받는 경우에는 수업료등의 2분의 1만 지원한다.
③ 제2항에 따른 수업료등의 지원연한은 다음 각 호의 기준에 따른다.
1. 영 제15조의10에 따라 교육지원의 대상이 되는 대한민국체육유공자, 그 배우자에게는 그가 다니는 교육기관을 수료하거나 졸업할 때까지(교육지원 대상자가 해당 교육기관이나 다른 교육기관에 입학·재입학·편입학 또는 전입학하는 경우에도 또한 같다)
2. 영 제15조의10에 따라 교육지원의 대상이 되는 자녀에게는 다음 각 목의 구분에 따른 연한까지
  가. 수업연한이 있는 교육기관에 다니는 교육지원 대상자의 경우 교육관계 법령이나 해당 교육기관의 학칙에서 정하는 수업연한(수업연한 내에 있는 계절학기는 제외한다). 다만, 교육지원 대상자가 해당 교육기관이나 다른 교육기관에 입학·재입학·편입학 또는 전입학하는 학교의 수업연한에서 이전 학교에서 지원받은 수업연한을 제외하고 남은 수업연한에 대하여 수업료등을 지원한다.
  나. 수업연한이 없는 교육기관에 다니는 교육지원 대상자의 경우에는 문화체육관광부장관이 정하여 고시하는 연한
④ 문화체육관광부장관은 대한민국체육유공자, 그 배우자 및 자녀가 영 제15조의10제2항 각 호의 교육기관에 재학 중인 경우에는 다음 각 호에 따른 학습보조비를 지원한다.
1. 중학교, 그 밖에 이에 준하는 학교 : 반기별 60,000원
2. 고등학교, 그 밖에 이에 준하는 학교 : 반기별 70,000원

3. 특수학교(중학교 및 고등학교에 준하는 과정에 한정한다) : 반기별 350,000원
4. 대학, 그 밖에 이에 준하는 고등교육기관 및 학점이 인정되는 교육훈련기관 : 반기별 115,000원

⑤ 제2항에 따라 수업료등을 지원받으려는 자는 문화체육관광부장관이 정하는 양식의 신청서에 수업료등 납부영수증 등 수업료등의 납부 사실을 확인할 수 있는 서류와 성적증명서(대학생인 경우만 해당한다)를 첨부하여 문화체육관광부장관에게 제출하여야 한다. 이 경우 문화체육관광부장관은 교육지원 대상자가 실제로 부담한 수업료등을 확인하기 위하여 교육기관의 장 등에게 필요한 자료를 제출할 것을 요청할 수 있다.

⑥ 문화체육관광부장관은 제2항 및 제4항에도 불구하고 대학등에 다니는 대한민국체육유공자의 자녀가 다음 각 호의 어느 하나에 해당하는 경우에는 수업료등의 전부 또는 일부를 지원하지 아니할 수 있고, 대학등에 다니는 대한민국체육유공자의 자녀가 제1호 또는 제2호에 해당하는 경우에는 학습보조비의 전부 또는 일부를 지원하지 아니할 수 있다.
1. 직전 학기 평균 성적이 만점의 70퍼센트 미만인 경우
2. 문화체육관광부장관 또는 해당 교육기관의 장이 대한민국체육유공자의 가족 또는 유족으로서 품위를 손상하였다고 인정하는 경우
3. 다른 법령에 따라 수업료등에 해당하는 금액을 감면받거나 보조받은 경우

⑦ 제2항에 따른 수업료등은 교육기관이 정하는 학기에 따라 학기별로 지급하되, 지급방법 및 절차 등에 관하여 필요한 사항은 문화체육관광부장관이 정한다. (본조신설 2015.8.12.)

제26조의9(취업지원) ① 문화체육관광부장관은 영 제15조의11제1항에 따라 직업능력개발훈련시설에서 직업능력개발훈련을 받는 대한민국체육유공자 및 그 배우자와 자녀가 취업에 필요한 자격이나 능력을 개발하려는 경우에는 월 40,000원의 장려금을 지급한다. 이 경우 문화체육관광부장관은 영 제15조의11제1항에 따라 직업능력개발훈련을 받는 대한민국체육유공자 및 그 배우자와 자녀가 직업능력개발훈련 외에 정보화, 어학 등에 관한 수강을 통하여 취업에 필요한 자격이나 능력을 개발하려는 경우에는 최초 신청시부터 36개월 동안 다음 각 호의 구분에 따라 장려금을 추가로 지급한다.
1. 대한민국체육유공자 본인 : 연간 500,000원 이내에서 수강료의 2분의 1에 해당하는 금액
2. 대한민국체육유공자의 배우자 및 자녀 : 연간 250,000원 이내에서 수강료의 2분의 1에 해당하는 금액

② 제1항에서 규정한 사항 외에 취업지원에 필요한 사항은 문화체육관광부장관이 정한다. (본조신설 2015.8.12.)

제26조의10(요양지원에 대한 보조) 문화체육관광부장관은 영 제15조의14제1항에 따라 「노인장기요양보험법」 제23조제1항제1호 또는 제2호에 따른 재가급여나 시설급여를 받는 대한민국체육유공자 및 그 배우자, 대한민국체육유공자의 유족 중 부모에 대하여 본인이 부담하여야 할 비용의 100분의 80의 범위에서 그 비용을 보조할 수 있다. (본조신설 2015.8.12.)

제26조의11(고궁 등의 이용지원) ① 영 제15조의14제2항에 따라 무료 또는 할인된 요금으로 이용할 수 있는 시설의 종류와 그 요금(일반관람에 대한 요금으로 한정한다)의 감면율은 다음 각 호와 같다.
1. 고궁 및 능원 : 100분의 100
2. 국·공립 공원 : 100분의 100
3. 독립기념관 : 100분의 100
4. 전쟁기념관 : 100분의 100
5. 국·공립 박물관 및 미술관 : 100분의 100
6. 국·공립 수목원 : 100분의 100
7. 국·공립 자연휴양림 : 100분의 100
8. 국·공립 공연장(대관공연은 제외한다) : 100분의 50
9. 국·공립 공공체육시설 : 100분의 50

② 대한민국체육유공자 등이 제1항에 따라 시설을 무료 또는 할인된 요금으로 이용하려는 경우 제26조의3제6항에 따른 대한민국체육유공자증 또는 대한민국체육유공자유족증을 해당 시설의 관리인에게 내보여야 한다. (본조신설 2015.8.12.)

제26조의12(국가 등에서 일상적으로 공무에 종사하는 직원) 영 제15조의17제1항제4호에서 "문화체육관광부령으로 정하는 직원"이란 「공무원연금법 시행령」 제2조의 적용을 받는 사람을 말한다. (본조신설 2015.8.12.)

제27조
(종전 제27조는 제26조로 이동 (2015.8.12.))

제27조의2(인증의 종류와 방법 등) ① 법 제16조의2제1항에 따른 생활체육 활동 및 체력에 대한 인증의 종류는 다음 각 호와 같다.
1. 체력 인증 : 체력 항목에 대한 측정값을 기준으로 체력 수준을 평가하여 인증하는 것

2. 스포츠활동 인증 : 스포츠 활동량 및 신체 활동량의 목표 수준을 정하고 일정한 기간 후에 그 목표 달성 수준을 평가하여 인증하는 것

② 제1항에 따른 인증 종류별 인증의 방법은 다음 각 호와 같다.

1. 체력 인증 : 근력, 지구력 등의 체력 항목에 대한 측정값의 수준에 따라 3개 등급으로 구분하여 인증
2. 스포츠활동 인증 : 스포츠 활동량 및 신체 활동량의 목표 달성 수준에 따라 3개 등급으로 구분하여 인증

③ 제2항에 따른 인증의 등급별 기준에 대해서는 문화체육관광부장관이 정한다.

(본조신설 2015.5.29.) (시행일 : 2017.1.1.) 제27조의2의 개정규정 중 스포츠활동 인증에 관한 부분

제27조의3(인증의 절차) ① 제27조의2에 따라 인증을 받으려는 사람은 받으려는 인증의 종류를 표시하여 법 제16조의2제2항에 따른 인증기관에 별지 제7호의2서식의 생활체육 활동 및 체력 인증 신청서를 제출하여야 한다.

② 법 제16조의2제2항에 따른 인증기관은 제1항에 따라 인증을 신청한 사람의 체력 수준이나 목표 달성 수준을 평가한 후 제27조의2제3항에 따라 문화체육관광부장관이 정하는 인증의 등급별 기준에 따라 생활체육 활동 및 체력에 대한 인증을 하여야 한다.

③ 인증기관은 제2항에 따른 인증을 하는 경우에는 신청한 인증의 종류에 따라 별지 제7호의3서식의 체력 인증서 또는 별지 제7호의4 서식의 스포츠활동 인증서를 발급하여야 한다.

(본조신설 2015.5.29.) (시행일 : 2017.1.1.) 제27조의3의 개정규정 중 스포츠활동 인증에 관한 부분

제27조의4(인증기관 지정신청서 등) ① 영 제16조의3제1항에 따른 인증기관 지정신청서는 별지 제7호의5서식에 따른다.

② 영 제16조의3제3항에 따른 인증기관 지정서는 별지 제7호의6서식에 따른다. (본조신설 2015.5.29.)

제27조의5(인증기관 취소 등의 기준) 법 제16조의2제4항에 따른 행정처분의 세부적인 기준은 별표 5의2와 같다. (본조신설 2015.5.29.)

제28조(우수 생산업체의 지정 절차) 문화체육관광부장관은 법 제17조제2항에 따라 체육 용구 · 기자재(이하 "체육용구등"이라 한다)를 생산하는 우수업체를 지정하려면 지정 대상 업종과 지정 신청 절차 등을 미리 공고하여야 한다. (개정 2012.8.29.) (제8조에서 이동 (2012.4.5.))

제29조(우수 생산업체 지정 등의 고시) 문화체육관광부장관은 체육용구등을 생산하는 우수 업체를 지정하거나 지정내용을 변경한 경우 또는 지정을 취소한 때에는 그 사실을 관보에 게재하여 고시하여야 한다. (제9조에서 이동 (2012.4.5.))

제30조(자금의 융자 절차 등) ① 문화체육관광부장관은 법 제17조제2항 및 제3항에 따라 국민체육진흥기금(이하 "기금"이라 한다)에서 자금을 융자하려면 융자의 한도액을 정하여 미리 공고하여야 한다.

② 법 제17조제2항 및 제3항에 따라 자금을 융자받으려면 진흥공단에 융자 신청을 하여야 한다. (개정 2014.12.31.) (제10조에서 이동 (2012.4.5.))

제31조(기금의 관리 · 운용) ① 법 제22조제1항, 제2항 및 제4항에 따라 기금으로부터 보조나 출연을 받으려면 매 회계연도 4월 20일까지 진흥공단에 다음 연도의 기금 지원 신청서를 제출하여야 한다. (개정 2015.4.29.)

② 제1항에 따라 보조를 받은 자는 그 사업이 종료된 후 30일 이내에 사업 실적과 정산서를 진흥공단에 제출하여야 한다. (제11조에서 이동 (2012.4.5.))

제31조의2(지원 대상사업) 법 제22조제2항제2호 후단에 따른 지원 대상사업은 다음 각 호의 사업을 말한다.

1. 체육진흥투표권 발행 대상 운동경기를 주최하는 단체(이하 "주최단체"라 한다)의 프로스포츠 활성화 사업
2. 체육진흥투표권 발행 대상 종목의 유소년 및 아마추어 스포츠 활성화 사업
3. 주최단체의 은퇴선수 지원 및 부상선수 재활 사업
4. 체육진흥투표권 비발행 대상 종목 선수의 육성 사업
5. 체육진흥투표권 비발행 대상 종목의 경기 여건 개선 사업
6. 스포츠 공정성 인식 제고를 위한 교육 사업
7. 도핑, 승부조작 등 부정행위 방지 사업 (본조신설 2015.4.29.)

제31조의3(체육 · 문화예술 사업의 배분 비율) 영 제23조의2제1항제3호에 따라 배분되는 체육 · 문화예술 사업에 대한 지원금은 다음 각 호의 비율로 배분한다.

1. 체육 분야 : 해당 연도 지원금의 100분의 70
2. 문화예술 분야 : 해당 연도 지원금의 100분의 30 (본조신설 2015.4.29.)

제32조(부가금 수납 관련 서류) 영 제25조제3항에 따른 부가금수납명세서는 별지 제8호서식에 따른다. (개정 2012.4.5.) (제12

조에서 이동 (2012.4.5.))

제33조(체육진흥투표권의 기재사항) 영 제28조제5항에서 "문화체육관광부령으로 정하는 사항"이란 다음 각 호의 사항을 말한다. (개정 2012.1.6.)
1. 법 제24조에 따른 체육진흥투표권 발행사업자인 진흥공단의 명칭 및 법 제25조제1항에 따른 수탁사업자(이하 "수탁사업자"라 한다)의 명칭
2. 해당 체육진흥투표권의 발행회차
3. 법 제27조제1항에 따른 환급금의 지급 대상이 되는 체육진흥투표권 적중자의 등위, 등위 결정 방법 및 등위별 환급금 지급 비율에 관한 사항
4. 체육진흥투표권 적중자에 대한 환급금 지급 기한(환급금 지급 개시일부터 1년) 및 지급 방식
5. 체육진흥투표권 발행 대상 운동경기의 결과 공고방식
6. 판매된 체육진흥투표권의 환불 금지에 관한 사항
7. 「청소년보호법」 제2조제1호에 따른 청소년에 대한 체육진흥투표권 판매 금지와 환급금 지급 금지에 관한 사항
8. 구매 상한액 준수 등 체육진흥투표권의 건전한 이용에 관한 사항 (제13조에서 이동 (2012.4.5.))

제34조(운동경기 주최단체의 지정 신청 등) ① 영 제29조에 따라 주최단체로 지정을 받으려면 신청서에 다음 각 호의 서류를 첨부하여 문화체육관광부장관에게 제출하여야 한다. (개정 2012.1.6., 2015.4.29., 2015.12.30.)
1. 체육진흥투표권 발행 대상 운동경기 개최계획서
2. 해당 단체의 대표자(법인인 경우에는 대표자와 임원)의 성명·주소 및 생년월일 등을 적은 서류
3. 정관 또는 이에 준하는 내부 규정
4. 인적 구성 등 조직에 관한 사항을 파악할 수 있는 서류
5. 영 제29조제1호 각 목에 따른 주최단체의 요건을 모두 갖추고 있음을 증명할 수 있는 서류
② 제1항에 따른 신청서를 제출받은 담당 공무원은 「전자정부법」 제36조제1항에 따른 행정정보의 공동이용을 통하여 법인 등기사항증명서(법인인 경우만 해당한다)를 확인하여야 한다. (개정 2012.1.6.)
③ 문화체육관광부장관은 주최단체를 지정하였을 때에는 주최단체의 명칭, 사무소의 소재지에 관한 사항을 관보에 고시하여야 한다. (제14조에서 이동 (2012.4.5.))

제35조(운동경기 결과의 통지 등) 주최단체는 해당 체육진흥투표권 발행 대상 운동경기가 끝나면 그 결과를 확인하여 지체 없이 진흥공단과 수탁사업자에게 통지하여야 한다. 다만, 영 제29조제3호의 운동경기에 대해서는 수탁사업자가 해당 대상 운동경기의 결과를 지체 없이 확인하여 공고하여야 한다. (제15조에서 이동 (2012.4.5.))

제36조(체육진흥투표 적중자의 등위별 비율) ① 영 제33조제2항제1호에서 "문화체육관광부령으로 정하는 체육진흥투표 적중자 등위별 비율"이란 다음 각 호의 비율을 말한다. 다만, 영 제26조제1항제2호부터 제4호까지의 규정에 따른 점수식·혼합식 및 특별식 체육진흥투표 적중자는 제외한다.
1. 1등 적중자에게만 환급금을 지급하는 것으로 체육진흥투표권이 발행된 경우 : 100분의 100
2. 1등 및 2등 적중자에게 환급금을 지급하는 것으로 체육진흥투표권이 발행된 경우
   가. 1등 : 100분의 60
   나. 2등 : 100분의 40
3. 3개 등위 이상의 적중자에게 환급금을 지급하는 것으로 체육진흥투표권이 발행된 경우 : 진흥공단이 문화체육관광부장관의 승인을 받아 정하는 비율(1등 적중자의 등위별 비율은 환급금의 100분의 60을 초과할 수 없다)
② 영 제26조제1항제2호부터 제4호까지의 규정에 따른 점수식·혼합식 및 특별식 체육진흥투표 적중자의 등위별 비율은 진흥공단이 문화체육관광부장관의 승인을 받아 정한다. (제16조에서 이동 (2012.4.5.))

제37조 삭제 (2015.4.29.)

제38조 삭제 (2015.4.29.)

제39조(수탁사업자의 사업계획 내용) 영 제38조제2항제11호에서 "문화체육관광부령으로 정하는 사항"이란 다음 각 호의 사항을 말한다. (개정 2012.1.6.)
1. 「청소년보호법」 제2조제1호에 따른 청소년에 대한 체육진흥투표권 판매 금지 등 청소년 보호에 관한 사항
2. 체육진흥투표권 발행사업의 매출액 조작 방지 등 사업의 투명성 확보에 관한 사항
3. 체육진흥투표권 발매의 인증방법에 관한 사항

4. 주최단체와의 협조에 관한 사항 (제19조에서 이동 (2012.4.5.))

제39조의2(선수의 도핑 검사) ① 법 제35조에 따른 한국도핑방지위원회(이하 "도핑방지위원회"라 한다)는 법 제35조의2에 따른 도핑 검사를 위하여 매년 도핑 검사 대상자, 검사 일정 등이 포함된 도핑 검사 계획을 수립한 후 이에 따라 도핑 검사를 실시하여야 한다.

② 도핑방지위원회는 제1항에 따라 도핑검사를 실시하려는 때에는 검사 대상 선수와 해당 경기단체에 도핑 검사에 필요한 협조를 요청할 수 있다. 이 경우 해당 선수와 경기단체는 이에 협조하여야 한다.

③ 제1항 및 제2항에서 규정한 사항 외에 도핑 검사의 절차, 방법, 결과 관리 등에 필요한 사항은 도핑방지위원회가 정한다. (본조신설 2015.9.25.)

제40조(부정행위자의 신고 등) ① 법 제45조의2제1항 각 호의 어느 하나에 해당하는 자를 관계 행정기관, 진흥공단 또는 수탁사업자에게 신고하려는 자는 별지 제9호서식의 불법스포츠도박 및 경기 부정행위 신고서(전자문서로 된 신고서를 포함한다)에 신고내용을 증명할 수 있는 자료(전자문서를 포함한다)를 첨부하여 관계 행정기관, 진흥공단 또는 수탁사업자에게 제출하여야 한다.

② 제1항에 따라 신고를 받은 관계 행정기관 및 수탁사업자는 그 신고내용을 진흥공단에 알려야 한다.

③ 제1항에 따라 신고를 받거나 제2항에 따라 신고내용을 통보받은 진흥공단은 그 신고내용을 별지 제10호서식의 신고접수대장에 기록·보존하여야 한다.

④ 진흥공단은 제1항에 따라 접수받거나 제2항에 따라 통보받은 신고내용을 검토하여 수사기관에 수사를 의뢰하여야 하며, 수사를 의뢰하지 아니하는 경우에는 제3항에 따른 신고접수대장에 그 사유를 적어야 한다. (본조신설 2012.8.29.)

제41조(포상금지급심사위원회) 법 제45조의2에 따른 포상금 지급에 관한 사항을 심의하기 위하여 진흥공단에 포상금지급심사위원회를 둘 수 있다. (본조신설 2012.8.29.)

제42조(포상금 지급결정 및 지급절차) ① 진흥공단은 제40조제1항에 따라 제출받거나 같은 조 제2항에 따라 통보 받은 신고에 대하여 그 내용을 확인하여 포상금 지급여부를 결정하고, 그 사실을 신고인에게 알려야 한다. 이 경우 진흥공단은 제40조제4항에 따라 수사를 의뢰한 신고에 대하여 포상금 지급 여부를 결정하기 전에 수사 의뢰 결과를 수사결과통지서 등을 통하여 미리 확인하여야 한다.

② 제1항에 따라 포상금 지급 결정을 통보받은 신고자는 통보를 받은 날부터 30일 이내에 별지 제11호서식의 불법스포츠도박 및 경기 신고포상금 지급 신청서에 입금통장 사본을 첨부하여 진흥공단에 제출하여야 한다.

③ 법 제45조의2제1항에 따라 수사기관에 신고하거나 고발한 자가 포상금을 지급받으려는 경우에는 별지 제11호서식의 불법스포츠도박 및 경기 신고포상금 지급 신청서에 다음 각 호의 서류를 첨부하여 진흥공단에 제출하여야 한다.
1. 수사결과통지서 사본 등 신고 또는 고발에 대한 처리 결과를 확인할 수 있는 서류
2. 입금통장 사본

④ 제3항에 따라 신청을 받은 진흥공단은 신고내용 및 수사기관의 처리결과 등을 확인하여 신청인에게 포상금을 지급할 수 있다. (본조신설 2012.8.29.)

제43조(포상금의 지급기준) 법 제45조의2제1항에 따른 포상금의 지급기준은 별표 6과 같다. (본조신설 2012.8.29.)

제44조(포상금의 지급제한 등) ① 다음 각 호의 어느 하나에 해당하는 경우에는 포상금을 지급하지 아니한다.
1. 신고 또는 고발된 내용이 언론 매체 등에 이미 공개된 내용이거나 이미 조사, 수사 중에 있거나 형사재판이 계속 중인 경우
2. 포상금을 받거나 타인의 영업을 방해할 목적으로 미리 공모하는 등 거짓이나 부정한 방법으로 신고 또는 고발하는 경우
3. 관계 행정기관 또는 수사기관의 공무원, 진흥공단의 임직원, 수탁사업자 또는 그 직원이 업무상 알게 된 사항을 신고 또는 고발하는 경우
4. 그 밖에 포상금을 지급하지 아니하여도 되는 상당한 이유가 있다고 진흥공단 이사장이 인정한 경우

② 2명 이상이 공동명의로 신고 또는 고발하는 경우에는 대표자를 지정하여야 하고, 그 대표자에게 포상금을 지급한다.

③ 진흥공단은 제1항에 따라 포상금 지급이 제한된 자에게 포상금을 지급한 경우에는 이미 지급된 포상금을 환수하여야 한다. (본조신설 2012.8.29.)

제45조(규제의 재검토) ① 문화체육관광부장관은 제23조에 따른 체육지도자 자격 부여의 대상 및 요건에 대하여 2014년 1월 1일을 기준으로 3년마다(매 3년이 되는 해의 1월 1일 전까지를 말한다) 그 타당성을 검토하여 개선 등의 조치를 하여야 한다. (개정 2014.12.31.)

② 문화체육관광부장관은 제36조에 따른 체육진흥투표 적중자의 등위별 비율에 대하여 2015년 1월 1일을 기준으로 2년마다(매 2년이 되는 해의 1월 1일 전까지를 말한다) 그 타당성을 검토하여 개선 등의 조치를 하여야 한다. 〈신설 2014.12.31.〉
〈본조신설 2013.12.31.〉

부칙 (제241호, 2015.12.31.)
(법령서식 개선 등을 위한 게임산업진흥에 관한 법률 시행규칙 등 일부개정령)

제1조(시행일) 이 규칙은 공포한 날부터 시행한다.

제2조(서식 개정에 관한 경과조치) 이 규칙 시행 당시 종전의 규정에 따른 서식은 이 규칙 시행 이후 3개월 간 이 규칙에 따른 서식과 함께 사용할 수 있다.

참고문헌

교육부(2015). 교육통계연보.
국민생활체육협회(2001). 체육시설전문인력양성방안.
국민생활체육회(2007). 이것이 생활체육이다. 국민생활체육회.
김배중(1984). "서독·일본의 생활체육과 우리나라 체육시설 실태에 관한 조사연구".
김범식(1987). "스포츠의 직접 참가가 정치태도 형성에 미치는 영향", 제25회 하계학술발표회, 한국체육학회.
김병태(1983). "한국의 사회체육 발전을 위한 정책적 시안", 서울대학교 대학원 석사학위논문.
김수근, 정동혁(2008). 인간과 건강, 대경북스.
김오중(2001). 여가·레크리에이션총론, 대경북스.
김장환 외 2인 역(1996). 국제비교스포츠론, 대경북스.
김혁출, 소재석, 배효길, 박인태(1999). 생활체육의 이론과 실제, 숭실대학교 출판부.
문화관광부(2003). 청소년 관련 참고자료, 문화관광부(청소년국).
문화관광부(2006). 2005 체육백서, 문화관광부.
문화체육관광부(2009). 2008 체육백서.
문화체육관광부(2015). 2014 체육백서, 문화체육관광부.
문화체육부(1993). 생활체육홍보전략수립 및 모형개발, 문화관광부.
박영숙(2004). 여가·레크리에이션·사회체육, 대한미디어.
박차상 외(2002). 한국노인복지론, 학지사.
방송위원회(2004). 지상파 방송 3사 2005 아테네올림픽 편성분석.
백광 외 1인(2002). 현대스포츠산업론, 대경북스.
서울대학교 사범대학 체육연구소(1985). 2000년을 향한 체육진흥장기기본계획, 보경문화사.
서울대학교 사범대학 체육연구소(1986). 국민체육진흥장기계획, 보경문화사.
서울대학교 사범대학 체육연구소(1986). 국민체육활동 참여실태조사.
서울대학교 사범대학 체육연구소(1987). 사회체육진흥계획.
서울대학교 사회과학연구소 편(1986). 정보화사회-도전과 대응, 서울대학교 출판부.
안우홍, 임수원(1992). 스포츠사회학, 형설출판사.
엄진종, 이제홍(2005). 지역사회체육사업론, 대경북스.
원영신(2006). 스포츠사회학 플러스, 대경북스.
위성식(1988). "사회체육 지도자 양성과 전문교육과정의 모형개발에 관한 연구", 국민대학교 대학원 박사학위논문.
위성식(2004). 국민체육의 새로운 지평, 한국체육학회 세미나자료집.
위성식(2007). 신 사회체육학 개론, 대경북스.

위성식(2014). 사회체육학총론, 대경북스.
위성식, 성영호, 이제홍, 백광(2005). 최신 사회체육 프로그램론, 대경북스.
위성식·성영호·이제홍·백광(2002). 최신 사회체육프로그램론, 대경북스.
위성식·정상원(2001). 스포츠·레저사업론, 대경북스.
이동수(2004). 노인의 여가활동 참여가 인지된 삶의 질에 미치는 영향, 경상대학교 대학원 박사학위논문.
이재환(1988). 사회복지행정론, 홍익제.
이제홍, 최경범, 백광(2002). 스포츠경영학 강의, 대경북스.
이종길(1994). 레크리에이션의 연구 동향과 학문적 과제에 관한 고찰. 서울대학교 체육연구소논문집 제15권.
이혁(2006). 노인의 사회체육참여정도에 따른 생활만족 관계모형개발, 고려대학교 대학원 박사학위논문.
이현정(2009). 체육행정학 총론, 대경북스.
임계춘(1988). 현대사회학의 이해, 법문사.
임번장(2000). 사회체육개론, 서울대학교 출판부.
체육과학연구원(2004). 선진국 체육정책의 동향과 추진과제, 국민체육진흥공단 체육과학연구원.
체육과학연구원(2008). 한국의 체육지표 2007, 국민체육진흥공단 체육과학연구원
체육과학연구원(2009). 한국의 체육지표 2008, 국민체육진흥공단 체육과학연구원.
체육부(1984). 세계 각국의 체육, 체육부.
체육부(1986). 체육시설의 확충 및 관리에 관한 기본방향, 체육부.
체육부(1986). 체육진흥장기 기본계획, 서울대학교 체육연구소.
체육부(1987). "1987 사회체육학술세미나".
체육부(1987). 각국의 생활체육.
최영근 외 2인(1988). 모든 이의 스포츠 Q&A, 명진당.
최의창(2002). 인문적 체육교육, 무지개사.
최종필 외 역(2003). 스포츠경영학개론, 대경북스.
한경희, 유연식(2004). 사회체육행정관리 지도론, 교학연구사
한국체육과학연구원(1998). 선진국의 체육행정체계와 스포츠 정책.
Caillois. R.(1970). 놀이와 인간. 岩派書店.
McIntosh, P. C.(1980). 스포츠규범의 사회학. 不昧堂出版.
Paul Tengrand(1972). 평생교육, 유네스코한국위원회.
Trimming 130(1970). 서독의 체육정책(Ⅱ), 계문사.

菅源禮(1977). 現代社會體育論, 不昧堂.

八木田恭輔(2002). スポーツ社會學, 嵯峨野書院.

Ando, A. & Modigliani, F.(1963). The 'Life-Cycle' Hypotheses of Saving : Aggregate Implications and Tests, *Am. Econ. rev., Vol. 53*.
Brownell & Hagman(1951). *Physical Education Foundations and Principles*, New York : McGraw-Hill.
Brundage, A.(1954). "On Amateur Sport and Broken Time", *B. IOC No. 45*.
Butler, G. D.(1967). *Introduction to Community for Recreation*, Third edition, New York : McGraw-Hill.
Corbin, C. B. & Fleteher, P. (1968). "Diet and physical activity patterns of obese and nonobese elementary

school clildren." *Research Quarterly for Exercise and Science, 39*.

Cropley, A. J.(ed)(1980). *Towards a System of Cifelong Education*, Hamburg : UNESCO Institution of Education.

Cropley, A. J.(ed)(1980). *Towards a System of Cifelong Education*, Hamburg : UNESCO Institution of Education.

Dumazedier, J.(1968). "Toward a Society of Leisure." *Leisure in International Encyclopedia of Social Sciences, Vol. 9*, New York : Free Press.

Edited by Donald D. Henddel,(1981). *Directory of Vollege/University Programs in Recreation Leisure Services and Resources*, Arlington, NRPA.

Edited by Henddel, D. D.(1981). *Directory of Vollege/University Programs in Recreation Leisure Services and Resources*, Arlington, NRPA.

Graham, P. J.(1976). *The Modern Olympics*, Leisure Press, West Point, N. Y. 10996.

Herold, D., Meyer, et al.(1964). *Community Recreation a Guide to Its Organization*, Prentice-Hall Inc.

Huijinga, J.(1950). *Homo Ludens*. Roy Publisher.

Huhock, E. B.(1972). *Child Development, 5th Eds*. McGraw-Hill Inc.

Kaplan, M.(1960). *Leisure in America*. New York : John Wiley & Sone.

KOC(1985). The 1988 Seoul Olympics and Future of the Olympic Movement, Olympic Symposium.

Kraus R.(1971). *Recreation & Leisure in Modern Society*. N. Y., Appletion-Century-Crofts.

Kraus, H. & Rab, W. C(1961). *Hypokinetic Disease : Diseases Caused by Lack of Exercise*. Spring Field : Charles, C. T.

Kraus, R.(1983). *Therapeutic Recreation Sevice Principle and Practices*, New York : Saunders College Publishing.

Kraus, R.(1994). *Leisure in a Changing America : Multicultual Perspectives*. New York. Macmillan College Publishing Company.

Loy, J. et al.(1978). *Sport and Social Systems*, California : Addison-Wesley.

Lundberg, G. A.(1934). Komasovsky Mirra & Melnerny Mary A., *Leisure A Suburban Study*, New York, Columbia University Press.

McPherson, B. D., Curtis, J., & Loy, J. W.(1989). *Social Significance of Sport*. Champaign, IL : Human Kinetics.

Mclnick, M. J.(1993). Searching for sociability in the stands : a theory of sports spectating. *Journal of Sport Management, 7(1)*. 153-172. Human Kinetics Publishers, Inc.

Meyer, H. D. & Brightbill, C. K.(1953). *Recreation Administration*.

Monroe, K.(1976). "Johnny Weissmuller was a Slow Swimmer", *New York Times Magazine 19*, December, 34.

Nash, J. B.(1953). *The Philosophy of Recreation and Leisure*, St. Louis, C. V. Mosby Co.

Neumeyer, E. S.(1958). *Leisure Recreation, Third Edition*, The Ronald Press Company.

Richard Kraus(1983). *Therapeutic Recreation Sevice Principle and Practices*, New York : Saunders College Publishing.

Schofield, J. A.(1993). Performance and attendance at professional team sports. *Journal of Sport Behavior, 6(4)*.

Schuett, M. A.(1993) Refining measures of adventure recreation involvement. *Leisure Sciences, 15(2)*, 205-216.

Singer, R. N.(1968). *Motor Learning and Human Performance : An Application to Physical Education Skills*, Macmillan.

The 1984, Olympic Scienific Congress Proceedings, *Sport and Politics, Vol 7*. 1984.

저 | 자 | 소 | 개

| 이제홍

중앙대학교 사범대학 체육교육과 졸업
고려대학교 대학원 체육학석사
고려대학교 대학원 이학박사
현 순천향대학교 사회체육학과 교수
　 한국사회체육학회 이사

| 이 혁

순천향대학교 체육학부 졸업
고려대학교 대학원 체육학석사
고려대학교 대학원 체육학박사
현 한밭대학교 인문교양학부 생활체육전공 교수
　 한국골프학회 총무이사
　 한국사회체육학회 이사

| 문병희

순천향대학교 사회체육학과 졸업
한국체육대학교 사회체육대학원 석사
경희대학교 사회체육대학원 사회체육학박사과정 수료
현 순천향대학교 강사

생활체육론 특강

초판발행	2016년 9월 8일
초판3쇄	2021년 9월 15일
발 행 인	김영대
발 행 처	대경북스
ISBN	978-89-5676-578-5

이 책은 저작권법에 따라 보호받는 저작물이므로 무단전재와 무단복제를 금지하며, 이 책 내용의 전부 또는 일부를 이용하려면 반드시 저작권자와 대경북스의 서면 동의를 받아야 합니다.

대경북스

등록번호 제 1-1003호
서울시 강동구 천중로42길 45(길동 379-15) 2F
전화: (02)485-1988, 485-2586~87 · 팩스: (02)485-1488
e-mail: dkbooks@chol.com · http://www.dkbooks.co.kr